浅田宗伯治験録

句読点で読む
橘《きっ》窓《そう》書《しょ》影《えい》

宮崎本草会編著
（編集主幹・横山知史）

推薦の序

今般、宮崎本草会会長・横山知史氏により日本漢方界の泰斗・浅田宗伯《あさだそうはく》翁の治験録たる『橘窓書影《きっそうしょえい》』が読みやすく編集され、『句読点で読む 橘窓書影』と題して上梓された。

周知の如く、浅田宗伯翁は幕末から明治初頭にかけて活躍された日本漢方界の巨頭である。「古方を主とし後世方を従とする」との方針で生涯幾十万の患者を診療し、万巻の著作をものにされ、まさに、学と術を兼ね備えた驚くべき活力・エネルギーの持ち主であった。紋付姿の肖像写真（明治時代だから写真が残されている）を拝見するにその顔貌は頑固一徹、気迫に満ちておられる。

『橘窓書影』（四巻和文、明治十九年活字本刊行）は長谷川弥人氏の解説によると、浅田翁が天保七年（一八三六）、江戸にて開業されてより、明治十九年（一八六六）に至る約五十年間の翁の診療治験録である。その内容は、ただ単に治験例を提示するだけでなく、各疾患や治療法に関して自説や先哲諸家の説の引用を加え、臨床上の注意事項、教訓を補足し、更には、うまく治せなかった難治例も掲載されている。翁の白眉的著作『勿誤薬室方函《ふつごやくしつほうかん》・口《く》訣《けつ》』に記載の各処方を彼が実際の臨床症例に対してどのように応用されたかが具体的に述べられており、その処方の主治をより深く理解するには恰好の書である。

かくの如く素晴らしい『橘窓書影』なのだが難点は明治時代の文章なので我々にとって読みにくいこと。それを横山氏が地元宮崎市にて漢方薬局経営の傍ら主催されている勉強会（宮崎本草会）にて苦心の末、約三年間かけて句読点を付け、わかりやすい文章にされた。

その結果、有難いことに原文よりはるかに読みやすくなった。読んでいるとまるで浅田翁に同行して患者治療にあたっているような気がしてくる。その上、方剤索引も付加してあるので処方事典としても活用できる。

小生もこの『句読点で読む　橘窓書影』と『勿誤薬室方函・口訣』とを読み比べつつ浅田流漢方の真髄を把握するべく頑張るつもりである。

著者である横山知史氏は福岡大学薬学部を卒業後、茨城の漢方の大家・陣内秀喜先生に師事され、漢方を十二分に研鑽された後、宮崎市にて漢方専門薬局・宮崎厚仁堂を開局されて以来、漢方治療の実践に日夜、誠心誠意取り組まれている少壮気鋭の漢方家である。

本書は日々臨床で漢方治療に携わるすべての方々にとって必読の書であると確信し、広く江湖に推薦するものである。

平成二十七年十月寒露

福岡市・髙山漢方クリニック院長　江藤公則

はじめに

本書を手に取ってみようとされた諸賢は、何らかの形で漢方に携わられているのだと思う。漢方界も近世から近代にかけてはまさに啓蒙の世紀であり、都市文化の発達にともない多くの実質的価値の高い良書が上梓された。浅田宗伯著の『橘窓書影』もそのひとつである。それにしても、当時の印刷物はよく工夫され、貴重な紙面を最大限に有効活用する技術がちりばめられている。極力段落をもうけず、送り仮名はできるだけ削り、合略仮名を駆使し、必要に応じて割注を付加するなど、一貫して合理的な編集手法を採用している。一方で限られた紙面にもかかわらず皇室や神仏に対する尊敬の念より闕字《けつじ》を採用するなど、無駄は省き実質の充実に重きをおいている。ところがいずれも現代人にとってはなじみが薄く、言わばたいへんに読みにくい。

たとえば、当時の図書を完全に現代語訳すると、著者、編者の意図が現代語訳者の思考に大きく左右されてしまうだけでなく、原著の意図をどれほど汲み上げられたのかは問題である。そうであるなら原著通り正確に文字を起こす手法もあるが、読みやすさが格段に向上するわけでもなく、これでは読み手が実質的な価値を共有できない。『橘窓書影』も同じで現代語訳をしてしまうと原著が醸す息づかいが遺脱してしまう恐れがある。漱石の小説をストーリーだけをきれいにトレースして、はたしてその息づかいを玩味することができるのであろうか。

とくに『橘窓書影』のような医案は、実質を読者が正確に読み取れなければ、遊休の資本となりかねない。もちろん古典や漢文の素養を身につけ原著を味わうのが本道だとしても、読むこと自体に労を使い、臨床のエッセンスを吸収することが二の次になっては冠履転倒《かんりてんとう》である。

そこで、読みやすさと原著の息づかいの継承とを両立させるべく「新字旧仮名」を基本に編集することにした。新たに句読点を入れること、段落分けすること、あるいは訓読みを同定することなどである。このようにすると、どうしても宗伯の意図と幾分かの懸隔が生じることは否めない。どうか本書を敲《たた》き台にして補正しながら日々の臨床や研究に活用していただければと思う。

「方剤索引」を付加したので興味のある処方を中心に読んでいただくことも良いかと思う。また、漢方の入門者には本書をきっかけにさらに日本の漢方に興味を持っていただければ望外の喜びである。いま翁の書影として枝葉となれれば幸いに感じる。

宮崎本草会

もくじ

凡例

本書は明治十九年十二月に輔仁社より出版された浅田宗伯著『橘窗書影』全四巻をまとめて一巻とした。編集に際して、原著を尊重しつつ、かつ読みやすくすることを目的とした。

1　原著をそのまま歴史的仮名遣いでテキスト化した。
2　句読点および段落を追補し、意味の区切りを明確化した。
3　必要な箇所は、送り仮名を歴史的仮名遣いで追補し読みやすくした。
4　活用語尾の濁点を追補した。
5　方剤索引を追補した。
6　原著の漢文（白文）はすべて訓みくだした。
7　人名などの固有名詞以外、異体字、旧字体を現代もっとも読みやすいと思われる字体で統一した。
8　用語注釈を付加した。
9　現代仮名遣いでルビを付加した。
10　条文番号を付加した。
11　明らかな誤字は改めた。
12　原著の割注は括弧書きとした。
13　原著の闕字《けつじ》および平出《へいしゅつ》は普通文とした。
14　文中の書名には二重カギ括弧を付加した。
15　指示代名詞の「是」「其」「之」などは、ひらがなとせず原著通り残した。
16　文末の「也」「耳」「矣」などは、読みやすさを優先してひらがなとした。

橘窓書影

浅田宗伯

橘窓書影 叙

彼に形あれば此に影有り。形は影なり。一つにして二つ、二つにして一つなり。且つ夫れ影に二つ有り。日月の影、燭火の影の如きは、其の自ら照る者なり。屋樹の影、人獣の影の如きは、他より之を照らすこと有る者なり。

山の南の日の影ここに在り。因りて之を陽と曰ふ。山の北の樹の影ここに在り。因りて之を陰と曰ふ。影の陰陽に分くるは、其の来たること久し。

浅田医宗の著書影、輯録すること五十余年、覃思《たんし》研精し廃る治痼の病論を起こす所とす。其れ自ら照る者と謂ふべきなり。然るに其の由る所を推究するに及びて、古聖賢、黄帝、岐伯、仲景、思邈の意を祖述するに非ざる莫ければ、則ち亦た他より之を照らすこと有る者と謂はざるを得ざるなり。

吾嘗て東京に官し、先生天下の善医の士たりと知る。而るに官事蔟脞《そうざ》にして、未だ嘗て一たびも其の門に踵《いた》らず。今而して焉を悔ゆ。

此の書を読むに及びて其の議論を聞くを得。則ち先生の陰影、吾既に之を得。嗟呼、雲山畳々《じょうじょう》、蒼波茫々《ぼうぼう》、何れの日にか相ひ従ひて其の陽影に接するを得んや。

明治十九年五月

平安　山本章夫撰

橘窓書影 序

古人曰く、老年の人の読書は、僅かに書の影子を胸に存すと。肯《がえん》ずべきかな言や。

一日、客の来たる有りて難《なじ》りて曰く、子は齢高く術旧しと雖も、其の形質猶ほ矍鑠《かくしゃく》たるがごとし。何遽《なんぞ》其の影を書きて之を為さんやと。

余、客これを言ふに従ひて曰く、噫々、吾は老なり。念《おも》ひを還せば医と為りて数十年、其の術屢々変じて、世易るも人死するは、亦た日の影に随う如し。忽ちその転移するを知らざるなり。

少年初めて試業する時、惟だ張長沙の書を読み、務めて古の術、周の職、漢の志に溯《さかのぼ》るを求む。

潜心凝思すれば、二、三を与へらるるが故に、旧きは倶に古方を主張し、宋元を以て土《ど》苴《しょ》と為す。而して中歳孫王一氏の書を閲す。

又、宋元に渉れば、病情の変化を詳かにし、治法の転遷を知る。先づ一空を見る。耳目はこれ頓に新と為し、趨向始めて定む。

晋唐の間を明知すれば、氾濫有りと雖も、古規猶ほ存す。而るに宋朝に至れば病論稍々《やや》変じ、方薬は殊に乖《もと》る。金元に迨《およ》び議論大いに異なり、人は臆測を逞《たくましゅう》し、発明有りと雖も正的と為し難し。

明清は其の弊を受け、窮理の流にして空疎を為す。以て古の法は遂に以て焉《ここ》に湮《いん》滅《めつ》す。医道を顧《こ》瞻《せん》すれば、焉に心《こころ》憂《う》しと惄《おも》ふ。是に於て古を汲み今に注げば、夷を変じて華を揚ぐとなす。以て名賢哲匠の轍を追ふは、所謂、実事求是なる者なり。然る後、其の術方熟す。而るに余も亦た已に老なり。嘗て上下議論する所の知友は凋零《ちょうれい》し殆ど尽き、恍然として昔の夢の如し。何ぞ渉想して其の経歴するところを忘るるに堪へんや。是、書影の著あるが所以なり。

且つ夫れ人の著書は、猶ほ木の枝葉有るがごとし。木に枝葉有るは、尚ほ能く人を蔭庇《いんぴ》す。矧《いわん》や人の著書をや。影広ければ則ち蔭庇も亦た広し。影大なれば則ち蔭庇も亦た大なり。然らば則ち書影の広大も亦た道の広狭に関り、其の蔭庇は後世に干《かか》はる。又寧ぞ正す可けんやと。

客、唯々として退く。乃ち書して序と為す。

明治十九年十一月

明官尚薬奉御浅田惟常撰

栗園医訓五十七則

一、常に須く此を識りて誤らしむること勿れと云ふこと、平生油断すべからず。心得べし。（此の義、詳かに釈して学規に載す。故に贅《ぜい》せず）

一、脈証を審かに弁じて治法を定むる事、医、第一に研究すべし。（随証治之と以法治之と云ふ事、経語を熟読すべし）

一、病因と病源と病証とを詳かにすべき事。（因は、外因、内因、不内外因の類、又、水気、瘀血、邪気の類なり。源は、風寒、暑湿、燥熱、又は表裏、内外、虚実、寒熱、陰陽の類なり。症は、頭痛、発熱、吐利、煩躁のるいなり）

一、虚心にして病者を診すべし。何病を療治するにも兎角早見えの為る時、拍子に載せられて誤るものなり。

一、新病と痼疾とを別ち、先づ新病を治して而る後痼疾を療すべし。

一、古法を主として後世方を運用すべき事。

一、其の人の強壮羸弱と病の軽重緩急とを権りて、薬の大小多少の剤を定むべし。（此を医の三権と云ふ説、『傷寒名数解《しょうかんめいすうかい》』に詳かなり）

一、傷寒雑病とも、三陰三陽の病位を定むべき事。（善く『金匱《きんき》』を読まざれば、雑病に三陰三陽あるを知らず。痓病に太陽の冒首あり。中暍に太陽と云ひ、水気に陰水と云ひ、其の他、陰に在り

て陽を去るの語類、推して知るべし）

一、各国の風土、病情を審かにすべき事。

一、病情病機と云ふことを弁別して、其の情機を失ふべからず。（病情の字、『素問《そもん》』に出で、病の寒熱虚実皆これを情と云ふ。故に情は猶ほ性と言ふが如し。後世病人の苦喜を以て情とするは非なり。病機の字、『本草序例《ほんぞうじょれい》』に見えて、邪の進退、消長、勢の緩急、劇易、皆これを機と云ふなり）

一、正気と邪気とを紊《みだ》るべからず。

一、巫を信じて医を信ぜざるものと財を重んじて命を軽くするものは、速やかに辞しさるべし。

一、少年、壮盛、老衰に拘《こだわ》りて、治法を誤るべからず。

一、諸病、先づ必ず順、険、逆を定むべき事。（順証は論なし。険証は周時油断すべからず。逆証は治せず。速かに辞し去るべし）

一、陰陽、表裏、虚実、寒熱は、医家の心法なり。万病に臨みて此の八つを精細に弁ずべし。

一、婦人を診するに、必ず先づ経期の当否、胎産の有無を詳かに問ふべし。

一、壮男を診する、黴毒の有無を諦視すべし。

一、薬は偏性の者なり。無毒平淡の品と雖も、攻むべき病なければ、妄りに用ゆべからず。況や有毒酷烈の品に於てをや。

一、病者は必ず其の宿疾を詳かにすべし。風家、喘家、淋家、酒客の類是なり。

一、貴薬を重じて賎味を軽んずべからず。他山の石、玉を攻《おさ》むと云ふこと、苓、時ありて帝と云ふを玩味すべし。

一、諸病ともに胃気の旺衰を視るべし。故に傷寒論中、往々胃気を論じて諸症の段落とす。

一、病は気血の変なり。脈を診する、尤も気血の盛衰を察すべし。（夫れ病の虚実、邪の進退、及び生死の訣、皆脈に於てこれを験するときは、気血の先規と謂はざるを得ず。且つ脈の変を知るとは、裏熱外薫の証、邪結上焦の症、血分灼熱の証、虚寒陽越の症、皆脈をして浮ならしむ。病表に在りて、熱外に盛んにして浮を為す者と自《もっ》て異なり。是れ其の一端なり）

一、針灸は、輔治の要術なり。痼疾尤も其の治効を明かにすべし。（按ずるに針は瀉に属し、灸は補に属す。『千金』小児門、癇に灸するは、当に先づ下し、児をして虚せ使むべし。乃ち虚を承けて之を灸す。未だ下らず実有れども灸する者は、気逼り前後通ぜず、人を殺すと徴すべし）

一、諸病に不治の証、不順の脈と云ふことあり。心得べし。

一、診定しがたき病人に、妄りに薬を施すべからず。

一、小児に専疾あり。亦た専薬を施すべからず。（胎毒、解顱、驚癇、馬脾の類これなり。薬も亦た巴豆、馬明、鼴鼠の類、大人に用ゆるときは、効を異にするものあり）

一、薬剤、再煎、麻沸及び先煮、後煮の別、混ずべからず。

一、湯、散、丸の分別、研究すべし。（此の三法、薬病各々宜しき処あり。乃ち別ある所以なり。婦人妊娠中、丸散多くして湯剤少なし。以て其の端を悟るべし）

一、薬の修治は、製して毒を増すものは必ず製すべし。

一、病、上焦にあるものは、必ず薬剤を軽くすべし。又、腹満水腫等の如きは、薬剤を大量にすべし。

一、蛔虫を兼ぬるものは、先づ駆虫の剤を与へ、而る後に本病の薬を与ふべし。

一、汗、吐、下、和、温の別、能々く甄別《けんべつ》すべし。

一、故なくして処方を転ずべからず。山東洋、常に戒めて曰く、医自ら易《か》ふと。

一、陰陽表裏は病の位なり。発攻温清は、法の極なり。大小二一は方の製なり。此の三者を詳かにして、治療精細にすべし。

一、治療に先後と云ふ事あり。或は先表後裏、或は救裏治表、或は先づ小建中を用ひて後に小柴胡、或は小承気を与へて後に大承気、或は小柴胡を与へて後柴胡加芒硝、或は甘草湯より桔梗湯と云ふ、先後の次第を誤るべからず。

一、逆治と云ふことを慎むべし。汗すべきを下し、下すべきを吐するの類なり。

一、治療に逐機《ちくき》、持重《じちょう》と云ふ二端あり。逐機は病変ずるときは方随ひて転ずるなり。持重は、病動かざるときは、泰然として一方を主張するなり。持重は常なり。猶ほ経と権とを知らざれば、道全からざるが如し。

一、脈学は、先づ浮沈二脈を経とし、緩緊、遅数、滑濇、六脈を緯として、病の進退、血気の旺衰を考究するときは、其の余の脈義、追々手に入るものなり。

一、脈を捨て、証を取ることあり。脈沈遅に柴胡承気を用ゆるの類これなり。証を捨て、脈を取ることあり。頭痛、発熱に麻附細辛、四逆を用るの類これなり。取捨の間、即ち医の枢機なり。精苦分別すべし。

一、古人、病を診するに、初一念と云ふことあり。是は常に病人を診するに、先づ其の容貌を見、未だ其の脈を診せざる先に、何とやらん初一念に叶はず形気あしく、死相を具へたる病人あり。又、初て診するに、何ほど苦悩強き病人も、形気初一念にあしきことなく、死相を具へざる者あり。此の二つの者は、未だ脈を診せずといへども、其の善悪自然と初一念にうかぶなり。此の眼目を平生よくよく心懸くるべし。

一、医の術は、活物を向に引受けてすることとなるに、死物の規矩準縄を引きあててする事、間違ひのことなり。青州の活物窮理と云ふことは、尤のことなり。『医範提綱《いはんていこう》』や『全体新論』を読みて医を論ずるものは、夢中の談と云ふべし。

一、医家の一枚記請《きしょう》と云ふことあり。胸膈くつろがざれば、心下はすかず。表解せざれば裏和せずと云ふが如き肝要の手段を領得するを云ふなり。

一、病人、其の勢猛烈にして、対証の薬を用ひて反て扞格《かんかく》の勢益々熾んになる者は、彼の幕にて鉄砲を受くるの術を行ふべし。是れ万病に望む第一の心得なり。

一、服薬の法、徐服、頓服、冷服、或は露宿、或は時に先《まず》つて服すなど、よく其の時合を考て、夫々の宜しき処に随ふべし。熱因寒用して附子を冷服せしむること最も妙用なり。

一、医に大家小家の別あり。大家の療治風をよく見習ふべし。小家の療治を学ばば、自然と小刀細工になり。上達せぬものなり。

一、医按を書くには、冠宗奭の『本草衍義《ほんぞうえんぎ》』凡例の按、許叔微『本事方《ほんじほう》』の按を主とすべし。倉公伝の按は、古文なれども、儒者の手になりて学びがたし。

一、医学の次第、周には四職とす。漢には、医経経方と定むれども、其の書伝はらず。宋には、脈病証治の四科とす。是を規則とすべし。

一、『本草』毒草の部、尤も鴻益《こうえき》あり。熟読すべし。

一、病に標本と云ふことあり。標は現今の急証なり。本は本源の病なり。時に臨ては、其の本源を捨て、急を救ふべし。故に急なれば則ち其の標を救ふと云ふなり。

一、病に主客の別あり。故に、一方中にても主客の差別あり。桂枝は解肌を主とす。桂枝にて解肌すれば、頭痛、身疼、発熱、悪寒等の客証は愈ゆるなり。小柴胡湯は、胸脇の邪を清解するを主とす。柴胡にて胸脇苦満、心煩を治すれば、往来寒熱或証等、幾多の候は治するなり。又、宿食腹満なれば、先づ其の食滞を去れば、腹満は愈ゆるなり。宿食を捨て腹満の薬を用ゆるときは、愈ゆることなし。是を主客の別とするなり。又、一証の中にも主客の別あり。吐して渇するものは、吐を以て主とす。満して吐する者、満を以て主とす。此の類尤も多し。

一、一方中に劇易と云ふことあり。大柴胡湯は、心下急、欝々微煩等を易証とす。心下痞鞕嘔吐して下利等を劇証とす。小建中は悸して煩を易とす。腹中急痛を劇とす。呉茱萸湯は、嘔して胸満、或は乾嘔吐涎沫、頭痛を易とす。吐利、手足厥冷、煩燥欲死を劇とす。此の類尤も多し。

一、証の有無と云ふことも心得べし。桂枝湯は悪寒ありて喘なし。麻黄湯は喘ありて悪寒なし。桂枝湯、発熱あれば身疼痛あり。もし痛あれば発熱なし。麻黄湯は発熱して疼痛あり。もし発熱悪寒、身疼痛するもの、大青竜なり。葛根湯は項強ありて頭痛なし。桂枝湯は頭痛ありて項強なし。発熱の一証も頭痛悪寒あれば桂枝湯、嘔あれば小柴胡湯、唯だ発熱ばかりなれば調胃承気なり。此れ目的を失ふべからず。

一、提因と云ふこと知るべし。咳喘の証、表邪によらざるものは心下水気有りと因を提ぐるなり。少腹満の症も、小便不利によらざるものは、熱結膀胱と因を提ぐるなり。此の類、猶ほ多し。研究すべし。

一、病の所在と云ふことあり。表裏内外を以て分つべし。一身、頭、項、背、腰等は表なり。鼻、口、咽喉、胸腹、前後竅は裏なり。外体に専らなるものを外証と云ひ、外面にあづからず内に充満するものを内症と云ふ。此の四証を区別して方を処するを病の所在を知ると云ふなり。

一、病証の診察に熟する上は方と法とを審かにするを要とす。薬に方と云ひ、治に法と云ふ。法定めて而る後に方定むるものなれば、先づ其の治法の先後、順逆、主客を審かにして処方を定むべし。方と云ふは、『易《えき》』に所謂立ちて方を易《か》へずの方にて、桂枝湯は桂枝の主証あり、麻黄湯は麻黄の主証あり、柴胡、承気、四逆、皆各々主証ありて、変易すべからず。此れを失誤せぬやうに治療するを、吾が道の大成と云ふなり。

吾が栗園先生、医を以て東都に居すること五十年。其の治病、歳ごとに万余人を下らず、声名は薄海の内外に施及し、治効は最多を為す。今茲丙戌の冬、同志相謀りて、其の治験の一斑を刻み、因りて恒常に子弟に示したる所の医則を掲げ、以て凡例に代ふ。庶幾《こいねがわく》は、先生の学殖の根抵とする所を見るを以て足らんことをと云ふ。

橘窓書影

［巻之一］

栗園老樵著
輔仁社同校

一-〇〇一

余、江都《こうと》懸壺(1)の年は、天保七年丙申の夏五月なり。其の始め伯父佐久間氏の家を主とす。是の歳、麻疹流行。其の証、咳嗽、噴嚔、鼻清涕を流し、呵欠、眼胞腫涙、注々として面微腫し、悪心、乾嘔、頭痛、目眩等ありて、痘と克似たり。但だ双腮《そうさい》(2)赤くして、咽中痛甚だしきを異とす。或は曰く、咽喉いらいらとはしかき気味(3)あり飲食不進と。ゆゑに俗に称してはしかと云ひ、即ちはしかきの下略なり。

余、九歳の時、此の病に嬰る。因りて略《ほ》ぼ体認することを得たり。最初、**葛根湯加桔梗**《かっこんとうかききょう》にて発汗し、寒熱、瘧に似たるものは**小柴胡湯**《しょうさいことう》、已に出で煩躁、渇をなすものは**白虎湯**《びゃっことう》、煩渇、瀉をなす者、**猪苓**《ちょれい》**湯**《とう》、便秘の者、**大柴胡湯**《だいさいことう》、**小承気湯**《しょうじょうきとう》、吐血、衄血する者、**瀉心湯**《しゃしんとう》、軽きものは**黄芩湯**《おうごんとう》、余熱不退者、**竹葉石膏湯**《ちくようせっこうとう》、微熱、咳嗽止まざるものは**小柴胡加葛根草菓天花粉**《しょうさいこかかっこんそうかてんかふん》にて、大抵愈ゆるを得たり。翌年、丁酉に至り、麻布辺り此の疾、猶ほ行なはる。

《用語注釈》
(1) 江都：江戸の異称。[広辞苑]
(2) 双腮：両頬の下半分。[漢字源]
(3) はしか・し：「はしか（芒）」の形容詞形、いらいらするように感じる。こそばゆい。むずがゆい。[広辞苑]

一-〇〇二

南部侯厩吏、高瀬某、女。発疹一日没して迹《あと》なく、心下痞鞕、直視、喘鳴、脈洪数、須臾にして悶絶死の如し。父母相擁して泣く。

余、之を診するに、脈未絶。因りて、**紫円**《しえん》を与ふ。忽ち吐瀉傾く如し。喘満失するが如し。尋《つ》いで**麻杏甘石湯**《まきょうかんせきとう》を与へて安し。

一－〇〇三

笄橋御具役、真野幸次郎、妻。丙申九月廿三日、胎児分娩余症なし。念六《にじゅうろく》の夜に至り、暴に発熱し、咳嗽甚だしく、口苦咽乾、舌胎白なり。

余曰く、血熱にあらず、恐らくは、疹疫に感ずるならんと。**葛根湯加桔梗石膏**《かっこんとうかききょうせっこう》を与ふ。翌日に至り、果たして面部赤腫、周身麻疹を発し、往来寒熱、汗出、頭痛裂くが如し。**小柴胡加石膏湯**《しょうさいこかせっこうとう》を与ふ。当年の疹疫、此の二人尤も重劇とす。是の歳の疹、石膏を用る。二、三日なれば、下利して、熱大いに解し、後患なし。屢々与へて、屢々然り。蓋し後年の疫に比すれば、大いに易治とす。

　厥後、屢々麻疹の流行に逢ひ、其の危険を療し、大いに得る所あり。明治十八年春、又、流行に際し、往年劉桂山の蹤《あと》を追ひ、『麻疹心得続録《ましんこころえぞくろく》』を著し、子弟に示し、以て治療の模範とす。故に、其の詳細を茲に贅せず。

一－〇〇四

広尾幕臣、辻氏、室。外感を得。表症解する後、右脚拘急、腫痛、起歩する能はず。脈浮数なり。

余、診して曰く、熱解すと雖も脈浮数、此れ邪気下注して筋脈流通する能はざるなり。金匱**続命湯**《ぞくめいとう》を与ふ。四、五日にして愈ゆ。

余、毎々に**続命湯**を以て、前証及び歴節風《れきせつふう》(1)、**越婢湯**《えっぴとう》の証にして血虚を帯るものを治す。又、後世**五積散**《ごしゃくさん》の主治する所に用ひて速効あり。古方の妙、軽侮すべからず。

《用語注釈》

(1) 歴節風：痹症の一種、風寒湿の邪が経脈に侵入して関節に流注する事によって起こる。[漢方用語大辞典]

一－〇〇五

桜田街、半次郎、妻。六月生産後、続きて胸脅(1)煩悶、心下動あり。劇しきは、則ち身振々、揺をなす。余、診して南陽**鍼砂湯**《しんしゃとう》を与ふ。服する数日、晩夏より仲冬(2)に至るの宿患、洒然として愈ゆ。

《用語注釈》

(1) 脅：脇に同じく脇ばら。[漢字源]

(2) 仲冬：冬のまん中だいたい十一月頃のこと。[漢字源]

一－〇〇六

田中老侯、妾、染井と云ふ者。久年寒癖《かんぺき》痰(1)あり。胸背走痛、短気、体重く、飲食無味、衆医を歴て寸効なし。余、与ふるに千金**半夏湯**《はんげとう》を以てす。意外に効を奏す。旧疾洗ふが如し。余、諸侯の後宮を療する、是を始めとす。此の人、老侯卒後《そつご》(2)、尼となり知常と云ふ。

千金**半夏湯**、肺労虚寒、心腹冷、気逆遊気《ゆうき》(3)、胸脇気満、従胸達背痛にて憂ひ、往来嘔気し、飲食即吐、虚乏不足するを治す。半夏、生姜各一斤、桂心四両、甘草、厚朴各二両、人参一斤、橘皮、麦門冬各三両、右八味、腹痛するは当帰を加ふ。

余、幼年『傷寒名数解《しょうかんめいすうかい》』を読むに、曰く、規則を張仲景氏に建て、道を孫王二氏に弘むと。世の東洞者流と途を異にして大いに深旨あるを覚ゆ。後、徐霊胎『蘭台軌範《らんたいきはん》』を閲するに、曰く、南陽夫子より以後、此の道漸く微なり。六朝以降、伝書絶えて少しく、唐人に迨び『外台《げだい》』『千金』古方を裒集《ほうしゅう》するに過ぎず、未だ『内経《だいけい》』を原本とし病変に精通すること能はず。然るに病名尚ほ能く確かに指し、薬味猶ほ精切すること多し。宋より以還、陰陽気血、寒熱補瀉、諸れ膚廓籠統の談に非ざる無し。其の一病の主方主薬、茫然として暁らずと説き得て、其の義詳らかなり。其の後、之を喜多村栲窓翁に話する、頗る同意にて、即ち日を卜し、晋唐の医書を会読し、『晋唐方選』の著あり。

是、余が好みて『千金』『外台』の方を運用するの淵源する処なり。

《用語注釈》

（1）寒癖：脇肋間に弦状の緊張感があり、冷えると疼痛を感じ、脈弦大などの症状をあらわすもの。〔漢方用語大辞典〕

（2）卒後：亡くなった後。〔漢字源〕

（3）遊気：虚脹すること。〔漢方用語大辞典〕

一－〇〇七

龍土組屋敷、太田生、女（後、改め野里氏）。従来、痔疾を患ふ。脱肛止まず、之に灸する数十壮。

忽ち発熱衄血を発し、心下痞鞕して、嘔吐下利す。一医、寒涼剤を以て之を攻め、増々劇す。余、**理《り》中湯《ちゅうとう》**を与へて漸く愈ゆ。一医、其の薬の緩を攻む。余、答へて曰く、痞に虚実あり、邪気、痞をなす。宜しく疎剤を用ゆべし。若し、胃中空虚、客気衝逆して痞を為す者、之を攻むれば害あり。古方、瀉后膈痞に**理中湯**を用ひ、又、**理中湯**を以て吐血を治す。洵に故あるなり。

一ー〇〇八

足守侯留守居、清水甫助、妻。病あり、治を乞ふ。咳嗽、濁唾、腥臭鼻を衝き、咳すれば則ち脇下に引きて痛み、往来寒熱、飲食を欲せず。余、**大柴胡湯《だいさいことう》加《か》桔梗《ききょう》石膏《せっこう》**を与ふ二、三日、其の熱大いに解す。而るに濁唾腥臭止まず。乃ち**葦茎湯《いけいとう》**及び**桔梗湯《ききょうとう》**を作り、交互に之を飲ましむ。臭唾漸減し、咳嗽も亦た止む。後、**炙甘草湯《しゃかんぞうとう》**を以てして調理、全く愈を得たり。此の病者、衆医以て不治とし、余も亦た難治とす。而して、肺癰既萌の者、此の如く奇効を奏すること、後来また多からず。是に因りて足守侯藩士多く治療を托す。終に君夫人の病を診するに至る（夫人は土州侯女）。

一ー〇〇九

渋谷御賄陸尺、佐藤元右衛門。治を求む。往きて診するに、傷寒八、九日、一医錯治、壊証をなし、脈数未息。大便敗魚肉の如き者を下し、小便赤渋、舌上苔なく、煩渇、不眠、飲食する能はず。四肢酸痛、懈惰言ふべからず。其の証、実に似て実に非ず、虚に似て虚ならず。余、姑く其の脈に拠りて、与ふるに**参胡芍薬湯《じんこしゃくやくとう》**を以てす。諸証漸々減じ、十余日にして、全効を奏す。

一－〇一〇

桜田街、観明院主亮算、年七十有余。眼眶《がんきょう》(1)渋爛、時ありて瞼皮腫脹、内目睛を搓へ、数年差えず。余、以為へらく、老眼、血気枯渋、風之を侵して然り。宜しく、気薬を用ひて之を燥すべしと。準縄**柴胡散**《さいこさん》を与ふ（柴胡、羌活、防風、芍薬、桔梗、荊芥、生地黄、甘草、以上八味）。数日、眼眶常に復し、老眼摩挲の患ひを免る。余、法外の友を得る。亮算及び弟子謙和、東福寺主僧及び弟子亮泉を始めとす。亮泉は、余が莫逆《ばくぎゃく》の友《とも》(2)なり。後、三州滝山に老す。

一老人、眼涙止まず、両眼糜爛する者、**止涙補肝湯**《しるいほかんとう》を用ひて効あり。即ち**四物湯**《しもつとう》に木賊、蒺藜、夏枯草、防風を加ふる者なり。

一老、眼涙目を開く能はず。眼科、鈴木道純曰く、涙管元気脱するなり。宜しく人参を加ふべしと。其の言の如くにして愈ゆ。又、熱眼眼涙久を経て愈えざる者、一眼医の教へを受け、**収涙**《しゅうるい》**飲**《いん》を用ひて効あり。荊芥、防風、独活、黄連、黄芩、梔子、川芎、木賊、菊花、薄荷、夏枯草、地黄なり。嗚呼、老農に如かざるか。

《用語注釈》

（1）眼眶：まぶたのこと。［漢方用語大辞典］

（2）莫逆の友：非常に親しい友。［漢字源］

一－〇二

狭山侯臣、三好蝶兵、年四十余。膈噎《かくいつ》(1)を患ふ。食道、常に物ありて硬塞するが如し。飲食此に至れば悉く吐出し、支体枯柴、其の人死を決す。

余、診して曰く、心下より中脘の間、凝結頑固の状なく、病、方に食道にあり。且つ年強壮に過ぎず、何ぞ必ずしも手を束ねて之を望まんと。因りて**半夏厚朴湯**《はんげこうぼくとう》を与へて其の気を理し、時々、**化毒丸**《かどくがん》を用ひて其の病を動盪し、兼ぬるに大椎節下間より七椎節下の間に至るまで、毎節灸すること七、八壮。五、六日を過ぎて、咽喉間、火の燃ゆるが如きを覚ゆ。試みに冷水を呑むに、硬塞の患なく甚だ愉快なり。是より飲食少しく進み、病漸く愈ゆ。或は曰く、膈噎は医の所難なり。然るに、子、容易に手を下すは何ぞやと。

余、診して曰く、年老の者、此を患ふるときは、腹肉脱落、唯一磊塊《らいかい》(2)を存するのみ。此の士、幸ひに腹中堅塊なし。故に治を得。固より奇とするに足らずと。

《用語注釈》

(1) 膈噎：病名。呑み込む時に咽がふさがっているような感じが噎、胸膈がつかえて飲食をのみ下せないのが膈である。［漢方用語大辞典］

(2) 磊塊：ごろごろした石の塊。［漢字源］

一－〇三

麻布狸穴旗下士、坪田氏の児、生まれて三歳。暴に発熱し、翌朝に至り、吐利甚だしく、脈弦数、身熱焼が如く、時々心下に撞き、顔色青惨、眼閉ぢて開く能はず、煩渇飲を引き、形体頗る脱す。余、漫に認めて、厥陰寒熱錯雑の症とし、**乾姜黄芩黄連人参湯**《かんきょうおうごんおうれんにんじんとう》を与ふ。無効にして死す。

此の証、俗間称して早手と云ふ。蓋し迅速にして死するの意と云ふ。後『南溟問答《なんめいもんどう》』を読むに、西国の地、此の病尤も多し。名づけて暴瀉と云ふ。又、大鶴活庵『治痢軌範《ちりきはん》』に云ふ。余、恒に攻利を以て本と為す。大凡治せざること無し。人は暴熱利知らず。故に世医往々にして誤治し、当に長大息為すべきなりと。余、因りて悔ゆ。早く**大承気湯**《だいじょうきとう》を与へて、これを下さざることを。書きて以後、鑑とす。

尾陽村瀬白石曰く、はやての病、他邦に無き処にして、吾が尾のみに限れり。医、亦た其の名を知らず。徒に呼びて急症とす。

延享の項、加藤玄順、平安より来たり。『治痢経験《ちりけいけん》』を著し、文化年間、大鶴活庵『治痢軌範』を著すも、其の所以を知らずと説けり。森蘭齋の颶説に至りては、其の説詳らかなれども、未だ尽くさざるに似たり。

此の証、痧病《さびょう》(1)に似て痧病にあらず。吾が邦風土一種の厲気《れいき》(2)にして、時気と食物との二つにあり。而して后、多くは利となるものなり。時気のみの者は泄瀉し、或は痢を発し、食毒のみの者は霍乱をなす。故に、未だ食物せず只だ乳哺のみの者は此の証を発せず。嬰児二、三歳より、八、九歳まで尤も多し。大人に稀なり。

此の証の発するや、俄に大熱を発し、或は悪寒、手足冷、或は発驚搐搦し、天吊直視、咬牙禁急を発し、或は腹痛、嘔吐、呵欠、困悶し、或は泄瀉し、或は洞泄《どうせつ》(3)し、下利悪臭なり。其の発する時、発驚、吐瀉一斉に来るもの、三拍手揃ふと云ひて、不治の症とす。若し三証具はるとも、其の勢ひ緩なるものは治せずと云ふべからず。

大熱下利、驚を挟むもの**葛芩連**《かつごんれん》、昏睡して不醒の者重証とす。劇しく下痢するも亦た**葛芩連**なり。緩なるは、**葛根湯加黄連**《かっこんとうかおうれん》。大いに下し、初脈沈微にして昏睡は、利多きに因るなり。**桂枝人参湯加黄連**《けいしにんじんとうかおうれん》、或は**黄連理中湯**《おうれんりちゅうとう》。手足厥冷して覚えざる者は**附子理中**《ぶしりちゅう》、或は**四逆加人参湯**《しぎゃくかにんじんとう》なり。

按ずるに、早手の治療を挙ぐるは、目黒道琢の『驪家医言《りかいげん》』を始めとす。筑前の暴瀉を論じたるは、『時還読我書《じかんどくがしょ》』青木春沢の説、詳悉せり。後学宜しく此の二書に就ひて、其の病状を体認すべし。

《用語注釈》

（1）痧病：病証名。痧腫、痧気ともいう。皮膚上に、粟状で中に清水をもつ赤いできもの。〔漢方用語大辞典〕

（2）厲気：①疫病。②癩《らい》、癩病のこと。〔漢方用語大辞典〕

（3）洞泄：食するとすぐ不消化便を下痢すること。〔漢方用語大辞典〕

一-〇一三

足守侯臣、馬場市左衛門、年七十余。頭瘡数年愈えず、心下痛あり。或は夜間発熱、眠る能はず。衆治効なし。余、和方**土骨皮湯**《どこっぴとう》を与へ、兼ぬるに**七宝丸**《しちほうがん》を用ゆ。数旬にして全愈す。

土骨皮湯方、土骨皮、紅花、甘草、莪尤、柴胡、以上五味。土骨皮は樸樕なり。本邦方書用ひて、以て、通風、黴毒の主薬とす。其の主治は、香川氏『薬選』樸樕の条に見ゆ。湯剤は、『名家《めいか》方選《ほうせん》』に載せたり。後学、宜しく其の性味を審らかにすべし。

一－〇一四

麻布日ヶ窪、御家人、鹿子畑杉七郎、妻。旧年水蠱《すいこ》(1)を患ひ、漸々腹大いに満ち、動揺すれば声あり。皮膚黒く血気衰弱す。

余、診して曰く、難治なり。棄置して天然を俟つに如かず。其の人強ひて薬を乞ふ。因りて肘后**治**《ち》**水蠱**《すいこ》**一方**《いっぽう》を投ず。其の方、赤小豆一升、白茅根一握、水煎服す。此れ即ち原南陽**不及飲**《ふきゅういん》の意なり。

後、洋医者流、診して曰く、腸間膜の水なり。刺して去るべし。余曰く、箭鍼のこと『霊枢《れいすう》』四時気篇に出づ。其来《それから》尚《ひさ》しきかな。然れども、已むを得ざるの策に出づ。恐らくは遠年血気衰弱の者、宜しき処にあらず。故に『千金』に、出水の者一月にして死すと云ひ、『聖済』には、水尽くれば則ち死すと云ひ、『医余』には初時稍や愈ゆ。再来すれば即ち治すべからずと云ふ。鑑みざるべけんや。

一医肯ずして、之を刺す。水浴盤に溢れ、腹満、頓に消す。其の人、大いに喜ぶこと十日許り。再発して、腹満、旧に倍す。因りて復た之を刺す。後三日、忽然として斃る。

《用語注釈》

(1) 水蠱：水鼓。病名。鼓脹の一種。飲酒の度が過ぎたり、水湿が停滞しておこる鼓脹のこと。〔漢方用語大辞典〕

一－〇一五

郡山侯臣、加藤理助、内人。産後悪露尽るの後、時々、悪寒面熱、舌上赤爛、頭汗出で、心下微結、腹満、小便不利、腰以下微腫あり。医、或は蓐労とし、或は黄胖とし、衆治験なし。

余、診して、血熱畜飲を挟む証とし、**柴《さい》胡《こ》桂《けい》姜《きょう》湯《とう》加《か》呉《ご》茱《しゅ》萸《ゆ》茯《ぶく》苓《りょう》**を与ふ。丁酉の秋より戊戌の春に至り、旧痾、過半愈ゆ。尚ほ、前方を守りて、遂に全く治す。是に於いて、一藩の沈患痼疾、皆診を乞ふに至る。

一－〇一六

室街、美篶屋正八、妻。臨産破漿後、振寒、腰痛折るるが如く、分娩すること能はず。前医、破血剤を与ふ。余、診して曰く、脈浮数、肌熱、恐らくは外感ならんと。**麻《ま》黄《おう》湯《とう》加《か》附《ぶ》子《し》**を与へて、温覆して発汗せしむ。須臾にして、腰痛、稍や寛にして、陣疼を発す。余、以為へらく、産期既に至ると。坐《ざ》草《そう》(1)せしむ。忽ち一女子を産す。

《用語注釈》

(1) 坐草：分娩。[漢方用語大辞典]

一－〇一七

田中老侯、妾、染井。再び旧疾を発す。前方を与へて差えず。淡飲游痛、心下より脇下に至り、痞鞕甚だしく、脈沈遅、乃ち千金**前胡湯**《ぜんことう》を与へて数日、痛減じ、心下開豁、但だ手掌煩熱、腰腹拘急を覚ゆ。因りて**温経湯**《うんけいとう》を与へ、諸症全く安し。

千金翼**前胡湯**、胸中久寒し、癖実宿痰し、膈塞胸痛し、利通ぜざれば、三焦冷熱調はず、飲食損少無味、或は寒熱体重く、臥して起くることを欲せざるを主る。

方　前胡、半夏、各三両、生姜、四両、黄芩、呉茱萸、防風、麦門冬、各一両、人参、大黄、当帰、甘草、各二両、杏仁、三十枚。

一-〇一八

麻布新街、東福寺の用部屋、西村保蔵なる者。診を乞ふ。其の証、口吻疔を生じ、焮熱、脈数急、飲食すること能はず、語言出でがたく、小便赤渋、大便不通、危険甚だし。余、其の疔の四辺を刺して血を去り、**左突膏**《さとつこう》に生々乳を和し疔上に貼し、内に**加減涼膈散**《かげんりょうかくさん》を服せしむ。之を刺して出血すること三日、腫消し始めて膿気あり。因りて**破敵膏**《はてきこう》を貼し、**黄連解毒加玄参牛蒡子大黄**《おうれんげどくかげんじんごぼうしだいおう》を服せしむ。時に両眼白肉翻出、眼胞膿を醸し、旧疔忽ち愈ゆ。昏沈、鼾睡《かんすい》(1)、遂に三月十四日を以て斃る。陳実功曰く、日久しく原瘡に跡無く、走散之処、仍ほ復た膿を作し、脈数、唇焦して死すと。是なり。後学者尽思して施療すべし。

余が友、清川菖軒。右足臁《れん》(2)後、疔瘡を発し数月苦楚止まず。**拔疔膏**《ばっちょうこう》を貼し疔根去ると雖も、其の四囲暗黒色を存して微痛す。一日顔色青惨、心中苦悶、鬱塞す。一医、癇として『本草彙言《ほんぞういげん》』一方を与ふ。差えず。余、診するに疔毒内攻の状に似たり。因りて**五香連翹湯**《ごこうれんぎょうとう》を与へ、**白竜散**《はくりゅうさん》を兼用して一旦開くに似たり。二、三日を経て忽然として悶乱空語、不省人事、口吻腫起、紫黒色を為し、遂に不起《ふき》(3)。陳実功の言、実に徴すべし。

《用語注釈》

（1）鼾睡：いびきをかいて眠る。［漢方用語大辞典］

（2）臁：膝から下、踝《くるぶし》から上の部分。［広漢和辞典］

（3）不起：病気が治らず死ぬこと。［漢字源］

一〇一九

十軒店、野中良俊（越中医生、京師宇都木門人）。其の初め、風寒に感じ、哮喘甚だしく、数日倚臥す。自薬を服す。効なし。余、診して曰く、余邪、肺に着く。他の淡飲の喘息と異なり、宜しく**刪《さん》繁《ぱん》橘《きっ》皮《ぴ》湯《とう》**を用ゆべし。其の人、大いに喜び、之を服し数日、全く愈ゆ。

　外台**橘皮湯**《きっぴとう》、麻黄、紫蘇、橘皮、杏仁、石膏各中、柴胡大、右六味、後世名、**神秘湯**《しんぴとう》。蓋し『刪《さん》繁方《ぱんぽう》』主治の語に拠るなり。余、或は石膏を去り、厚朴を加用。

　按ずるに『外台《げだい》』『備急』の**神秘方**《しんぴほう》は橘皮、生姜、紫蘇、人参、五味子なり。又、喉裏呀声気絶の**神秘湯**は麻黄、乾蘇葉、橘皮、柴胡、杏仁なり。王碩『易簡方《いかんほう》』の**神秘湯**は橘皮、紫蘇、人参、五味子、桔梗なり。楊仁斉『直指方《ちょくしほう》』には此方に檳榔、半夏、桑白皮、甘草、生姜を加へてあり。東垣『医学発明』**神秘湯**には『易簡方』中の五味、桔梗を去り、桑白、茯苓、生姜を加へてあり。即ち知る、歴代の良医、各々取捨して運用し、効を奏せしことを。

一〇二〇

本船街、若松屋藤次郎（橋爪尹香、息）。診を乞ふ。其の証、歴節痛劇しく、焮熱、妄語、飲食する能はず、大小便秘渋す。医、或は傷寒とし、或は傷冷毒（西洋病名）とし、錯治、効なし。余、千金**犀角湯加黄連**《さいかくとうかおうれん》を用ひ、二、三日にして奇験を得たり。爾後、此の方を以て、熱毒、歴節を治するに、験あらざることなし。

市谷、伊東八兵衛、妻。腰以下疼痛、起歩すること能はず。午後発熱、夜に至れば、増々劇しく、其の痛み切割の如く、其の人号泣すること一歳半。衆治、験なし。余、**犀角湯**《さいかくとう》を与へて、其の痛、失するが如し。

一〇二一

金局吏、原謙輔なる者。治を乞ふ。之を診するに、周身の肌膚甲錯、魚鱗の如し。少腹拘急、脈数、消食善饑、気逆暴怒、自ら制する能はず。世医、皆腎虚とし、滋補の剤、**八味丸**《はちみがん》等を投じ、気逆益々甚だしく、肌膚甲錯常に倍す。余、以為へらく、斯の人性急、肝火血を克す。故に肌膚栄する能はず。先づ其の火を疎して血を潤すべし。**黄連解毒湯**《おうれんげどくとう》に**四物湯**《しもつとう》を合して与ふ。之を服し数旬、諸証漸くやすし。後二年、前証再発し、腹満脈細数、頗る乾血労《かんけつろう》(1)の状を為す。余、**大黄䗪虫丸**《だいおうしゃちゅうがん》を用んと擬す。一医、温泉に浴せんと擬す。其の説に従ひ湯治に赴く。日ならず衰脱して、遂に九泉《きゅうせん》(2)に帰す。

《用語注釈》

（1）乾血労：虚労証候の一つ。顔や目が暗黒色で皮膚は乾燥してざらつき、身体は痩せ、骨蒸潮熱し、盗汗し、口乾があり頬は紅く、驚きやすく、めまいがして頭痛し、月経は少ないか閉経である。〔漢方用語大辞典〕

（2）九泉：人間が死んだ後に行く世界。冥土。黄泉。〔日本国語大辞典〕

一〇二二

日本橋通三街、山本藤兵衛、母。痔疾によりて、不大便一月余り、燥結通ずる能はず。肛門火の如く痛み甚だし。余、**大承気湯**《だいじょうきとう》に黄芩、乳香を加へて服せしめ、猪胆汁を酢に和し、肛門に灌ぎ、且つ腫処に塗る。一昼夜、燥屎七、八枚を下し、痔痛も亦た安し。後、数年の患ひ、洗ふが如しと云ふ。

一〇二三

檜物街、駿河屋長五郎。胃腑実熱ありて不食し引飲、常に渇す。医、之を攻めて、虚憊羸痩甚だし。余、千金**茯神湯**《ぶくしんとう》を与ふ。服する旬日余り、精気大いに復し、食少しく進み、病漸く愈ゆ。

一〇二四

三村直治、妾、瀧。経水漏下止まず、腰以下痿軟、起歩する能はず。身、寒熱なく、飲食故の如し。余、**温経湯**《うんけいとう》を与ふること数日、経事断じて遂に痿躄《いへき》[1]す。因りて局方**大防風湯**《だいぼうふうとう》を与へ、**虎脛骨丸**《こけいこつがん》を兼用す。服する三月許り、起歩するを得、漸く常に復す。

一老医曰く、産後并びに諸病、後に脚の立たざる症あり。**桂枝加朮附湯**《けいしかじゅつぶとう》、或は**大黄附子湯**《だいおうぶしとう》を用ひ、症に随ひて**紫円**《しえん》を時々用ふべし。本薬は兎角附子剤が宜しきなり。又曰く、鶴膝風《かくしつふう》(2)の症、**大**《だい》**補湯**《ほとう》、**大防風湯**《だいぼうふうとう》の類を用ゆるに、虎脛骨、穿山甲を加ふれば奇効あり。其の中にも、穿山甲は効能最もいちじるしと。面白き老手段なり。

《用語注釈》

(1) 痿躄：肢体が萎えて動けなくなる病証。下肢に力が入らなくなり、次第に手に及ぶことがある。皮膚はつやを失い無感覚となる。〔漢方用語大辞典〕

(2) 鶴膝風：病後、膝関節が腫大して形が鶴の膝のようになるもの。〔漢方用語大辞典〕

一―〇二五

千葉葛野、弟、大倉屋林兵衛なる者。奇病を患ひ、診を乞ふ。其の初め陰嚢偏大、堅硬、痛み甚だし。衆医、疝として之を治す。寸効なし。赤腫久しうして紫黒に変じ、漸く腐敗し膿なく嚢皮脱落、睾丸突出、日夜痛苦に堪へず。大便秘渋、身煩熱を発し、舌上乾燥して渇し、睡臥安からず。腐潰の後、腹皮赤腫し、五、六日の後、少腹水泡を生じ、之を穿てば孔をなし、瘀水奔出一升許り、脈無力、汗出で、四肢厥冷、精神恍惚、虚憊極れり。一医云ふ、王宇泰、所謂、労疝の類と。一医云ふ、『東医宝鑑』前陰部に載する所の腎臓風《じんぞうふう》(1)なりと。一医云ふ、淋毒より脱疽に変ずる者『切要方義』**五香連**《ごこうれん》**翹湯**《ぎょうとう》に云ふ、淋疾陰茎及び嚢敗爛痛、下疳に全似すと云ふは即ち此の症なり。一医云ふ、『外科正宗《げかせいそう》』所載の陰毒なりと。余、未だ孰れが是なるを知らず。亦た未だ其の治方を発明せず。姑く記して後按を俟つ。

余、厥後、本所麾下番士某及び萩原秋巌を診す。其の証、皆、林生と相似たり。其の痛、陰嚢に始まり腐敗、少腹に及び、紫黒稀水を流し臭気近づくべからず。劇しき者は二、三日、四、五日にして斃る。一日『洛医彙講《らくいいこう》』を読むに、陰毒治験を載す。惜むかな、二子共に其の死に臨みて之を診す。いまだ其の治を試むるを得ず。蓋し以て遺憾とす。

《用語注釈》

（1）腎臓風：腎気が虚弱となり、風邪が脛をおかすことによっておこる。皮膚は癬のようになり、あるいは漸次、蔓延し腿に及び、長びくと全身に広がる。また、搔痒して瘡をなし、膿水がでて、眼目昏花・口燥舌乾・腰腿だるい・吐痰発熱・盗汗・身体疲労などをあらわす。［漢方用語大辞典］

一－〇二六

南総御宿久保村の里正《りせい》(1)、岩瀬五良左衛門。来たりて診を乞ふ。其の証、黴毒数年、骨髄に沈倫《ちんりん》(2)し、骨節疼痛、肌肉枯柴、寒熱休作、飲食不進、年三十余にして殆ど老耋《ろうてつ》(3)の如し。江都名流百方、之を療して効なしと。

余、**大百中飲**《だいひゃくちゅういん》を与へ、兼ぬるに**虎脛骨丸**《こけいこつがん》を以てす。其の秋に至りて大いに効験を得、因りて初冬、余を其の郷里に招き、親戚相ひ集まりて蘇生の恩を謝す。

《用語注釈》

（1）里正：里の長。［漢字源］

（２）沈倫：下層に沈んで頭を出さない。［漢字源］
（３）老耋：七十歳あるいは八十歳の老人。［漢字源］

一―〇二七

深川、市川八郎右衛門、妹、芝鶴。寄疾あり、治を求む。其の始め、志気振るはず、穀食、日に減じ、終に穀を納るる事能はず。但だ紫海苔を食す、日に一、両枚。他、苦しむ所なし。医、以て神仙《しんせん》労《ろう》（１）とし、衆方を投ず。験なし。

余、腹を診するに、左脇下癖塊《へきかい》（２）あり。之を按ずれば肩背に徹して痛む。大便一月僅かに一行、小便日に一行、月事常の如し。余、断じて癖塊の所為とし、**延年半夏湯**《えんねんはんげとう》を与ふ。之を服すること一月余り、癖塊減小、少しく河漏麵《かろうめん》（３）を進む。連服半年、飲食常に復し全人たるを得たり。

香川秀庵『行余医言《こうよいげん》』癇門、不食病を論じ、有持桂里『方輿輗《ほうよげい》』に神仙労の事を載せたれども、其の説、皆的切ならず。余は概して癖積の所為とす。

爾後、一婦人、又、之を患ふ。**指迷七気湯**《しめいしちきとう》を与へて愈ゆ。又、北総千葉駅近江屋（呉服舗）女、之を患ふること三年、衆治効なし。余、**大七気湯**《だいしちきとう》を与へ三因**神授丸**《しんじゅがん》を兼用せしめ、周年にして常に復す。

中川故曰く、神仙病、世に未だ其の治を得る者有らざるなり。防州福井駅、福田某なる者有り。嘗て此の疾に遇ひ、之を考究すること久しく、遂に瘀血の為と知る。与ふるに**大黄䗪虫丸**《だいおうしゃちゅうがん》を以て、大いに其の効を得。爾後、此の疾に遇ふ毎に必ず此れを以て之を治すと。

余、未だ之を試みず。蓋しこれあらん。然れども概して瘀血とするは拘泥に似たり。

『医級無問録』に云ふ、神仙労の説、並びに未だ経文に見ず。乃ち方士《ほうし》家(4)、空《すき》を憑《つ》きて病名を揑造して、世を欺く者なり。夫れ労、或は外自り来たれば、即ち労風、血風の属とし、或は内より出づれば則ち情慾、陰火の由、何れか嘗て所謂神仙なる者有らんや。

今即ち辟穀《へきこく》(5)不食を以て、而も惟だ果のみ是れ耽《ふ》けり。輒《すなわ》ち謂ふ、烟火《えんか》(6)餐せずと。惟だ仙は穀を辟け、故に神仙の名を以て之を加へ、病家をして此を患へば、仙縁有りと疑ひ置きて理めざら使め、乃ち竟に羸痩労を成すに到る。良く悲しむべきなり。

上古の世、民種植を知らず、亦た烹飪《ほうじん》(7)を知らず。聖王、美悪を弁別する自り民をして稼穡《かしょく》(8)せしめ、茹毛飲血の天下、変じて熟食《じゅくしょく》(9)為さ使め、而る後、水火の功宏まり、蒸浮の利溥《あまね》からしめ、始めて民夭札無きを得。此れ天地は物を生み以て民を養ひ、而して聖王民を教ふるに、利用ふるを以てす。今復た利生ずる者を捨て、而して食を為す。安んぞ妨害せざるを得んや。且つ其の病之作すや、未だ嘗て咳熱等の症有らざるなり。惟だ、神形懶怯、言語声微、肢体清寒、歩履痿弱を見はし、其の後、漸く羸憊痛利を見はす。即ち臥床して起きず、果を併《なら》ぶるも亦た食せず、此れ即ち久しくして気を憎み、夭の由なり。

是の症多く童稚少年に生じ、方長の年に至り、而して殞《お》つ。其の病を致すの由を揆《はか》るに、父母の嬌養太過、恣縦《ししょう》(10)の性を成すに縁り、其の初め喜々果を啖ひて穀食少しく進み、継いで則ち果を啖ふも併せて穀食を絶つ。始めは則ち猶ほ其の常を改むるを嫌ふがごときも、継いで則ち無事に相安し、寒中痛利せ令むるを致し、痿廃痊《い》え難く、未だ労を病まざるも竟に神仙となすのみ。

噫々。

穀食乃ち天地中和の気、人に与へて生を奉ずるの所以の者なり。故に穀気胃に入り、則ち五臓六腑に分受せしめ、生々の気、精気に化して神明を祐け、百年の寿命は焉に頼る攸《ところ》とす。故に人の生有りて未だ穀食を以て生を為さざる者有らざるなり。五果は充臓の功有りと雖も、其の気偏駁にして純ならず。豈に常に需《もと》めて以て生を養ふに堪へん。適々此の症に遇はば、惟だ脾胃を壮し、陳気を除き、先づ其の果を熟して之を誘食し、潜に穀味を与へて之に雑進す。但だ一たび穀食を復するを得れば、病斯ち愈えん。抑《そもそ》も何れの労にか之れ有らんと。

此の説、真に確論にて神仙之妙按と云ふべし。此の書、寛政の頃始めて四部渡り、二部は江戸へ納め、一部は京師の福井、一部は荻野に在りて珍書と称す。余が蔵本は江戸の一部なり。『池北《ちほく》偶談《ぐうだん》』に云ふ、博野に一婦人有り、一生飲食せざるも男女数人を育て、操作常人と異無く、亦た疾病すること罕《まれ》なりと云ふと。似て非なる者なり。

《用語注釈》

（1）神仙労：神経性食欲欠乏症のこと。〔漢方用語大辞典〕
（2）癖塊：胃癌の一症。〔漢方用語大辞典〕
（3）河漏麺：そば粉を練って作ったうどんのような物。
（4）方士：仙人の術を行う人。〔漢字源〕
（5）辟穀：穀物を食べることをさけて神仙の道を求める事。〔漢字源〕
（6）烟火：煙火。〔漢字源〕
（7）烹飪：食物を煮て柔らかくすること。〔漢字源〕
（8）稼穡：春作物をうえつけることと秋作物を取り入れること。〔漢字源〕

（9）熟食：煮たり焼いたりした食べ物。［漢字源］
（10）恣縦：勝手気ままにやりたいことをやる。［漢字源］

一–〇二八

樽正街、壁匠宗助、妻。診を乞ふ。其の症消渇数日愈えず。一医認めて胃熱とし、屢々、之を下し、消渇止み、舌上赤爛、歯齦まで糜爛し、飲食すること能はず。脈虚数、濁唾腥臭《だくだせいしゅう》(1)あり。余、以為へらく肺痿《はいい》(2)の一証なりと。**炙甘草湯加桔梗**《しゃかんぞうとうかききょう》を与ふ。病、漸く愈ゆ。

余、此の方を使用する、竜野医員、秋山玄瑞、肺痿の説に本づく。古人の治験も亦た没すべからず。

《用語注釈》
（1）濁唾腥臭：腥臭《なまぐさい》をおびた膿痰。［漢方用語大辞典］
（2）肺痿：肺葉が委縮し、濁唾涎沫を咳吐するのを主症とする慢性虚弱疾患をさす。［漢方用語大辞典］

一–〇二九

狭山侯臣、羽臼東作を診す。其の人、夏来、乾脚気を患ひ両脚麻痺軟弱。医、其の治を施し、蓋し劇しく遂に両脚痿弱、歩する能はず。臘《ろう》(1)冬に及び真の痿躄となり、加之のみならずに、咽喉痞塞、飲食快下せず、少腹より脚部まで不仁、宛も上下別人の如しと云ふ。

予謂く、此の人脚弱数月、上下の気、交通する能はず。終に胸中痞塞に至るならん。先づ其の膈を利せば、其の気追々下降すべし。然れども、病頑固、容易に移動すべからず。因りて丹水子の**利膈湯**《りかくとう》を与へ、**化毒丸**《かどくがん》少し許りを兼用す。之を服して数日、咽喉漸く寛み飲食快下す。予、前方を持重して翌春に至り、腰以下血気復し、春尽くるの頃に及びて起歩常に復し、旧職を務むることを得たり。古人臓腑経絡先後を論ず。良に故あり。

加減利膈湯《かげんりかくとう》方　梔子中大、半夏大、乾薑中大、附子少、甘草少。右五味、兼ぬるに東洋**化毒丸**十粒、日に一服。

按ずるに、程氏曰く、**小半夏湯**《しょうはんげとう》方中、茯苓、山梔子、附子四分半加へ煎法すれば、依りて本方必ず奏功すと。**利膈湯**は茯苓なく甘草あり。玄医経験の方と見えて、百発百中の神方と称す。一老医曰く、膈噎、反胃両証ともに**化毒丸**兼用すべし。凡て服薬中、三日絶食するなり。五穀のみにあらず、諸々の果菜までも禁ずるなり。甚だ疲るるなれども死に至ることなし。已に治療の内、七日まで絶食して無事なるを見る。山脇東洋の按には、反胃は胃中の事に非ず、腸中の事なりと。燥屎あるを以て云ふと見へたり。中川修亭曰く、諸汞剤能く粘血を稀釈し、頑毒を解去す。故に痼疾に遇へば必ず功を成すなり。膈噎胃反の類、諸頑固の病を治せんと欲する者は、釆用せざるべからざるなり。

余、**化毒丸**を用ゆるものは、山脇東洋、辟嚢を治するに**化毒丸**を用ゆると此の説とに本づくなり。

《用語注釈》

（1）臘：年の暮の陰暦十二月の異称。［広辞苑］

一－〇三〇

浅草御厩岸、角力長雷権太夫、妻。外感解せず。日々時を期して、悪寒、発熱、類瘧の如く汗出で止まず。衆医、之を治する月余、依然として寸効なし。或は風労とし、或は血熱とし、紛紜一定せず。余、診して曰く、脈沈弦、且つ心下微結、蓄飲あり。動悸あり。恐らくは、邪熱水飲併欝の証ならんと。**柴《さい》胡《こ》桂《けい》姜《きょう》湯《とう》加《か》鼈《べっ》甲《こう》茯《ぶく》苓《りょう》**を与へ、時々気欝冒、乾嘔をなす。以て三**黄《おう》瀉《しゃ》心《しん》湯《とう》**に香附檳榔紅花を加へ泡剤として兼用す。之を服すること二、三日、諸証半を減ず。数旬ならずして全愈す。是に於いて角力の徒、大いに吾業を慫慂《しょうよう》[1]す。

《用語注釈》

（1）慫慂：脇からすすめ、相手の伏せていた気持ちをそそのかして伸び出させること。［漢字源］

一－〇三一

北新堀街、後藤弘三郎、妹、於八百、年十六。幼より聤耳《ていじ》[1]の患あり。両耳濃水淋漓、時として臭気、近づくべからず。左耳之が為に聾す。嫁期已に迫るを以て衆医を迎へて之を議す。余曰く、胎毒のみ。緩攻して其の毒を尽くすべし。主人其の言を諾す。因りて**葛《かっ》根《こん》湯《とう》加《か》芎《きゅう》黄《おう》**を与へ、**五《ご》味《み》鼴《えん》鼠《そ》丸《がん》**を兼用すること数月。膿水漸く少なく、臭気去り、左耳も亦た近く弁ずることを得たり。幾ばくもなくして、地割役所、樽三右衛門に適す。

《用語注釈》
（1）聤耳：耳だれ。［漢方用語大辞典］

一―〇三二

八町渠、薪屋清兵衛、妻、年四十余。心下痞鞕、時々雷鳴して下利し、飲食進まず。日々、背悪寒被覆し火に向んとす。衆治、効なし。
余、診して曰く、病、心下に在り、痞鞕、任脈に支撑す。督脈、之が為に流暢する能はず、悪寒する所以なり。因りて仲師の例に倣ひ、**半夏瀉心湯**《はんげしゃしんとう》に附子を加へて服せしむること数日、悪寒止み、痞漸々和す。後、但だ気欝羸痩甚だし。**逍遥散加地黄香附子**《しょうようさんかじおうこうぶし》を与へて全愈す。

　余、喜みて**半夏瀉心湯**を運用す。而るに加減も亦た法あり。其の心下逆満動悸ある者、茯苓を加へ、背悪寒する者、附子を加へ、気欝する者、香附子を加ふ。癖飲ある者、呉茱萸、牡蠣を加へ、蛕虫を兼ねて悪心甚だしき者、蜀椒、烏梅を加ふ。蓋し茯苓瀉心は吉益家の試用する処、香附瀉心は恵美氏の経験に出づ。半瀉呉蠣は東郭に創り、椒梅瀉心は『蛕志《かいし》』に原ず。特り加附子は余が創意と思ひしに其の方『千金翼』に出づ。寧ぞ知らんや、真人と轍を同じうせしことを。

一―〇三三

銀座下役、甚兵衛、息、年十六。顋《さい》（1）下小塊あり。時々痛を発し、数年愈えず。医、或は瘰癧《るいれき》（2）とし、或は気腫とす。余、診して曰く、其の塊、柔軟にして筋脈に固著するの形なく、又、歯齦に通じて頑固、膿を醸すの勢ひなし、恐らくは、瘀液の湊会《そうかい》(3)に出づ。俗に所謂痰核《たんかく》(4)是なり。乃ち**二陳湯加皂角刺**《にちんとうかそうかくし》を与へ、五倍子、朴硝、大黄、天南星四味、研末醋に調し核上に貼ず。数旬にして、核全消し、再腫痛の患なし。

《用語注釈》
(1) 顋：あごの先の細い所。［漢字源］
(2) 瘰癧：主に頸部淋巴節の結核をさしている。［漢方用語大辞典］
(3) 湊会：物が一ヶ所にあつまること。［漢字源］
(4) 痰核：病名。脾が虚して運化作用が衰え、湿痰が皮下に聚まって核となる疾病で、その核は、数も大きさも一定せず、発赤も熱もなく、硬くも痛みもなく、推すと動く。頸項部、下頷部、四肢、背部に発生しやすい。［漢方用語大辞典］

一－〇三四

長濱街、伊豆屋七五郎。腰腹拘急痛甚だしく、両脚攣急、起つこと能はず。昼夜、呻唫す。余、**芍甘黄辛附湯**《しゃくかんおうしんぶとう》を与へ、二、三日を経て、痛全く安し。蓋し此の証、寒疝に属す。而るに尋常疝剤、緩慢、効を奏しがたし。余、平昔寒疝を治するに、此の方及び**附子建中湯**《ぶしけんちゅうとう》を用ひ、熱疝を治するに、**四逆散加茴香茯苓**《しぎゃくさんかういきょうぶくりょう》、及び**大柴胡湯加茴香甘草**《だいさいことうかういきょうかんぞう》を用ひて、咄嗟《とっさ》奏効、古方の妙此くの如し。

一－〇三五

浅草鳥越、阿部数馬臣、角田勝蔵、妻、年二十四、五。産後寒疾を得。数十日不解、胸中煩悶、讝

語、人事を省せず。腹虚濡、舌上苔なくして乾燥す。余、診して上焦蘊熱とし黄連解毒湯《おうれんげどくとう》を与ふ。服する二、三日、煩悶譫語止み、精神稍や復す。但だ不大便数日、脈数解せず、皮膚甲錯す。因りて参《じん》胡芍薬湯《こしゃくやくとう》を与へ、諸証漸く解し、調理常に復す。

一－〇三六

八丁渠代地、薬舗、藤屋覚兵衛、次女、年十一。生質虚弱、時々暴熱を発し、搐搦《ちくじゃく》(1)して昏冒せんとす。余、千金竜胆湯《りゅうたんとう》を与へて熱解す。後、咳嗽、盗汗出でて、羸痩、脈虚数、小便赤渋飲食進まず。乃ち聖恵人参散《せいけいにんじんさん》を与へて、漸々愈ゆ。主人、頗る医を解す。怪しみて、余が治労の方を用ゆるを問ふ。余、答へて曰く、楊氏、『直指《ちょくし》』曽氏、並びに云ふ。十五以下、疳と為し、十五以上、瘵と為す。『幼《よう》科準縄《かじゅんじょう》』に云ふ、児童二十歳以下、其の病、疳と為し、二十歳以上、其の病、癆と為す。『医学入門』に云ふ、疳者は、乾なり、痩瘁少血なり。二十歳以下疳と曰ひ、二十歳以上癆と曰ふ。源は一つなり。夫れ疳と癆とは同因にして、其の証も亦た相似たり。故に、疳、黄痩青脈鋸背穂髪之証あれば、癆に体黄爪青肚高毛聳の証あり。疳に咬指捻眉の候あれば、癆に揉鼻揩眼の候あり。病疳の児、嗜炭吃泥、佯笑多啼、変態あれば、患癆の人、愛暗憎明、卒怒暴嗔、嗜好常性を変じ、大脳水脚、米糞泔瀉、悉く疳と符契す。余、故に疳の方を以て癆を療し、癆の法を以て疳を治するなりと。主人大いに服す。因りて附記す。

余、此の説を唱へて後数年、松本順亭に会して、目耕道人の説を聞くに、余と暗合す。因りて道人曰く、小児の疳乃ち大人の癆なり。其の名異なると雖も、而して其の原則同じ。故に癆薬疳を治し、疳薬癆を治す。互いに相通用す。蓋し病に与ふるは宜なり。姑く一徴を挙ぐ。今人、疳を治するに烏鴉灰を用るも、本是れ癆薬なり。又、治癆に烏梅胡黄連を用るも、即ち疳薬なり。疳と癆とを見る可し。其の名異と雖も、其の源則一つなり。世の小と方脈に従事する者は、小児の疳を治するは猶ほ大人の癆を治するがごとし。則ち疳治するは何ぞ難き事之有らんや。而して慮りて、此れに至る者、千百人中に一人無し。是、余が疳の軽者は重きに至れば死に至り、其の幸にして免るる者は僅々《きんきん》(2)、晨星《しんせい》(3)とするのみ。

此の説、最も余の心を得たりと謂つべし。

《用語注釈》

(1) 搐搦：ひきつけのこと。［漢方用語大辞典］

(2) 僅々：たった。ほんの。［漢字源］

(3) 晨星：明け方の空に残る星。［漢字源］

一－〇三七

藤本立運。診を乞ふ。其の証、外感解せず数十日、咳嗽、盗汗、脈数、殆ど労状を為す。余、**聖恵**《せいけい》**人参散**《にんじんさん》を与ふ。之を服すること数十日、病全く愈え、大いに喜ぶ。余に贈るに詩を以てす。其の結に、聖恵一方蘇死人の句あり。

一－〇三八

本康梅顛。感冒の後、偏頭痛を患ひ、昼夜劇しきこと甚だしく、眠る能はず。煩熱口渇、乾嘔、不食数日。予、『儒門事親』**香芎湯**《こうきゅうとう》を与ふ。不日、熱解し、痛大いに減ず。其の人、平素、心下飲あり。腹裏拘急、時々頭痛を苦しむ。乃ち**当帰四逆加呉茱萸生姜湯**《とうきしぎゃくかごしゅゆしょうきょうとう》を以て調理す。

一－〇三九

東台、吉祥院弟子、恵雲房（後、野州春日岡に住す）。下血数月止まず。面色萎黄、動悸甚だしく、行歩すれば、吸々促迫し、目眩、四肢微腫あり。前医、地黄剤を与へて、其の証、益々劇し。余、西遊の日、竹中文慶（東郭門人、号は済美堂）より所伝の**茵荊湯**《いんけいとう》を与ふ。数日にして下血止み、諸証漸く痊ゆ。

茵荊湯方　茵陳大、荊芥中、茯苓大、蒼朮、猪苓、沢瀉、蒲黄、鉄粉各中、右八味。

一－〇四〇

鎌倉岸、煙草舗、信濃屋金三郎、妻。産後肩背強痛、起臥転側すること能はず。衆医、紛錯之を治す。数月痊えず。余を延きて、診を乞ふ。

余曰く、此れ産後の柔中風なり。宜しく千金**独活湯**《どっかつとう》を用ゆべしと。之を服する五、六日、強痛半を減ず。連進月余、起臥自由を得。終始一方を以て全治す。

千金**独活湯**　即ち**葛根湯加独活地黄**《かっこんとうかどっかつじおう》。

一－〇四一

新肴場、和泉屋三郎兵衛、番頭利助。傷寒後、潮熱、盗汗止まず、脈数、羸痩極まる。医以て風労《ふうろう》(1)とす。余、診して曰く、虚則ち虚なり。然れども咳嗽なく、脈も亦た細数ならず。或は療すべし。**聖恵人参散加地骨皮**《せいけいにんじんさんかじこっぴ》を与ふ。旬余、潮熱退き食進む。但し盗汗止まず、脈尚ほ数を帯ぶ。因りて**当帰六黄湯**《とうきりくおうとう》を用ひ、盗汗日々に減じ、肌肉常に復す。

家を挙げ蘇生を賀す。余、笑ひて曰く、当に自ら生くべき者、之をして起たしむるのみ。決して真の虚労骨蒸に非ざるなり。

《用語注釈》

（1）風労：風邪に傷られておこる咳嗽、盗汗などのある労証をさす。［漢方用語大辞典］

一－〇四二

室街三丁目、関根屋仁兵衛、妻。妊娠臨月、痢疾を患ひ、登圊《せい》(1)日に七、八十行、後重甚だしく、懐子之が為に分娩す。産後悪露尽き、痢も亦た随ひて止む。而して両脚痿弱、起くること能はず、終に痿躄となる。衆医之を療して荏苒たり。余、熟診するに、痢毒にも非ず、瘀血にもあらず。但だ腰以下、血気旺する能はず、筋脈之が為に痿軟するのみ。別に虚寒の候なし。因りて**四物湯加亀板石決明**《しもつとうかきばんせっけつめい》を与ふ（老医伝名**痿躄湯**《いへきとう》）。旬日にして効を奏し、三月を出ずして起歩常の如し。

余、産後、痿躄を治する者三人。一は、関根屋仁兵衛の妻、年十七。其の治する最も捷なり。

一は、御勘定、高橋亥七郎、妻、年三十。多産にて、血虚最も甚だし。故に、一歳半を経て、平に復す。一は、御細工御用達、山田岩次郎の妻とす。年廿五、六。其の初め錯治、頑固して病をなす。故に、一歳にして愈ゆ。

何れも、**四物加亀板石決明**《しもつかきばんせっけつめい》を与へて効あり。但し血虚、下元不足の者は**済生腎気丸**《さいせいじんきがん》を兼用し、病頑固、動きがたきものは、**化毒丸**《かどくがん》を兼用するときは、本方の効最も奏しやすしとす。

《用語注釈》
（1）圊：便所。［漢字源］

一－〇四三

霊岸島越前堀、畳屋清右衛門、息。外感を得。微咳あり、他に故なし。事有りて他に趣く途中、腰髖《かん》(1)弛痛、進歩する能はず。因りて家に還り蓐《しとね》に就く。肌熱熇くが如く、悪寒甚だしく、頭痛煩躁、時々讝語す。一医、**黄連解毒湯加大黄**《おうれんげどくとうかだいおう》を与ふ。

余、之を診するに、脈浮緊、煩渇、舌上胎なく乾裂し、前の表証、厳然として解せず。乃ち**大青竜**《だいせいりゅう》**湯**《とう》を与ふ。発汗せんと擬す。之を服すること数貼、更に汗を得ず。讝語益々甚だしく、人事を省せず。其の夜、暁天に至り、奄乎として斃る。邪気迅速、此の若きの者、余、未だ之を見ず。

《用語注釈》
（1）髖：尻臀のこと。［漢方用語大辞典］

一－〇四四

小林虎之助の食客、伊助なるもの。其の初め、目眩嘔吐、食を納るること能はず。余、支飲とし**小**《しょう》**半夏加茯苓湯**《はんげかぶくりょうとう》を与へ、嘔気止む。目眩稍や差ゆる後、浴湯をなし、忽ち口眼喎斜《こうがんかしゃ》(1)を発し、目眩初めよりも甚だし。始めて知る、頭風の初起、胃気上逆、嘔吐を発することを。千金**大三五七散**《だいさんごしちさん》を与へ、数日にして全く愈ゆ。頭風頭痛、凡て病、頭脳に属する者、動もすれば、大嘔吐を発す。知らずんばあるべからず。

大三五七散、附中腫、細辛中、山茱萸中軽、乾姜、薯蕷各中、防風大、右六味。

《用語注釈》

(1) 口眼喎斜：口や眼がゆがむこと。中風の後遺症や顔面神経麻痺などにみられる。[漢方用語大辞典]

一－〇四五

南伝馬第一街、伊勢屋徳兵衛、妻。腹満を患ひ、心下堅硬、小腹膨脹、気急短息、面微腫あり。経閉三月、医、**桃仁承気湯**《とうにんじょうきとう》、**大七気湯**《だいしちきとう》を与へて自若たり。

余、診して謂く、難治なり。棄て置きて自然に任するにしかずと。病者、薬を乞ひて止まず。因りて**分消湯**《ぶんしょうとう》を与へ、**硝石大円**《しょうせきだいえん》を兼用す。服する七、八日、腹満大いに減じ、心気爽を覚ゆ。連服月余、病全く除き、月事始めて来る。余、甚だ前言の誤りを慙愧す。

一―〇四六

麻生侯（新庄主殿頭）。病あり、診を請ふ。其の証、咳嗽、短気、心動悸甚だしく咽喉硬塞、飲食通利すること能はず。余、**炙甘草湯**《しゃかんぞうとう》を主とし、兼ぬるに**利膈湯**《りかくとう》を以てす。之を服すること数日、咽中開豁、咳嗽大いに減じ、動悸稍や安し。侯、大いに喜び薬を怠り、酒食閨房を擅《ほしいまま》にす。因りて腹虚満、四肢浮腫を発し、脈細数、力なし。余、大いに恐れ辞し去る。果して卒す。

後数十年、息、主殿頭侯、傷寒を患ひ、余、之を治して一旦効あり。爾後、壊証を発して、終に不起。越えて二年、嫡嗣、又、陰癇を発し啞科《あか》[1]手を束ぬ。余、亦た一診辞して退く。嗚呼、侯家三世、余、之を療して一人を救ふこと能はず。回顧すれば、慙汗背に浹《うるお》す。

《用語注釈》

（1）啞科：小児科のこと。［漢方用語大辞典］

一―〇四七

深川富田街、小木曾蔵太、妻（丸山泰淵女）。経閉三月、腹膨脹、其の状臨月の形の如くにして堅満、活動せず。消穀善饑、四肢枯柴。医以て臌脹とす。

余、診して曰く、血蠱《けっこ》[1]なり、治すべし。**桂枝茯苓丸**《けいしぶくりょうがん》に鼈甲大黄を加へ、兼ぬるに**硝石大円**《しょうせきだいえん》を以てす。之を服すること二月を経て、月水始めて通じ、腹満半を減ず。尚ほ、前方を服すること半年余り、其の婦、故あつて家帰し尼となり隠逸す。志気舒暢し腹満頓に消散し、恰も衰老の腹の如し。余、大いに悟る。婦人気滞害を為す、男子より甚だしきこと此くの如し。

清川氏『梧陰銷間雑記《ごいんしょうかんざっき》』に、築地の典店杵屋利兵衛、妻、専ら肢体を運動し思慮を省き心神を養ひ、観戯舟行月花に遊観を事とせしに、二年許りにして腹脹全愈せしことを載す。亦た此の類なり。

余、此の婦人に類似する症三人を診す。

一は麴坊阿部氏附属、梅原何右衛門の妻なり。経閉数月、医以て妊娠とす。十一月を過ぎて分娩せず。主人怪しみて治を余に謀る。余、亦た血蠱とし、投ずるに**桂苓丸料**《けいれいがんりょう》及び**浮石丸**《ふせきがん》を以てす。服する半月許り。一夜、病人安眠中、腹中音響を発す。其の声、裂竹の如し。主人驚き之を撿すれば、腹満忽ち消して平常よりも軟に神色爽然たり。早天《そうてん》(2)喜びて其の状を報ず。余、赧然《たんぜん》(3)に堪へず。

一は田所街古着舗富田屋孫七の妻とす。其の家に嫁する十七年、月事一月も怠らず。時に経閉数月、腹満堅硬、箕の如く起居自由ならず。医、以て脹満とし之を療して益々甚だし。余、亦た血蠱として薬を投ず。十一月に及びて一朝漿水を下すこと升許り。忽然として一女子を産す。

一は阿州侯臣、近藤直次郎、妻とす。年四十余、経閉三年。腹状前の二婦と同じく、但だ座して起居すること能はず。両足微腫あり。余、亦た**桂苓丸加鼈甲大黄**《けいれいがんかべっこうだいおう》を投ず。服すること数月、経水纔に通ず。又、服すること半年、月事大いに来たり、腹満半ばを減じ、始めて少腹堅塊、妊娠五月位の状を現はす。神気大いに爽やかに起居軽便なり。一里許りを歩して害なし。病人大いに喜び、薬を辞して自然を期す。後、半歳之を診するに堅塊依然として、其の婦益々壮健なり。医たる者、精熟明弁せずんばあるべからず。

《用語注釈》
(1) 血蠱：打撲捻挫、気逆血鬱、誤って補渋の剤を投与するなどによって、腸に血が瘀蓄し、腹大膨脹して漸次中満をなすものである。［漢方用語大辞典］
(2) 早天：早朝、明け方。［広辞苑］
(3) 赧然：恥ずかしくて顔を赤くする。［漢字源］

一－〇四八

十軒店、関根屋仁兵衛、児。発熱吐哯止まず。千金**竜胆湯**《りゅうたんとう》を与へ熱解し、吐乳依然たり。殆ど、陰癇を発せんとす。余、大いに惶惑《こうわく》(1)す。時に偶々『蘭台軌範《らんたいきはん》』小児門を読む。楊氏の一方を得、其の薬相適するを喜びて、之を用ひること三日、其の効、桴鼓《ふこ》(2)の如し。

楊氏**治吐乳一方**《ちとにゅういっぽう》　蓮肉、人参、丁香、右三味。余、小児吐乳を治するに、実する者、**小半夏加茯苓湯**《しょうはんげかぶくりょうとう》に**大黄甘草湯**《だいおうかんぞうとう》を合し、虚する者、此の方を用ひ、止まざる者、**霊砂丸**《れいしゃがん》を用ふ。数年以て套法とす。

《用語注釈》
(1) 惶惑：恐れおののいて、どうしてよいかわからなくなること。［漢字源］
(2) 桴鼓：ばちと太鼓のこと。

一‐〇四九

深川、小木曽氏の寓、長谷川文太郎（信州伊奈人）。身体壮熱、烘《あぶる》が如く、支節煩疼、大渇引飲、汗淋漓、脈洪数。医、以て暑疫とし、之を療し、益々劇なり。

余、之を診するに、壮熱時を期して発し、身疼折るるが如く、渇甚だしく、須臾にして汗流るるが如く、日晡に至り、熱和し汗減じ小安を得。蓋し其の初より悪寒なきを以て、医、瘧の日発たるを知らざるなり。余、断じて温瘧とし**白虎加桂枝湯**《びゃっこかけいしとう》を用ゆ。三日にして熱解し、瘧状全く差ゆ。但だ脈数解せず、身体微疼、飲食進まず、**参胡芍薬湯**《じんこしゃくやくとう》を与へ全癒す。此の人、数年脳漏を患ひ、時々大頭痛を発し、鼻涕の臭気近づくべからず。因りて**葛根湯加芎黄**《かっこんとうかきゅうおう》を与へ**化毒丸**《かどくがん》を兼用す。連服数月、旧患も亦た全治す。

按ずるに、瘧の初発、一応発汗せんことを要すと香川氏は論じ、痢の初発に、一応は発汗せんことを要すと名古屋氏は論ぜり。其の脈証に随ひて治療すべし。必ずしも此等の論に拘はるべからず。但だ此等の論、皆意味ありて云はれしことなれば、用捨は時に存すと知るべし。

一‐〇五〇

日本橋通三街、小松屋徳兵衛、妻。反胃を患ひ数年愈えず、羸瘦極り自ら起臥する能はず。脈沈微、四肢微冷、腹中虚軟、時に酸水を吐し振寒す。

余、穀食を断じ、日々蕎麦餅（俗にそばがきと云ふ）少し許りを啖はしめ、楊氏**丁香茯苓湯**《ちょうこうぶくりょうとう》を与ふ。

嘔吐漸く止み、精気稍や復す。連進半歳許り、皮肉故に帰し、平人たるを得たり。『博物志』に云ふ、雑食する者の若きは、百疾妖邪の鐘《あつ》むる所、食逾々少く、心逾々明に、身逾々損ふ。故に、食過度にすべからず。『釈氏要覧』に云ふ、夫れ病は口従り出ず。故に君子は言語を慎み飲食を節す。況や胃中の病に於てをや。又、『法華文句《ほっけもんぐ》』巻一、目蓮、断食の事を載す。医に管せざれば録せず。

按ずるに、『巣源《そうげん》』に云ふ、小児霍乱須く断乳すべし。『瑞竹堂方《ずいちくどうほう》』には、反胃に一点の湯水を与へざることあり。断食は元来狂を治する法なれば、癇を治するにも其の工夫あるべし。蓋し奪食の事は『素問《そもん》』陽厥の治より起る。『典籍概見《てんせきがいけん》』に云ふ、仏家に斎食《さいじき》(1)あり。此れ医療家の辟穀なり。張良、避穀、俗に是を仙人と云ひ、黄冠家の仙に非ず、医療家の仙人なり云々。

《用語注釈》
(1) 斎食：①仏の戒めに従った午前中の食事。②肉食をしないこと。［漢字源］

一-〇五一

南伝馬第一街、猪口屋佐右衛門、女、年十七。右手臂頭より指頭に至るまで腫痛忍ぶべからず。衆医、之を療して効なし。

余、**烏頭湯**《うずとう》を与へ、痛大いに減ず。後、掌後の肉頑腫して手を運ずる能はず。因りて、腫上に**芫青**《げんせい》**膏**《こう》を貼し、和方**土骨皮湯**《どこっぴとう》を与へ、膿水流漓、腫痛日に減じ、右手常に復す。

此の証、衆医、錯治凡そ半年余、概ね以て難治とす。余、痛甚だしきを以て病毒盛にして治すべきの候とし、**烏頭湯**法の如く蜜を加へて煎服す。速効を得たり。

土骨皮湯は、土骨皮、大黄、忍冬、通草、防風、独活、甘草、川芎、牛膝、九味なり。此れ、本、俗間に痛風を治する方、久しき者は附子を加ふ。土骨皮は即ち樸樕なり。説前に詳かにす。

一－〇五二

日本橋通四街、薬舗、紀伊国屋伝兵衛、女。奇証を患ふ。其の始め、神思鬱々として楽しまず、時々昏冒、搐搦反張すること痓病の如く、又癇発の如く、須臾にして醒覚し、大熱を発し妄語す。後、一睡し、其の熱洗ふが如く、精神常に復す。或は**抑肝散**《よっかんさん》、**沈香天麻湯**《じんこうてんまとう》の類を服し、或は**甘麦大棗湯**《かんばくたいそうとう》、**苓桂朮甘湯**《りょうけいじゅつかんとう》を服し、或は阿片の類を与へて依然たり。

余、其の発時を診するに、物ありて小腹より心下に衝突し、腹裏濤をうつが如く、病者之が為に反張し、遂に昏憒《こんかい》(1)に至る。然れども、脈至りて沈緩、呼吸も亦た穏やかなり。余、奔豚の一証とし**奔豚**《ほんとん》**湯**《とう》を与へ、其の病、半ばを減じ、発熱妄語止む。但し時々衝逆止まず。外台**奔気湯**《ほんきとう》を与へ全愈す。

《用語注釈》

(1) 昏憒：意識が混乱して物事がはっきりつかめない症状。[漢方用語大辞典]

一－〇五三

日本橋通四街、加勢屋忠兵衛、母、六十余。感冒後、遍身洪腫、脈浮大、二便不通、身体凝固して起臥すること能はず。時々悪寒す。其の子、屢々治水の薬を進めて、腫益々甚だし。

余、診して曰く、風水なり。大発汗にあらざれば効なしと。**大青竜湯**《だいせいりゅうとう》を連服せしむ。温覆発汗を為す。果して、腫、大いに減じ、身体軽便《けいべん》(1)す。心下痞塞、両足少しく麻痺を覚ゆるのみ。**九味檳榔湯**《くみびんろうとう》を与へて全愈す。

余、暴水腫を治する数人、老少を論ぜず、**越婢湯**《えっぴとう》を用ひず、**大青竜湯**を与へて奇効を奏す。蓋し吾が友、田中泰仲の伝なり。

《用語注釈》

（1）軽便：身軽で自由に動くこと。［漢字源］

一-〇五四

箕輪指月庵、慈性尼。時々肩背急痛、脇下刺すが如く、呼吸迫逼、動揺すること能はず。医、皆痰として之を治して愈えず。

余、懸飲《けんいん》(1)の所為とし、**十棗湯**《じっそうとう》を与へて大効を得たり。其の人、平日肉を啖ひ、酒を呑み摂養する能はず。五、六年の後、正月元旦、此の証大いに発し、卒然として斃る。

厥後数十年、静寛院宮公主、侍女、須磨浦、此の症を患ふ。毎夜暁天、痛みを発し、気急促迫、頓に絶せんとす。余、**十棗湯**を与へて、病、十の七、八を減ず。唯だ左脇下硬満、時々咽喉痞塞、気息不利を覚ゆ。因りて外台寒冷癖飲を治する**柴胡鼈甲湯**《さいこべっこうとう》を与へて全愈す。是より前数年、余、此の尼を診し、医按を認め、尾陽医員、伊東瑞三に似《じ》す。今、其の稿を筐篋に得たり。因りて附す。

慈性尼、胸膈煩悸、心下痞、按を得んと欲す。左腹攣急、胸背に引きて痛み、小腹拘急、当に横骨右辺股近き処に当たりて尤も甚だし。之を按ずれば則ち痛み、大便快通せず、時有りて、寒熱、気上りて心を搶き、煩悶絶せんと欲す。脈浮数、或は沈濇、或は左右脈異なる。其の証、荏苒と日を引きて諸薬効無し。蓋し病、之を憂労数年に於て、心思融けざるを得。肝風飛揚し、飲食化する能はず、気血舒ぶる能はず、遂に月事を妨げ、淡飲を醸す。陰陽は昇降を得ず臓腑は交通を得ず。是を以て欝結の気、時々心に奔迫す。或は暫く止むと雖も亦た常に心中動悸し安ずるを得ざるなり。治法、宜しく凝滞の物を行らし、欝結の気を散じ、以て上下交通府臓寧静せしむべし。

余、将に外台**七気湯**《しちきとう》を以て気を散じ、中を和し、又鉄砂、牡蠣等、鎮墜の薬を以て奔気の再起するを得ざら使めんとす。若し姑息に養癰すれば、病膏肓に入り、則ち殆く将に不測の変を為さんとす。伏して請ふ、裁正せられんことを。

《用語注釈》

（1）懸飲：四飲の一つ。飲邪が胸脇に停留する病のこと。［漢方用語大辞典］

一－〇五五

東台青龍院老僧（唯如院）、麻布御薬園坂に栖隠す。年来、五更瀉を患ふ。戊申の冬より己酉の春に至り、夜間、下痢五、六行、舌上乾燥、小便不利、遂に遍身浮腫、腰以下尤も甚だし。医、概して脾腎瀉《ひじんしゃ》（1）とし、**真武湯**《しんぶとう》、**八味丸**《はちみがん》を投ず。効なし。

余、呉又可の説により**七成湯**《しちせいとう》を与ふ。数日小便快通し、下利日々減じ、水気、旬日を経て全治す。余、『温疫論《うんえきろん》』の方剤に於て許可少なし。百々漢陰の**達原飲**《たつげんいん》、尾台榕堂の**柴胡養栄湯**《さいこようえいとう》、喜多村槐園の**七成湯**の如き、独得の妙を得るに似たり。余は、唯だ**七成湯**に於て、屢々効を得るのみ。

同僚、岡田昌碩、同証を患ふ。亦た**七成湯**にて愈ゆ。

《用語注釈》

（1）脾腎瀉：五更瀉と同じ。［漢方用語大辞典］

一一〇五六

浅草三好街、雷権太夫、孫女、年十三。時々暴熱、須臾にして搐搦を発し人事不省、凡そ一時許りにして醒む。醒むれば故の如し。之を患ふこと三年、衆医治して効なし。之を診するに、脈虚数、胸骨突出、動悸甚だしく、大便秘結す。

余、試に**柴胡竜骨牡蠣湯加鍼砂**《さいこりゅうこつぼれいとうかしんしゃ》を与ふ。之を服すること数十日、暴熱失するが如く搐搦発せず、病霍然として愈ゆ。家を挙げて喜ぶこと甚だし。余、亦た以為へらく、奇効を得たりと。後三年瘵疾を発し、衆治験なく遂に道山に帰す。蓋し此の病骨髄にあり、真に痊ゆるに非ず。姑く間を為すのみ。

一一〇五七

神田明神下、三河屋治右衛門（角力番付板元）。膈疾を患ひ、京師高階清介（枳園二男）之を療して治せず、余に就て謀る。

余、之を診するに腹力未だ脱せず、只だ咽喉の筋脈努張、膈内磊々物ありて之を拒むが如く、余、玄医利膈湯《りかくとう》を与へ、兼ぬるに硇砂一味を以てす。之を服して、咽喉稍や寛に、膈内、小管道あるが如きを覚ゆ。飲食始めて下る。其の人大いに喜ぶこと数月、後、酒色を恣《ほしいまま》にし病再発して治せず。

一一〇五八

館林儒臣、松島寔軒、息、春太郎。胸痺を患ふ。数月、昼夜徹して痛み、眠る能はず。羸痩骨立死に瀕す。衆医手を束ぬ。余、千金当帰湯加附子《とうきとうかぶし》を与へ兼ぬるに化毒丸《かどくがん》（二十粒）を以てす。痛稍々緩に、精気漸く復し、数旬を経て脈故の如し。

一一〇五九

牛込、倉地久太郎、妻、年三十余。小腹塊あり、経水不調、腹満腰冷、面色萎黄、数年愈えず。余、診して胞門虚寒とし温経湯《うんけいとう》を与ふ。後、経水稍や順に、腹満減じて小腹の塊自若たり。時に四肢微腫、惣身黯黒を帯ぶ。余、以謂へらく癖塊急に攻むべからず。先づ其の水を治すべしと。防已茯苓湯《ぼういぶくりょうとう》を与ふ。水気去り血沢少しく生ず。其の人痛苦なきを以て棄置する数十年、一日霍乱を発し、腹満刺痛、嘔吐吃逆、水薬口に入らず。岡田昌碩、附子粳米湯《ぶしこうべいとう》、建中湯《けんちゅうとう》等を投ず。煩懣益々甚だし。余、宿塊劇動のなす処とし、小半夏加茯苓橘皮湯《しょうはんげかぶくりょうきっぴとう》を以て、硝石大円《しょうせきだいえん》を下す。其の夜黒水下り、嘔吐少しくやむ。然れども腹満減ぜず、真の塊状を現はし終に委頓して斃る。凡そ腹中癖塊を生ずるもの、実に腹心の巨賊なり。医たるもの其の始めに慮らずんばあるべからず。

余聞くに、劉茝庭先生、一日自ら腹を按じて曰く、余、旧来右の小腹に塊ありて害をなす。今其の処を移して左にあり。先輩腹診書に云ふ、塊其の処を移すものは大患を発すと。恐るべしと。其の翌年正月、祖先墓展の帰路、小便閉を発し百治効なく終に起たず。是れも亦た知らずんばあるべからず。

一一〇六〇

尾張街、戸田屋大助、児。頓嗽を患ふる数十日、嗽、発すれば、吐乳甚だし。後、吃々として気逆し、声音唖して出でず。諸々咳嗽の薬を服して効なし。余、謂へらく、先づ其の気逆を治すべしと。**橘皮竹茹湯《きっぴちくじょとう》加《か》半夏《はんげ》**を与ふ。気逆収り、吐乳減ず。而るに咳嗽止まず。因りて**参華煉《じんかれん》**を兼用す（本朝経験**治百日咳方《ちひゃくにちがいほう》**）。咳、亦た止みて全治す。余、因りて悟す。頓嗽は大人の咳と異なり。肺は嬌蔵なり、胃は軟弱なり。肺蔵激動すれば、其の気、咽喉に逼りやすく、胃中も亦た之が為に擾乱、乳汁納るる能はず。先づ咽喉上迫の気を降すときは、肺胃其の処に安ずべしと。

是より後、其の咳逆甚だしき者、**勝聖散《しょうせいさん》**を兼用す（『保嬰須知《ほえいすち》』に出で**鼴鼠霜《えんそそう》**一味）。蓋し**鼴鼠霜**、能く咽喉痛を治す。利咽の効あるがゆゑなり。頓嗽の治方、明清方書、**麦門清肺飲《ばくもんせいはいいん》**の類、数種ありと雖も、冗雑にして効少なし。余、近ごろ**橘皮竹茹湯加半夏蘇子《きっぴちくじょとうかはんげそし》**を用ふ。日久しく、羸痩咳逆甚だしきもの、**麦門冬湯加五味子桑白皮《ばくもんどうとうかごみしそうはくひ》**を与へ、兼用には其の勢劇しきもの、**勝聖散**、日久しく咳止まざる者、**参華煉**にて大抵効を収む。

一－〇六一

向両国、菱屋直吉、女。歴節風を患ひ数月愈えず。毎節赤腫毬の如く、日夜疼痛号泣す。加之のみならずに腹中塊ありて、経水不調す。医、駆風舒経の諸薬を投ず。痛、益々劇し。

余、診して曰く表証なし。発汗すべからず。熱ありて赤腫す。亦た烏頭、附子の宜しき処にあらず。其の人、経水不調にして四肢疼痛す。病、血分にあり、活血疎気によろし。余が国、信州伊奈郡、某家に痛風の一方を伝ふ。余、擬して此の方を与ふ（**四物湯《しもつとう》加《か》厚朴《こうぼく》香附子《こうぶし》甘草《かんぞう》紅花《こうか》独活《どっかつ》**、酒煎）。五、六日、痛、大いに減じ、赤腫消す。唯だ腹塊依然たり。因りて**硝石大円《しょうせきだいえん》**を兼用す。翌月、経水大いに来り。塊消散し、四体常に復す。

余、毎々に歴節を治する**越婢湯《えっぴとう》**、**大青竜湯《だいせいりゅうとう》**、**続命湯《ぞくめいとう》**にて発表し、即ち効を奏す。日久しく疼痛忍ぶべからず、或は脚独腫、或は四肢瘰々たる者、**烏頭湯《うずとう》**、**桂枝芍薬知母湯《けいししゃくやくちもとう》**効あり。若し熱毒劇しき者は、千金**犀角湯《さいかくとう》**、蘭室秘蔵**当帰拈痛湯《とうきねんつうとう》**にて験を得たり。唯だ血分に属するもの、古人方少なし。

余、此の方を用ひ、其の病、一等劇しく、或は西洋、所謂跳血嚢《ちょうけつのう》(1)に属する者、**桂苓丸加附子《けいれいがんかぶし》**、**桃核《とうかく》承気湯《じょうきとう》加附子《かぶし》**を用ひて、屢々効を得たり。

《用語注釈》

(1) 跳血嚢：血瘤におなじ。［漢方用語大辞典］

一－〇六二

八百屋万吉、息、年八歳。昨年以来、右脚攣急歩する能はず。漸々、右の髀骨突出し、経筋痛んで按ずべからず。其の他、故の如く、医、概して肝証とし、**抑肝散**《よっかんさん》の類を与ふ。余、以為へらく、胎毒の流注する所と。**烏頭湯**《うずとう》（蜜煎）を法の如く服せしめ、**化毒丸**《かどくがん》を兼用す。数十日にして、攣痛緩み起歩するを得たり。余、爾来、此の証を療する十人、大抵此の手段にて沈痼を抜く。但だ病足枯柴の如く、或は椎骨突出亀背をなし、或は両足繚戻《りょうれい》(1)して指甲横斜する者、其の初に慮らずんばあるべからず。

《用語注釈》

（1）繚戻：ねじれること。［漢方用語大辞典］

一－〇六三

下槙町、下金屋清兵衛、息。脚気を患ひ、脚弱起歩すること能はず。医、**腎気丸**《じんきがん》、**大防風湯**《だいぼうふうとう》等滋補の剤を与ふる数月効なし。概して痿躄となし辞し去る。余、診するに腹裏拘急、少腹尤も甚だしく、之を按ずれば両脚に牽て痛足委中の筋脈凝固し、屈伸する能はず。時に腰髖弛痛す。余、断じて疝の所為とし『棒心方』の**補腎湯**《ほじんとう》を与ふる旬余、腹中和し、両脚自由を得、三旬を経て起歩常に復す。蓋し此の按『疝癥積聚編《せんちょうしゃくじゅへん》』に本づく。近人の著述も亦た一覧せずんばあるべからず。

補腎湯、**三和散**《さんわさん》方中於《よ》り木香、檳榔、大腹皮を去り、黄耆、木瓜、附子、人参、乾姜を加ふ。

塩田陳庵曰く、古人、明らかに脚気の因は、疝気なりと云へども、脚気を治するの薬、木瓜、呉茱萸、檳榔を始めとして疝気に使用する薬多し。既に、**三和散**は疝気通用の方なりしに、『医方明鑑』に『医林』を引きて、**三和散**は脚気胸を攻め、腹満悶し大便通ぜざるを治すと有るを見る寸は、脚気疝気同因なること、見るに足れり。是も亦た『外台《げだい》』蘇長史が脚気は腎より起ると云ふと同旨にして、一説に備ふべし。

一－〇六四

八町渠紺屋街、米屋弥兵衛。傷寒数十日解せず。羸痩骨立、臍上築々として動悸甚だしく、飲食納るること能はず。脈虚数、死に瀕す。余、厥陰正証（柯琴の説に本づく）とし、**烏梅丸**《うばいがん》を与ふ。其の人、薬臭を悪み、服すること能はず。消渇、殊に甚だし。即ち権《ごん》に**小半夏加茯苓湯**《しょうはんげかぶくりょうとう》を与へ、糅《かて》るに前丸を以てす。之を服する三、五日、嘔気止み、諸証穏に、連服三十日、病全愈す。蘇生の恩を謝す。

余、此の症に似て、水気胸脇にある者、石膏を用ひて、危険を救ふことあり。今其の一、二を記す。

胸膈水気有て、吐水する者あり。眩暈する者あり。動気する者あり。動気にて呼吸不穏の者あり。皆、**小半夏加茯苓石膏**《しょうはんげかぶくりょうせっこう》、**半夏瀉心加石膏**《はんげしゃしんかせっこう》等、能く効を収む。

按ずるに、心下水気停飲あるの症、多端にして、一方一薬の治すべきに非ず。其の尤も軽き者は、**桂苓朮甘湯**《けいれいじゅつかんとう》の頭眩、**小半夏加茯苓湯**の水停心下、皆、水気を乾し、小便を利して治をなす者なり。能く此の処に着眼して、附子を用ひ、石膏を用ふるときは、非常の効を奏すべし。

一－〇六五

幕府用達、芹川六兵衛の支配人、伊兵衛。四肢浮腫、面色萎黄、腹虚満、気急促迫、歩行する能はず。衆医、百治効なし。余、診して曰く、水気滔天《とうてん》(1)の勢あり。先づ其の水を疏滌して、而る後、其の病源を治すべし。因りて**防已茯苓湯**《ぼういぶくりょうとう》を与ふること数日、小便頻数と雖も快通の勢なし。即ち**海蛇丸**《かいだがん》を兼用すること四、五日、小便快利、水気漸減す。後、消穀善饑、心下動悸あり。面黄故の如く、乃ち**六君子湯**《りっくんしとう》**加**《か》**厚朴**《こうぼく》**香附子**《こうぶし》**木香**《もっこう》を与へ、**脾労丸**《ひろうがん》を兼用す。連服一歳許り、病全復す。

《用語注釈》

（1）滔天：水が天までみなぎりわたること。［広辞苑］

一一〇六六

湯島住、表坊主、藤本嘉順、息、年十三。傷寒を患ひ、医、発汗して解せず。往来寒熱、心下鞕満、譫語煩乱す。余、**大柴胡湯**《だいさいことう》を与へて大便下すと雖も、譫語益々甚だしく、舌上黒胎、腹虚軟、煩躁狂の如く、乃ち**升陽散火湯**《しょうようさんかとう》を与へ、**紫雪**《しせつ》を兼用す。親戚相謀り、劉茝庭先生を延く。劉君同意して治を余に托す。余、前方を用ゆる二、三日、熱稍や解し、譫語止まずして脈数無力、但だ寝んと欲し、舌上赤爛乾燥、出すこと能はず、時に遺尿す。余、陰位に陥るものとし、**真武湯**《しんぶとう》合**生脈散**《しょうみゃくさん》を与ふ。服する四、五貼、陰状全く復す。後、**医王加茯苓湯**《いおうかぶくりょうとう》を以て調理、全愈す。此の病人を劉君、日に日に省み診す。余が早く附子を用るを以て、始めて長沙の室に入るものとす。

一一〇六七

浅草中代地、書物仕立師、三河屋八右衛門、息、年二十余。尿血を患ふる三年、発すれば則ち小便淋瀝、疼痛忍に堪へず、羸痩骨立す。衆医錯治、手を束ぬ。余、**猪苓湯加甘草**《ちょれいとうかかんぞう》を与へ、**乱髪霜**《らんぱつそう》一味を温酒にて送下す。旬日を出でず尿血止み、痛も亦た緩に、積年の疾、洒然として愈ゆ。

一-〇六八

坂本街、石橋栄蔵手代、彦助、妻。産後、水気腫満、小便不利、気急促迫す。一医、衝心の候とし辞し去る。

余、診して曰く、虚里動、静に、心下も亦た急迫なし。但だ肩背水気甚だしく充満す。故に気息に障礙す。且つ産後悪露多からず。是れ敗血《はいけつ》(1)上攻の候なりと。因りて**桂枝茯苓丸料**《けいしぶくりょうがんりょう》に車前子、茅根、滑石を与へ、**海蛇丸**《かいだがん》を兼用する一、二日、小便大いに利し、水気頓に消す。**海蛇丸**、**四苓散**《しれいさん》に海蛇を加ふる者なり。海蛇は薩州にて、エラブウナギと云ひ、水気に効あり。余、之を薩州医員、東條玄徳に其の伝を得たり。

《用語注釈》

(1) 敗血：瘀血。［漢方用語大辞典］

一-〇六九

土州臣、野々村三内、息。澼飲呑酸を患ひ、飲食吐翻す。邸医、療して効なし。余、**旋覆代赭石湯**《せんぷくたいしゃせきとう》を与へ、呑酸止む。後、胃虚時々吐食、刺痛、涎沫を吐す。**烏梅丸**《うばいがん》を与へて全愈す。

『本邦老医伝』に云ふ、**旋覆代赭石**《せんぷくたいしゃせき》は嘔吐の諸証、大便秘結する者に用ひて効あり。又、下利止まずして嘔吐し、或は宿水を吐するに効あり。一は秘結に宜し。一は下利に宜し。其の妙、表裏にあり。周楊俊曰く、予、此の方を用ふるに、反胃《はんい》(1)噎食《いっしょく》(2)、気逆不降なる者を治するに以てすれば神効あり。又『綱目』に云ふ、病解したる後、痞鞕噫気、下利せざる者、此の湯を用ひ、下利する者、**生姜瀉心湯**《しょうきょうしゃしんとう》之を主る。

二説ともに此の方を用ふるの彀となすべし。

《用語注釈》

(1) 反胃：食後脘腹が脹満し、朝に食すると夕暮に吐し、あるいは夕暮に食すると朝に吐す。その吐いた物は、不消化物であり、元気なく、舌は淡紅色で、脈は細く無力であり、食べると反って出るのでこの名がある。［漢方用語大辞典］

(2) 噎食：胃反で食物を吐出し、気が下がらないもの。［漢方用語大辞典］

一-〇七〇

亀島街、三倉屋与三郎、妻。経閉一月、悪阻甚だしく、飲食口に納るること能はず。乃ち**虎翼飲**《こよくいん》を与へて嘔吐少しく安きに似たり。時に残暑鑠金《しゃっきん》(1)す。其の人、煩冤《はんえん》(2)に堪へず夜間露臥す。外感を得たり。因りて**解肌湯**《げきとう》を与へて発汗す。翌日邪気裏に進み煩渇、嘔吐、逆気勢熾に、脈虚数、虚羸益々加はる。**竹葉石膏湯**《ちくようせっこうとう》を作り服せしむること二、三日、熱、稍や緩に、嘔逆少しく止む。但し精神恍惚、妄語喃々、直視殆ど危篤極る。然れども、脈少しく根脚あり。小便知覚あり。余、**升陽散火湯**《しょうようさんかとう》を与へ、其の証を歴視するに、二、三日、自若として動かず。其の内、食気稍や加はり、精神徐々に復し、鬼籙を免がる。

《用語注釈》
（1）鑠金：勢いの激しいことのたとえ。［漢字源］
（2）煩冤：煩躁のこと。［漢方用語大辞典］

一一〇七一

土州侯臣、尾池治平、女。疫を患ふ八、九日、汗大いに漏れ、煩躁眠るを得ず。脈虚数、四肢微冷、衆医手を束ぬ。時に藩の医員、黒岩誠道なる者、余が塾にあり。其の父、尚謙、余を延きて診せしむ。余、投ずるに、**茯苓四逆湯**《ぶくりょうしぎゃくとう》を以てす。服する一、二日、汗止み、煩悶去り、足微温、口燥渇、脈勢振はず。因りて**既済湯**《きさいとう》を与ふ二、三日、上熱、稍や解し、忽ち下痢を発す。故に**真武湯**《しんぶとう》に転ず。後、下利止み、脈力あり。是に於て、**補中益気湯**《ほちゅうえっきとう》を与ふ。調理し、常に復す。余、一時土藩の疫証を療する凡そ八拾人、是れを始めとす。

一一〇七二

中橋天王横街、飴舗、妻、年四十許り。産後、寒熱往来、微結、時々上逆、刺痛、殆ど悶絶せんとす。前医、滋血の薬を与へて愈えず。

余、証に随ひて、**柴胡桂枝乾姜湯加呉茱萸茯苓**《さいこけいしかんきょうとうかごしゅゆぶくりょう》（和田東郭の経験方）を与ふ。寒熱解し、刺痛頓に減じ、心下開豁を覚ゆ。病人喜ぶこと甚だし。五、六日の後、少腹凝結し、痛刺すが如く、大小便不利す。余、腸癰を為すを恐れ、**大黄牡丹皮湯**《だいおうぼたんぴとう》を与ふ。下利七、八行、痛み大いに減ず。而し少腹の塊依然たり。因りて桂枝茯苓丸料《けいしぶくりょうがんりょう》に加へ当帰、薏苡仁を用ふること数十日、塊漸く消す。一朝、手足厥冷、大嘔吐を発し、薬、口に入らず。食臭を聞けば益々甚だし。乃ち小半夏加茯苓附子湯《しょうはんげかぶくりょうぶしとう》を与へ、兼ぬるに烏梅丸《うばいがん》を以てす。須臾にして厥回り、嘔止み、少腹の塊も全愈す。病証変幻、此くの如きものも亦た多くは見ざるなり。

一－〇七三

上槙街、佐久間東庵、妻、年二十七、八。産後胸痛を患ひ、日夜、臥す能はず。短気倚息、時々嘔逆、羸痩極まる。東庵、蛕の所為とし、殺虫の剤を与ふ。痛、益々甚だし。一医、痰飲とし駆痰を主として、自若たり。余、診するに、胸膈熱ありて拒痛、心下痞鞕。之を按ずれば則ち痛甚だしく、脈微数、大便快通せず。余、以為へらく結胸症なり。然れども、日久しく虚羸す。妄に下すべからず。千金陥胸湯《せんきんかんきょうとう》を与ふ。数日、熱解し、痛随ひて寛む。後、心下軟、大便常の如くにして、時々胸中刺痛止まず。因りて高良姜湯《こうりょうきょうとう》を与へて病全愈す。

一－〇七四

御広式添番、森村金之丞。久年、哮喘を患ひ、風寒に感触すれば、必ず発動して、動揺する能はず。余、諭して曰く、積年の沈痾、一朝薬石の除く所に非ず。唯だ其の風寒を駆るべし。先づ桂枝加厚《けいしかこう》朴杏仁湯《ぼくきょうにんとう》、小青竜湯《しょうせいりゅうとう》を以て発汗し、表証解すれば、与ふるに麻黄甘草湯《まおうかんぞうとう》を以てす。之を服すること二、三貼、喘息忽ち和し、動揺常に復し、出仕するを得たり。其の人、大いに喜び、毎々此の法に倣ひ、自ら薬を調して効あり。後年を経て、外感稍や疎に、喘気大いに減ずと云ふ。

余、多年苦思し、哮喘を治す二法を得たり。風寒に感触する者は発汗を主とす。森村氏の法の如し。寒冷澼飲によるものは、外台**柴胡《さいこ》鼈甲湯《べっこうとう》**、**延年半夏湯《えんねんはんげとう》**等を与へて、其の澼飲を駆除し、後、**苓桂朮甘湯加没食子《りょうけいじゅつかんとうかもっしょくし》**（華岡経験方）を散服せしむれば、喘気大いに収む。是れを第二法とするなり。

後、『善庵随筆』を閲するに、余、常に喘疾を患ふるが為に、毎度、**麻黄湯《まおうとう》**を服用す。因りてたち麻黄と長麻黄とを分服して試るに、たち麻黄の効は長麻黄に倍するやうに覚ゆ。又、云ふ、文政紀元、春、始めて真麻黄を舶渡す。茎短く皮厚くして、味少し渋し。長崎の人、これよりこの麻黄を、たち麻黄と名づく。今迄所有の麻黄を長麻黄と云ふ。又、云ふ、伊藤温仙話に、今の麻黄は雲花子なりと。余、未だ其の是非を知らず。姑らく書して、以て、麻黄、喘を治するの徴とするのみ。

一－〇七五

浅草黒船街、全座人、原鏐蔵、男、年四歳。痘瘡を患ひ、稠密血沢薄く、灌膿の期に及んで、忽ち毒壅煩悶を発し、黒陥痒塌、如何ともすべからず。衆医皆辞し去る。主人、余を招きて曰く、死、則ち命なるかな。苦悶見るに忍びず。請ふ一匕、病を退けば是れ幸と。余、諾し投ずるに『痘瘡知新論《とうそうちしんろん》』の**悪実湯《あくじつとう》**を以てす（荊芥大、牛蒡子大、大黄中、三味に紅花中大を加ふ）。服する三貼、大便二行、煩悶少しく減じ、少眠を得たり。連服一昼夜、痒搨全く止み痘色少しく出づ。因りて**補中益気湯《ほちゅうえっきとう》加反鼻《かはんび》**を与へ、収靨《しゅうよう》の期に及びて膿気至り、痘、黄臘色に変じ、諸証穏なり。四、五日後、**連翹飲《れんぎょういん》**に転じ落痂全癒す。

一一〇七六

芝高輪、三協屋兼吉（品川相模屋藤兵衛弟）。行旅の後、温疫に嬰り、医、之を療して数十日解せず。微熱水気、脉沈微、四肢微冷、精神恍惚、但だ寐んとす。

余、診して曰く、病、少陰にあり。因りて**真武湯加人参**《しんぶとうかにんじん》を与ふ。二、三日、精気大いに復し、微熱解し、食大いに進む。調理数旬にして愈ゆ。

余、毎々に此の如き証に逢へば、熱の有無を論ぜず**真武加人参**を与へ、毎々効を奏す。或は難じて曰く、仲師の旨と異なりと。余曰く、唯だ其の少陰病たるを認む。**真武湯**、**附子湯**《ぶしとう》も亦た少陰の正方故に与ふるのみ。況や発熱一証、**真武湯**中に具載するをや。

一一〇七七

市川八郎右衛門、姪、年五歳。偶々外に出づ。途中、悪寒を覚え家に帰れば、煩渇引飲、舌上白胎乾燥、大小便不利、食薬口に入れば吐す。愈々吐して愈々飲み、愈々飲みて愈々吐し、脈緊急、手足微冷。余、水逆と為し**五苓散**《ごれいさん》を与ふ。小便稍や利し、嘔吐止む。後二日、渇止まず、譫語、大便不通、兼ぬるに**三黄丸**《さんおうがん》を以てす。翌日、大便二行、其の色煤の如くにして譫語止まず、煩渇愈々甚だし。**竹**《ちく》**葉石膏湯**《ようせっこうとう》を与ふ。其の日午後、譫語煩渇止み、茶然《でつぜん》(1)として頗る疲る。手足厥冷、呼吸短小、闔焉として斃る。斃れて後、周身紫黒色、臭気近づくべからずと云ふ。

余、今秋以来、疫を治する数十人、未だ此の如く、迅速なる者を見ず。因りて記して後鑑とす（此の病人、最初より手足微冷す。或は属すること陰証か。余、適当の治を得ず。懊悔甚だし）。

《用語注釈》

（1）茶然：ぐったりと疲れるさま。［漢字源］

一－〇七八

稲荷堀、尾州蔵元、三倉松蔵、妻（祐介女）。経水連月来たる過多、之が為に眩暈戦慄、甚だしき時は昏倒に至る。脈虚数、羸痩、腰脚酸疼す。前医、血虚とし、滋補の剤を投ず。漏血反て甚だし。其の人、性躁を以て、余は血熱とし、**小柴胡加地黄**《しょうさいこかじおう》を与ふ。漏血止むこと数十日、一朝近隣失火す。其の人大いに惶恐す。事畢の後、経水崩漏すること許多、面色灰白、四肢厥冷す。近医、止血の剤を与ふ。効なし。余、華蕋石一戔を将《も》つて井花水にて送下す。漏血忽ち止み、復た前方を与へて愈ゆ。古人、華蕋石を以て、肺蔵収血の神品とす。余は以て子宮収血の霊薬とす。所謂運用の妙、一心に存すにあるのみ。

一－〇七九

御書院番、清野助右衛門、女、年十九。傷寒を患ひ、尼崎医員、高井玄益、之を療すること十余日、精神恍惚、舌上胎なくして乾燥し、絶食五、六日、四肢微冷、脈沈細、其の腹を按ずるに、心下より臍傍の左辺にいたり拘急し重く、按ぜば痛あるが如く、血気枯燥、宛も死人の如し。

余、厥陰久寒の証とし、**当帰四逆加呉茱萸生姜附子湯**《とうきしぎゃくかごしゅゆしょうきょうぶしとう》を与ふ。服する一日、夜、心下大いに緩み、始めて粥飲を啜る。三日にして精神明了し、終始一方を服して其の人全癒す。

玄益、他日、余に会して此の治法を慫慂《しょうよう》す(1)。余笑ひて曰く、是れ即ち『時還読我書《じかんどくがしょ》』小川雄斎の按に本づくものなり。別発明あるにあらず。然れども古方の妙、思議すべからざること此の如しと云ふ。

《用語注釈》

（1）慫慂：かたわらから誘いすすめること。［広辞苑］

一－〇八〇

尾藩蔵元、三倉勇助、女、於鈴、年廿一。妊娠三月、悪阻甚だしく、食薬共に口に納るること能はず。

余、**半夏乾姜人参丸**《はんげかんきょうにんじんがん》を与へて徐々に服せしむ。嘔吐漸く止みて而る後、四肢水気あり。両脚尤も甚だし。麻痺歩する能はず。気急促迫す。

余、断じて脚気とし、**大檳榔湯**《だいびんろうとう》を与へ、又、赤小豆羹を作り（赤小豆一合、車前子、茅根各三戔）食せしむること数日、気急ゆるみ上部水気減ずと雖も、腰以下益々洪腫し、小便涓滴《けんてき》(1)通ぜず。因りて**牡蠣沢瀉散料**《ぼれいたくしゃさんりょう》を与へ、**沈香琥珀丸**《じんこうこはくがん》を兼用する数日、小便利し、腫大いに減ず。然れども、胎生育する能はず。七月に至り堕胎す。是に於て精気脱し、血熱激発し危殆極る。乃ち**加味逍遥散**《かみしょうようさん》、**補中益気湯**《ほちゅうえっきとう》等を与へ、元気少しく復し血熱も亦た減ず。因りて瘀血を駆り新血を滋し病漸く復す。唯だ左脚攣痛歩する能はず。夢寐搐搦甚だし。**抑肝散加芍薬羚羊角**《よっかんさんかしゃくやくれいようかく》を服せしめ、脚に蒸薬をなす数月、全癒す。

或《あるひと》、予が蒸熨を用ふるを詰ふて西洋の流とす。

予答へて曰く、熨法は扁鵲起號の事に起り、仲景、焼瓦、其の背に熨するの法あり。許胤宗、耆防の湯蒸あり。『医宗必読《いそうひつどく》』醋炒香附熱熨胸背即ち汗す。『五体身分集《ごたいしんぶんしゅう》』に云ふ、水腫焙塩にて熨し汗を出だす。尋常の諸般痛は炒塩にて熨するを良とす。又、霹靂針《へきれきしん》は艾火熨なり。乾熨、湯熨共、時に臨て用ゆべし。何ぞ必ずしも西洋に執らんや。

《用語注釈》

(1) 涓滴：わずかなことのたとえ。[漢字源]

一一〇八一

七月暑疫流行、医多く寒涼を投じて誤るもの多し。狭山侯臣、高瀬甲之助、妻、死に瀕す。**既済湯**《きさいとう》にて挽回す。桜田久保町書役、久兵衛、妻、**真武湯**《しんぶとう》にて愈ゆ。同所家主、新右衛門、妻、下利煩渇甚だし。**真武湯**に**生脈散**《しょうみゃくさん》を合して効を奏す。其の他、附子にて救活するもの多し。一種、最初より下利あり。協熱利に似て、熱解し難きものあり。

余、一老医の伝によりて、**小柴胡湯**《しょうさいことう》**加**《か》**竹筎**《ちくじょ》**麦門**《ばくもん》**黄連**《おうれん》**滑石**《かっせき》**茯苓**《ぶくりょう》を用ふ。意外、効を得たり。

塩田陳庵曰く、当時、疫邪の着き所、明白ならざれば、当時の他病にて、邪の侵す所を知るべし。是れ、至りてはや道なりと。是れも亦た老錬の言と云ふべし。

一一〇八二

南鞘街、川上儀助の僕、金兵衛。脚気腫満を患ひ、医、檳榔剤を与ふる数日、解せず。腹満鼓の如く、気急促迫、大小便不利す。

余謂く、此の人胃気実す。先づ其の腹満を疎して、而る後、水気を分利すべしと。**大承気湯**《だいじょうきとう》を服せしむ三日、初めて腹満減じ、小便も亦た利す。後、**九味檳榔湯**《くみびんろうとう》**去将加呉茱萸茯苓**《きょしょうかごしゅゆぶくりょう》を与へて愈ゆ。蓋し脚気急劇の症、緩漫治を誤ること鮮からず。医者放胆にして治を下さずんばあるべからず。

一一〇八三

芝中門前、羽村屋重蔵、妻、年六十余。痢疾を患ひ、嘔吐下利、日に数十行、後重甚だしく元気頗る疲る。医、漫《すず》ろに治を施して益々劇し。余、**大柴胡湯**《だいさいことう》を与へて之を下す。両日熱大いに減ずと雖も、膿血止まず、飲食進まず、精神疲労す。因りて千金**断痢湯**《だんりとう》を与へ**赤石脂丸**《しゃくせきしがん》を兼用す。後、膿血止み、噦逆を発し、小便不利す。**橘皮竹筎湯**《きっぴちくじょとう》を与へて噦逆を治し、**真武湯**《しんぶとう》を与へて愈ゆ。其の息、栄次郎も亦た噤口痢を患ひ、殆ど危篤なり。余、**断痢湯**を与へ、兼ぬるに**香連湯**《こうれんとう》（木香黄連二味、淡煎）を以て治するを得たり。

一一〇八四

築地土州邸、瘟疫流行す。門人、黒巌誠道、父、尚謙、余を延きて療せしむ。野々村三内妻及び子、一瀬孫之進妻及び息、乾守右衛門并び男、富永源次郎妻及び女、山中常太郎、北村平之進、勝賀瀬範助乃び息善十郎、佐々木内蔵太及び妾、奥村為右衛門及び児、松井源蔵息、国沢善之丞妻、南玄仲後室、島地九一郎、林利三郎等、皆危篤の域に至り、**升陽散火湯加附子**《しょうようさんかとうかぶし》、**真武湯**《しんぶとう》合**生脈散**《しょうみゃくさん》、**茯苓四逆湯**《ぶくりょうしぎゃくとう》、**既済湯**《きさいとう》、**烏梅円**《うばいえん》、**呉茱萸湯**《ごしゅゆとう》にて救活す。福永儀助男、谷免毛妻、森岡彌右衛門、祐祥院僕音吉の如きは、元気衰脱、遂に治する能はず。此事土州侯へ聞こへ、留守居、広瀬源之進を以て其の邸に出入りすることを許さる。

余、前年の疫に多く石膏を使用して効を奏す。当年の疫大抵附子に非らざれば救ふ能はず。疫、気運に属する論廃すべからず。蓋し仲師の教へ益々万古不易を覚ゆ。

一-〇八五

土州臣、吉岡茂之丞。両足指甲、焮痛堪ゆべからず。夜に至れば、壮熱益々甚だしく、脚を抱へて号泣す。藩医四、五輩、種々治方を尽くすと雖も寸効なし。余、之を診するに、風毒にあらず、脱疽にあらず、一奇証なり。因りて其の初起を問へば、其の人、道中にて疥癬を発し掻痒に堪へず、薬湯に浴し、疥瘡忽ち痊へ、程なく此の証を発すと云ふ。

余、断じて湿熱流注として**当帰拈痛湯**《とうきねんつうとう》を作り、大黄を加へて投ず。服すること二日、其の痛半を減じ、旬日ならずして、全痊。藩医、大いに慚服す。

余、従来多味の方を好まず。平生、使用大抵十味に過ぎず。但だ**温経湯**《うんけいとう》、**楽令建中湯**《がくれいけんちゅうとう》、**大防風湯**《だいぼうふうとう》、**拈痛湯**の如き多味中に、許多の深意を寓す。呉昆の謂ふ所の二十四味と雖も其の繁を厭はず。之を韓侯の兵の譬に多多益善これなり。

近日、余、**拈痛湯**を以て、風毒、歴節、脚気の類の桂麻、石膏、犀角、更に効なく、附子、烏頭、反て激動し、流注、荏苒として愈ざる者を治す。屢々験あり。又、血分に属し動きがたきもの、**桂枝《けいし》茯苓《ぶくりょう》丸《がん》料《りょう》加《か》附子《ぶし》**を用ひて屢々効を得たり。是、古人血瀝腰痛に**桃核承気湯加附子《とうかくじょうきとうかぶし》**を用ゆるの意に本づく。又、痛風毒、深く一処に凝結して痛を成すものを治するに、香川**解毒剤加桂枝《げどくざいかけいし》附子牽牛子《ぶしけんごし》**、且つ其の痛処に**芫青膏《げんせいこう》**を貼し効を奏す。此の方、余、遊学中、大垣医員、江馬蘭斎に得たり。渠《かれ》は所謂西洋者流、礼失すれば、之を野に求むるのみ。一嘘を発すべし。

一－〇八六

大名小路、壬生侯臣、牧右源太。瘟疫を得。頭痛、壮熱、身体疼痛、嘔吐、煩渇甚だし。余、**柴葛《さいかつ》解肌湯《げきとう》**を以て発汗し、次で**小柴胡加知母石膏《しょうさいこかちもせっこう》**を与ふ。九日に至り、譫語摸床苶然《でつぜん》として頗る疲る。**升《しょう》陽散火湯《ようさんかとう》**を与ふ。越て十一日に至り、熱益々甚だしく口舌焦黒、痰喘壅盛す。因りて**竹葉石膏湯《ちくようせっこうとう》**に転ず。十二日夜、之を診するに舌上益々黒して出すこと能はず。腹満して喘し、不大便五、六日、直視、譫語喃々、人事を省せず。急に**大承気湯《だいじょうきとう》**を作りて服せしむ。翌日に至り大便三行、邪気稍や退き、舌上少しく和す。乃ち**竹茹温胆湯《ちくじょうんたんとう》**を与へて消息す。廿一日の夜に至り、猝《にわか》に振慄を発し、四肢厥冷、脈微、喘鳴促迫して危急極る。**真武湯《しんぶとう》**合**生脈散《しょうみゃくさん》**を与ふ。廿二日に至り、回復蘇息を得たり。後、**姜附益《きょうぶえっ》気湯《きとう》**にて愈ゆ。是より前、邸中熱疾流行死するもの多し。右源太も亦た鬼籙中に在りて幸に免る。公用人、大島金兵衛、増田源吾、余に托して以来、一藩の病者を依頼せんとす。

一-〇八七

館林侯臣、安藤小一右衛門。一日、失心して狂走妄語止まず。邸医之を治するも益々甚だし。余、**三黄瀉心湯**《さんおうしゃしんとう》を与へ、**朱砂安神丸**《しゅしゃあんしんがん》を兼用す。狂走稍や安じ、妄語止まず。詈罵笑哭親戚を弁ぜず。胸動亢り、腹虚濡、小便頻数、脈沈細なり。及ち外台**竜骨湯**《りゅうこつとう》を与ふ。服すること月余、精神復し、始めて親戚を弁ず。後、健忘を発し、神思黙々、終日木偶人の如く、余、**反鼻交感丹**《はんぴこうかんたん》を湯液とし服せしむ。数日を経て全人たるを得たり。

外台**竜骨湯**　竜骨中、茯苓大、桂心、遠志各中、麦門冬、牡蠣中、甘草小、生姜、右八味。

反鼻交感丹　茯苓、香附子各大、乾姜中、反鼻中、以上四味。

一-〇八八

西河岸街、美篶屋正八、息、徳兵衛。熱毒脚気を患ひ、医、之を療して腫気稍や消すと雖も、熱益々甚だしく、両脚痿弱、飲食進まず、小便不利す。

余、千金**犀角麻黄湯**《さいかくまおうとう》を与ふること数日、熱大いに解し、手足枯柴にして痿躄す。因りて**大防風湯**《だいぼうふうとう》を与へ数日、漸く起歩す。此の病、険悪畏るべしとす。其の人、唯だ虚里動亢らず、気息寛快を以て免るるを得たり。後、数人を診するに、熱甚だしく虚里奔馬の如きもの、皆不測の変を生ず。

一-〇八九

市谷御門内、御広敷番頭、長野八十之丞。左腹臍傍塊癖を生じ、時々拘痛し、或は時に腰臗《ようかん》(1)に牽き、或は左脇下に迫る。数月愈えず。余、千金**十味当帰湯**《じゅうみとうきとう》、大黄を去り附子を加へ、連進数旬、塊癖消尽し、痛全く愈ゆ。

此の証、終身の患をなす者、世、往々に之有り。余、往年『疝癥積聚編《せんちょうしゃくじゅへん》』を読みて、少しく其の頭緒を得、又、『外台《げだい》』寒疝門を閲して発明する処あり。因りて実する者は**十味当帰湯**を用ひ、虚する者は**補腎湯**《ほじんとう》を用ひて数年、経験を得たり。

《用語注釈》

（1）腰臗：尻臀のこと。［漢方用語大辞典］

一－〇九〇

呉服橋外、後藤縫殿介、家来、飯塚太右衛門、妻。産後、寒疾を得、往来寒熱、煩渇、嘔逆す。**小**《しょう》**柴胡加石膏**《さいこかせっこう》を与へ、二、三日を経て、嘔気止み、渇減じ、舌上黒胎、大便微溏、讝語人事を省せず、精気頗る疲る。**升陽散火湯**《しょうようさんかとう》を与へて自若たり。時に精神稍や旺し、痰咳眠る能はず煩悶す。因りて**竹**《ちく》**茹温胆湯**《じょうんたんとう》を与ふ。一夜、四肢厥冷、脈微、冷汗出で殆ど絶せんとす。急に**茯苓四逆湯**《ぶくりょうしぎゃくとう》を作り服せしむ。翌朝に至り、汗止み厥回り咳喘短気、脈微細、但だ寐んとす。因りて**真武湯**《しんぶとう》合**生脈散**《しょうみゃくさん》を与へ漸々快復す。

一一〇九一

安針街、魚舗、樋口長吉。魚肉を過食し、心腹刺痛死せんと欲す。**備急円**《びきゅうえん》を与へて吐利数行、痛稍や安し。因りて**黄連湯**《おうれんとう》を与ふ。一夜、大嘔吐を発し、飲食口に納ること能はず、苦悶甚だし。乃ち**甘草粉蜜湯**《かんぞうふんみつとう》を服せしむ。嘔吐漸く収まり、後、寒疝を発し、小腹急痛、雷鳴甚だしきときは胸中に迫り、自汗出で絶せんと欲す。先づ**附子粳米湯**《ぶしこうべいとう》を与へ、発すれば**大建中湯**《だいけんちゅうとう》を兼用す。数旬にして諸証漸く和し、其の人始めて蘇息す。

一一〇九二

深川森下三間街、三河屋某、児。痘瘡を患ひ、灌膿の期に及びて毒壅甚だしく色正白、間は黒を帯び、或は僅に漿水を含み、両眼開豁、熱甚だしく、余、診して曰く、毒甚だし。其の初め解毒を誤る。恐らくは眼に及ばん。先づ**紫円**《しえん》を以て下し、**神効散加反鼻**《しんこうさんかはんび》を与ふ。痘、始めて灌膿し、面部起脹す。時に両眼、膿汁或は血水を流し、視ること能はず。余、乃ち其の失明を恐れ、**加減涼膈散加菊花車前**《かげんりょうかくさんかきっかしゃぜん》**子木通**《しもくつう》を与へ、顱に**鉛丹膏**《えんたんこう》（山脇方）を貼し、二、三日の後、眼胞腫減じ、瞳仁始めて露れ、左眼白翳を帯び朦朧たり。因りて**大連翹飲**《だいれんぎょういん》に**明月丸**《めいげつがん》（兎糞一味）を兼用す。白翳漸く去り、痘毒全く解す。

余、此の児を治する、実に水火鐺中に在るが如く、一歩の油断なく、全活を得たり。丁雄飛曰く、医人之れ司命なり。謀りごとを為すも忠ならざるは、仁術に非ず。誠に、人を済ふの心有れば又、何ぞ此の煩瑣《はんさ》(1)を憚《はば》からんや、況んや病者、水火鐺中に在るをや。安んぞ粗浮以て之に応ふるを得んや。

後学紳に書すべし。

《用語注釈》

（1）煩瑣：ごたごたしていて煩わしい。［漢字源］

一一〇九三

深川海辺大工街、升屋吉兵衛、妻。咽中物あり、梅核二粒を連ぬるが如く之を呑めども下らず、之を吐けども出でず、神気欝々として楽しまず、飲食日々減少す。一医膈噎の漸とし、強て漫遊せしむ。遊歴中少しく忘るるが如しと雖も、家に帰れば、益々、甚だし。

余、診して曰く、病、膈にあらず。是、婦人雑病中、炙臠あるが如き症なり。然れども、其の病既に一年に近く、病、頗る沈痼す。宜しく磨積の薬を兼用すべし。因りて**半夏厚朴湯加呉茱萸**《はんげこうぼくとうかごしゅゆ》を与へ、**硇砂三黄丸**《ろしゃさんおうがん》を兼用す。服する数旬にして、病、全愈す。

一一〇九四

阿州侯臣、堀北新助、妻。産後遍身浮腫、腰以下尤も甚だしく、心下痞満、少しく短気、小便不利す。医、逐瘀利水の剤を与へ、荏苒一月効無し。

余、診して曰く、此れ敗血水となるの症にあらず。又、産後気血衰弱、水気を発するの証にあらず。今、其の人、両脚痿軟、麻痺を覚ゆ。手指口吻も亦た痺す。是れ乃ち脚気腫なりと。**九味檳榔湯加呉**《くみびんろうとうかご》**茱萸**《しゅゆ》**茯苓**《ぶくりょう》を与へ、**牡蠣沢瀉散**《ぼれいたくしゃさん》を兼用す。心下稍や寛に小便分利し数日ならずして復故す。

余、産後水気、往々脚気あることを、審視して屢々効を奏す。数年、大学校の教官塩谷修助、妻、前証を患ふ。産後六、七日、洪腫、気息短気、虚里動甚だしく、肩背強り、口吻手足痺す。余、断じて脚気とし、先づ断塩せしめ、前方を与へ、**三聖丸**《さんせいがん》を兼用す。服する二、三日水気脱然として去り、不日に平復す。修助大いに喜び、余が文章を評して感謝す。

按ずるに、脚気症は、手足麻痺を以て兆とす。甚だしきは口唇に及びて、人其の故を知らず。『鶏峰方』《けいほうほう》に云ふ、脾胃四肢を主り、其の脈舌本に連なりて、唇口に終わるが故に、四肢と唇口と倶に痺れ語を蹇渋《けんじゅう》するなりと。是れ類中風を主として論ずれども、其の脾胃より来たるは同一理なり。

一一〇九五

笠間侯臣、加藤市次郎。其の初め中暑、泄瀉を患ひ、而る後、連月下利止まず。邸医、療して技窮まる。

余、診して曰く、臍傍塊あり。之を按ずれば痛み、下利の時必ず微痛を覚ゆ。此れ滞積に属す。宜しく取り去りて治すべしと。千金**温脾湯**《うんぴとう》を与へ下すこと四、五日、痛止み、下利も亦た減ず。**真武湯**《しんぶとう》を与へて全愈す。

一一〇九六

大名小路、壬生侯邸、中夏秋の際、瘟疫流行し、余、多く之を療す。其の証、大抵少陽にて止み、陽明に進むもの少なし。其の尤も劇なる者は、少陰厥陰に陥る。

今其の臆記する者を挙ぐ。服部安宅妻、小西曽兵衛児、茂木清記娘等は**小柴胡湯**《しょうさいことう》にて愈えたり。増田鏘太郎妹、中西助之丞息、茂木礼助、高橋鉄次郎、熊倉源三郎母、若林七郎娘、大島金兵衛孫、仲間周助等は**大柴胡湯**《だいさいことう》にて治したり。野原正助は**升陽散火湯**《しょうようさんかとう》、大島金兵衛娘は**竹筎温胆湯**《ちくじょうんたんとう》にて愈ゆ。其の陰位に陥る者、西海作次郎母、川島藤次息、鳩山誠三母等は**真武湯**《しんぶとう》にて治す。羽生田二郎兵衛息、仲間清助は**真武**《しんぶ》合**生脈散**《しょうみゃくさん》にて治す。芦沢嘉吉は**真武湯加人参**《しんぶとうかにんじん》、中里軍蔵娘は**既済湯**《きさいとう》にて愈ゆ。其の甚だ劇の者、小森善兵衛及び仲間梅吉、**茯苓四逆湯**《ぶくりょうしぎゃくとう》を与へ、沢地又七郎は**烏梅丸料**《うばいがんりょう》を以て救ふことを得たり。唯だ、公用人、増田源吾、其の症、錯悪にして救活を得ず。余、以て遺憾とす。同僚大島金兵衛曰く、源吾、春画を善くす。恐らくは好色あらん。傷寒、下虚の人を殺すと。惜しむべし。

余、此の間の治療、陰陽錯雑、容易に手を下し難き者は、権《ごん》に滋潤の剤、柴胡清燥及び養栄、参胡芍薬の類を以て、其の枢機挙動を窺ひ、而る後、仲景氏の規矩に随ひ、以て策略を施す。是を治疫の一大秘計とす。

一-〇九七

御目付鈴木氏、臣、安田礼助、女、年十三。卒然として嘔気を発し、食薬口に納るることを得ず。数日手を束て鬼神に托す。余、診して曰く、口中白沫を吐し、脈、時に洪盛を帯ぶ。即ち蛕虫の候なりと。**甘草粉蜜湯**《かんぞうふんみつとう》を与ふ。服すること二貼、嘔吐忽ち止み、後、微熱煩渇、不大便、飲食不進、因りて**刪繁浄府湯**《さんぱんじょうふとう》を与へ、**鷓鴣菜丸**《しゃこさいがん》を兼用して愈ゆ。

一一〇九八

田所街、家主市兵衛、娘、年二十三、四許り。産後、外感を得。咽喉腫塞、痰喘壅盛、口中臭気甚だしく、粒食を絶すること数日。手足微冷、脈力なく疲労極る。余、**麦門冬湯加桔梗**《ばくもんどうとうかききょう》を作し、徐々嚥下せしむ。又、**駆風解毒加桔梗石膏**《くふうげどくかききょうせっこう》を煎じ、冷して含漱せしむ。一昼夜、始めて咽喉分利し、少しく粥飲を下す。後、二、三日を経て、発熱煩渇、咳嗽、脈虚数、外感の状を現はす。**竹葉石膏湯加桔梗杏仁**《ちくようせっこうとうかききょうきょうにん》を与へて愈ゆ。

一一〇九九

両国若松街、雷権太夫。眉稜骨疼痛、其の痛み、両耳に牽て甚だしく、昼夜苦楚に堪へず。耳医某、之を療して寸効なし。余、儒門事親**香芎湯**《こうきゅうとう》を与へ、別に瓜蒂、辰砂末を以て搐鼻せしむ。鼻中清涕を流すこと二、三日、病、脱然として愈ゆ。

　搐鼻方《ちくびほう》は、吐剤の変方なり。『金匱要略《きんきようりゃく》』に始まり、歴代の方書、其の類方多し。拙著『傷寒吐則《しょうかんとそく》』に詳にす。病者に試して、其の効験を知るべし。

一一一〇〇

二本松侯臣、金元勝造、息、歳十二、三。亀胸を患ふる数年、衆治効なく来りて診を乞ふ。其の証、胸骨突出して、両乳間肉張、其の状饅頭を附るが如し。其の人、喘気ありて歩すれば短気す。時々痰沫を吐し、他に故なし。余、**柴胡陥胸湯**《さいこかんきょうとう》を投じ、**滾痰丸**《こんたんがん》を兼用す。試みに黄柏天花粉、天南星の末を醋にてとき、腫上に貼す。其の始め、痒を覚え、旬日を過て赤色を発す。因りて**左突膏**《さとつこう》を貼す。数日にして膿潰し、胸骨も亦た随ひて凹没し、数月にして全人たるを得たり。余、亀胸亀背を療する数人、未だ此の如く速愈するものを見ず。

一一〇一

日本橋通三街、帛舗竹屋、弟、新平、妻、年三十余。腹張満鼓の如く、四肢削小、大小便不利。衆医之を療して増劇し、余を迎て曰く、死は則ち命なるかな。唯だ君に是を托せん。余、乃ち**大黄甘遂**《だいおうかんずい》**湯**《とう》を与へ、大小便快利し其の人少安を得。然れども久虚を以て長蕩すべからず。**六君子湯加厚朴**《りっくんしとうかこうぼく》を与へ**鎮元丸**《ちんげんがん》（即ち**養正丹**《ようせいたん》）を兼用す。此れより小便日々利し腹満漸々減じ、数旬にして沈痾全く去を得たり。

一一〇二

福井侯臣、川崎安兵衛、母、年六十余。腹中塊癖あり、時気に感じて腹満水気を発し、小便不利、発熱、煩渇す。医、利水疎気の剤を与へ寸効なし。余、診して曰く、邪気塊癖に沈着し這般の証を発するなり。先づ清熱消塊の薬を投ずべし。**浄府散**《じょうふさん》を作て服せしむ。其の夜小便快利し、翌日より熱解し、飲食進むを得。大患不日に愈ゆ。邸中老臣、大導寺七九郎、余が嬰児の薬を以て老婦を治するを感賞し、一藩篤疾あるときは、余を延きて診せしめ必ず其の按を聴く。

此の後、小石川丸山街、平岡石州、室を療すも亦た同症同方を用ひて効あり。其の治験別に記す。

一一〇三

郡山侯臣、大野清次郎。傷寒を得て数日解せず。一日、黒血暴下し煩乱狂の如し。余、**犀角地黄湯**《さいかくじおうとう》を与へ、翌日、血大いに減じ、其の人酔状の如く、舌上黒胎乾裂、妄語喃々、脈数急、小便不利す。乃ち**導赤各半湯**《どうせきかくはんとう》を与ふ。四、五日、精神漸く復し、舌上滋潤し飲食少しく進む。調理数日、精気将に振はんとす。

時に十月二日夜、地、大いに震し都下覆圧、死傷者夥く、処々火を発し、邸舎、市鄽半ば灰燼となる。大野氏、芝新堀の邸、幸に延焼せずと雖も、其の宅傾側、居るを得ず。露居二日、忽ち気衰脱、形体萎茶して道山に趣く。憫《あわれ》むべし。噫々。

一一〇四

南伝馬街、第一坊刀剣舗、藤屋源次郎。左脚腫痛、攣急屈伸しがたく、数月愈えず。医、多くは以て風湿とす。余、診して曰く、熱なく痺なく、病偏へに筋脈にあり。恐らくは疝毒より流注するものなり。**芍薬甘草湯**《しゃくやくかんぞうとう》に**大黄附子湯**《だいおうぶしとう》を合して服せしめ、当帰、蒸荷葉、礬石を以て熨剤とす。数旬にして愈ゆ。

芍甘黄辛附湯《しゃくかんおうしんぶとう》は吉益南涯の創方なり。余、疝毒より偏処へ流注するものに用ひて屢々効を奏す。

其の他黄解散《おうげさん》の如きも亦た南涯発明なり。

一一〇五

館林侯用人、塚越平学、年六十余。小腹凝結、微痛を覚え、小便淋瀝快通せず。歩行すれば、小腹攣急、苦汗出で身寒熱なく、飲食故の如し。邸医、寒疝とし、或は淋毒として療すること数旬。効なし。

余、診して曰く、腸間、一種壘々《るいるい》として凝固の物あり。然れども疝塊に非ず、積聚に非ず。之を按ずれば濡活、腸癰の状に似たり。宜しく温和して、其の進退を見るべし。因りて**帰耆建中湯**《きぎけんちゅうとう》を与へ、温啓熨を以て臍下を熨する四、五日、臍中忽ち突出、赤色をなす。其の夜、臍中、白膿を噴出すること一合余り。即ち**薏苡附子敗醬散**《よくいぶしはいしょうさん》を投ず。二、三日にして膿尽き、小腹の塊、失するが如し。後、**牛**《ご》**車腎気丸料**《しゃじんきがんりょう》を与へ調理、常に復す。

此の証、疝と疑似す。品川街、木村屋、弟、三吉。右臍傍に一塊を結び、時々寒熱を発す。疝となし治す。効なし。余、千金**腸癰湯**《ちょうようとう》を与へ、当帰蒸にて熨す。後、其の塊焮腫し、痛忍ぶべからず。乃ち**蟾酥丸**《せんそがん》を以て下す。其の翌、潰れて稠膿数合を出だす。因りて膏を貼し、**内托散**《ないたくさん》を与へ、膿尽きて後、**七賢散**《しちけんさん》にて全治す。此等腸癰と異なるに似て、実は同病なり。

一一〇六

麻布相模殿橋寓、福地佐兵衛、妻、年二十五、六。産後数月、下利止まず。心下痞鞕、飲食進まず、口中糜爛、両眼赤腫、脈虚数、羸痩甚だし。乃ち**甘草瀉心湯**《かんぞうしゃしんとう》を与へ、服する数十日。下利止み、諸症全く愈ゆ。

是れ『張氏医通《ちょうしいつう》』所謂口糜瀉なり。余、毎々に**甘草瀉心湯**を用ひ、屢々効を奏す。蓋し『金匱《きんき》』狐惑の条と『傷寒論』下利の条による。世医、他方を用ひて治を誤る者多し。

一一〇七

笠間侯臣、田中欽次郎。外感後、寒熱解せず。咳嗽、盗汗出で、頗る瘵状を具す。但だ少気脈細数に至らざるを以て、投ずるに聖済**柴胡鼈甲湯**《さいこべっこうとう》を以てし、**蛤蚧散**《ごうかいさん》を兼用す。意外効を奏し、数月の疾忽ち快復す。

蛤蚧は、宋人、労嗽の方に之を載すれども、本邦にては用ゆる者絶えて希なり。往年、劉桂山門人、軒村昌軒、曾て心を労瘵の治療に潜して此の品を崎嶴に募りて用ゆと云ふ。余は、一老医の伝を受けて此の品一味を醋製す。散服せしめて、往々効を獲たり。

一一〇八

新材木街、石屋三四郎、次男、半次郎。痢疾を得。一医、しきりに之を下し、後重益々甚だしく虚極まる。加之のみならず嘔逆甚だしく、薬食口に納るること能はず。余、先づ**小半夏加茯苓湯**《しょうはんげかぶくりょうとう》を与へて嘔気稍や安し。因りて**白頭翁加甘草阿膠湯**《はくとうおうかかんぞうあきょうとう》を与へ、下利漸々減じ、後、調理、常に復す。

同家客婦、豊なる者。其の病に伝染し、初より協熱痢の如くにして窘急《きんきゅう》(1)尤も甚だし。余、**逆挽湯**《ぎゃくばんとう》

(玄医方即ち**桂枝人参湯加枳実茯苓**《けいしにんじんとうかきじつぶくりょう》なる者)を与ふ。二、三日の後、上熱下冷の候を現はし、脱痢益々甚だし。因りて外台**増損四順湯**《ぞうそんしじゅんとう》を与へ、**阿芙蓉丸**《あふようがん》を兼用して殆ど危急を免るるを得たり。

西洋にては、痢を治するに阿片を専用す。漢医は大黄を主用す。孰《いずれ》も一偏の見なり。蓋し阿片を用るの機に通ぜざれば、必ず死者救ふ能はず。昔、戸田旭山、痢の妙手と称するは、余、此の機を得るが故なり。又、此の機を得ても大黄を用ゆるの機を知らざれば、患者をして横死せしむ。医たる者、二品の用法を勉めて弁明すべし。

《用語注釈》

(1) 窘急:どうにもならない状態に追い込まれる。[漢字源]

一一〇九

庭瀬医員、森田晁卿(呉服街に住す)、女、年九歳。下利久しく止まず。飲食減少、面部手足微腫、脈沈細、舌上苔なくして乾燥す。晁卿、疳痢とし、之を療して治せず。余、**真武湯加人参**《しんぶとうかにんじん》を与へて漸々愈ゆ。

一一一〇

枰座、守随彦太郎、妾。妊娠九月、胃中不和、下利止まず。**甘草瀉心湯**《かんぞうしゃしんとう》を与へて稍や安し。分娩後、瘀血下らず、遍身浮腫す。**桂苓丸料加茅根車前子**《けいれいがんりょうかぼうこんしゃぜんし》を与へて悪露行り、小便分利し水気日々減ず。後、両脚痿弱、起歩する能はず。乃ち**牛車腎気丸料**《ごしゃじんきがんりょう》を与へ**虎脛骨丸**《こけいこつがん》を兼用す。数旬にして歩履故に復す。

一―一一

御目付、鈴木四郎左衛門。中暑、泄瀉を患ひ差えたる後、煩渇、小便不利、一身洪腫、腹満短気す。余、**越婢湯加朮苓**《えっぴとうかじゅつりょう》合**唐侍中一方**《とうじちゅういっぽう》を与ふる四、五日、気急煩渇減ずと雖も水気依然たり。親戚大いに惶惑し、三宅艮斎、伊藤玄朴を迎て処方を擬せしむ。乃ち投ずるに、実及太利私《ジギタリス》剤を以てす。服する二、三日、尿道痛楚を覚え、小便益々短濇す。因りて下剤を与へて下すこと日に十余行、精気頗る疲れて浮腫益々劇す。家臣又た議して、余を延く。

余、診して曰く、本是れ暑湿の気に感招して水気を発す。真の脚気にあらず。先づ胃中の瘀毒を去り、胃陽を助けば、必ず水気、自然に分泌すべし。必ずしも衝心の慮あるべからずと。**胃苓湯加附子**《いれいとうかぶし》を与ふ。服する二、三日、下利減じ、小便快利す。連進五、六日、水気大いに消す。主人大いに余が説に服し、益々連服して全愈す。

一―一二

壬生侯臣、小杉理兵衛。春以来、両眼暗黒花を現はして視る能はず。瞳子漸く白翳を生じ、遂に失明に至る。眼科概して膿内障とし、下手を辞す。一日、余を延て告げて曰く、小臣壮年、誤りて花柳に溺れ、黴毒の患にかかる。愈えたる後、春秋の際、双眼朦朧、遠視する能はず。然れども、時に愈を以て意とせず、春来益々甚だしく、遂に今日に至る。専科概して内障とすといへども、実は心服せず。請ふ、黴毒の治を施さば、不治と雖も遺憾なからん。

余、諸して与ふるに、香川**解毒剤**《げどくざい》**加**《か》**菊花**《きっか》**車前子**《しゃぜんし》**滑石**《かっせき》**桔梗**《ききょう》**防風**《ぼうふう》を以てし、**結毒**《けつどく》**紫金丹**《しきんたん》を兼用す。服する二旬、白翳大いに減じ、一月を経て大字の形を弁ず。連服半年、始めて瞳仁の形を現はし、手簡の字を読むことを得たり。

後数年、御勘定所御用達、芹川六兵衛、母、同証を患ひ、眼科皆以て不治とす。手代伊兵衛、余を薦て之を療せしむ。余、復た前の二方を与へて、明を復することを得たり。

一-一三

篠山、野村周徳、二男、周五郎。一夜、咽喉秘塞、息するを得ず、手足微冷、白汗出で煩悶甚だし。急使を走らせて余を迎ふ。

余、診して曰く、急喉痺なり。忽視すべからず。**桔梗白散**《ききょうはくさん》を製し、白湯にてとき灌入す。須臾にして、吐瀉を発し、気息方に安し。因りて**桔梗湯**《ききょうとう》を与へて全愈す。世医、此の証を知らざりて、緩治にして急に斃るるもの数人を見る。故に記し後鑑とす。

一-一四

八町渠、古着店、松岡屋久兵衛。夜間、腹中急痛刺すが如く、須臾にして一陣傾瀉す。此くの如きもの数旬、衆医錯治、験なし。余、診して曰く、積滞あり。加之のみならずに久寒を以てす。宜なり。治下利の方薬効を奏せざることを。乃ち**温脾湯**《うんぴとう》を与へて下すこと二、三日、痛み大いに減ず。因りて千金**高良姜湯**《こうりょうきょうとう》を投ず。是に於て、下利霍然として愈ゆ。

一‐一一五

鶴牧侯臣、井上桂蔵、年五十許り。一日、吐血升余、湧くが如し。余に治を乞ふ。之を診するに、口鼻満紅、薬汁を下すに由なし。因りて、代赭石一味、研末にし、井華水を以て灌入すること三銭余。湧吐少しく減ず。乃ち桜寧生の説に拠り**桃核承気湯**《とうかくじょうきとう》を与へ、二日を経て吐紅全く止む。後、咳嗽、短気、微熱あり。**麦門冬湯加地黄黄連阿膠**《ばくもんどうとうかじおうおうれんあきょう》を与ふ。数旬にして全瘥す。是の歳夏、掛川侯公用人、堀江平次兵衛、同症を患ふ。余も亦た此の治法の如くにして愈ゆ。

一‐一一六

若年寄壬生侯（鳥居丹波守）。寒疾を得て、暇を乞ひ、余に診を乞ふ。余、診して曰く、外感深に非ず。和解して治すべし。而るに腹裏拘急、少腹力なく、任脈動悸を生ず。若し他日大邪に感ぜば、恐らくは、精気敵しがたからん。宜しく方今摂養を専らにし、且つ薬を服して病を平にすべし。侯曰く、近来、馬上馳駆、或は遠路に鞭策するときは必ず下利を発す。腹力或は然らんと。

余、乃ち傷寒蘊要**柴葛解肌湯**《さいかつげきとう》を与へて、日ならずして外邪解す。猶ほ**帰耆建中湯**《きぎけんちゅうとう》を与へ、腹裏を和せんとす。後、侯、職事鞅掌を以て長服すること能はず。孟秋又た暑疫に感じ、終に起たず。深惜すべきか。

一‐一一七

御船手頭、江原桂助、弟、山田万介。久しく腹痛を患ひ、時々発すれば口清水を吐し、右腹任脈にあたり、動悸甚だしく、之を按ぜば、痛少しく安し。二便之が為に快通せず、食を得れば痛み益々甚だし。衆医、積聚とし、或は疝とし、之を治して効なし。余謂く、積年の疾、一朝除くべきに非ず。先づ其の沈痼を鼓動して、腹蛕を駆るべしと。**七味鷓鴣菜湯**《しちみしゃこさいとう》に**起廃丸**《きはいがん》を兼用す。其の痛、徐々に減じ、後三年、其の病全く愈えて発せず。

一一一八

神田多町、菜舗、三河屋久兵衛、妻。暑疫数日解せず。虚羸、煩熱、脈微細、手足微冷、飲食する能はず。米飲少し許りを啜るのみ。余、上熱下冷とし**既済湯**《きさいとう》を与ふ二、三日、元気稍や復し食少しく進む。一日、黒血を下すこと過多、舌上乾燥、身熱を発し、精神恍惚、殆ど危篤に至る。余、**黄土湯**《おうどとう》を作り服せしむること一昼夜、下血止み、精神爽然たり。後、**十全大補湯**《じゅうぜんたいほとう》を以て調理全愈す。

　此の人、暑中疫を患ふる数十日を以て、頭髪中黒蝨を生ずること数万、苦悩に堪へず。烏頭、百部根の煎汁を以て之を洗ひ去り、始めて安眠を得たり。余、嘗て傷寒下血、陰位に陥る者を治するに、金匱**黄土湯**を用ひて、屢々験を得たり。是れ全く、金匱下血の活用に出づ。

一一一九

　鶴牧侯老臣、豊田謙蔵、妻、年四十余。妊娠九月、遍身浮腫、腹状常孕に倍す。余、診して曰く、水気恐るべきの証にあらず。且つ腹満水に非ず。恐らくは、攣胎ならん。宜しく保護して佳ならん。

越月、果して双子を挙ぐ。後、脱血多量、暈絶す。**降気湯**《こうきとう》を服して蘇息す。後、戦慄、手足厥冷、面色灰白、産科立野生、診して辞し去る。家人驚きて、余を延く。余曰く、血虚なり、駿補すべし。**十**《じゅう》**全大補湯加附子**《ぜんたいほとうかぶし》を与ふ。須臾にして振寒止み、気血漸々復す。

一-二〇

亀島街、三倉屋治平、妻。左頤下に塊を生じ、其の状馬刀の如し。数年愈えず、産後必ず腫痛を発し、数日にして故に復す。余曰く、腫痛は必ず毒動の候なり。其の時に乗じて之を去るべし。是の歳、産後果して発動す。**千金内托散加牛蒡子**《せんきんないたくさんかごぼうし》を与へ、**伯州散**《はくしゅうさん》を兼用し、外、前衝を貼す。四、五日を経て膿潰す。膏紅を以て其の毒を尽くし、数年の疾、全治す。

一-二一

品川駅名主、宇田川久三郎、妻。産後左肩背強急、首、之が為に傾き俛仰する能はず。衆治効なし。余、千金**独活湯**《どっかつとう》を与へ、黄柏、天花粉、天南星の末を貼す。数日にして、強急解し、首頸、旧に復す。後、頸、小しく瘰癧を生じ、時々咽喉腫痛す。余、**犀角消毒飲**《さいかくしょうどくいん》を丸とし、長服せしめて愈ゆ。

一-二二

郡山侯臣、萩原数馬、妻、年三十余。産後、胃中和せず、遂に反胃をなし、飲食納るること能はず。吐前、腹中刺痛刀割の如く、背脊強急、臥すこと能はず。肌肉枯柴、脈微細、手足微冷す。堤愛卿、清川玄道、数年治を尽くして効なし。余、診して謂く、宜しく穀を絶し、薬を与ふべしと。楊氏**丁香**《ちょうこう》**茯苓湯**《ぶくりょうとう》を与へ、千金**高良姜湯**《こうりょうきょうとう》を兼用にして、終日一回蕎麦麵を食せしむ。爾後、嘔吐止み、刺痛減ず。唯だ一日に二、三度酸水を吐し、嘈雑懊悩す。因りて**高良姜湯**を去り、外台**檳榔**《びんろう》**散料**《さんりょう》を兼用し、吐水嘈雑も亦た治す。後三年を歴て、穀食常に復し、始めて華枯肉骨し、其の人劇場等に游息するを得たり。

一賤夫、脾胃不和にして、腹脹すること六、七年、百方効なし。自ら以為へらく、生て苦楚せんよりは、死するに如かずと。不動尊に誓願し一七日断食す。後、稀粥を以す。然るに、六、七年の痼疾脱然として愈ゆ。断食の効あること見るに足れり。余、此の婦に減食を厳にす。蓋し此の意なり。

一－一二三

京橋畳街、和泉屋清兵衛、母、年五十余。曾て下血過多、已後、面色青惨、唇色淡白、四肢浮腫、胸中動悸あり、短気歩する能はず、時に下血す。

余、**六君子湯加香附子厚朴木香**《りっくんしとうかこうぶしこうぼくもっこう》を与へ、**鉄砂丸**《てっしゃがん》を兼用して下血止み、水気も亦た減ず。然れども、血沢常に復する能はず。秋冬の交、咳嗽、胸満甚だし。遍身洪腫、倚息臥すこと能はず。大小便不利す。一医水腫とし、利水の剤を与へて効なし。

余、診して曰く、恐らくは支飲あらん。先づ其の飲を制せば、咳嗽、浮腫、自ら其の道を得ん。因りて**苓甘姜味辛夏仁黄湯加葶藶**《りょうかんきょうみしんげにんおうとうかていれき》大を与ふ。服する二、三日、咳嗽胸満減じ、洪腫忽ち消散す。余、此の按を持して、水腫を治する数人。故に記して以て後学に示す。

一一二四

掛川侯臣、島野十右衛門、息、年十二、三。従来、肛門より小虫（大きさウジに似て、至りて小なり）を下す数百、其の出づる前、肛門痒痛堪ゆる能はず。出でて後は、洒然として安し。此の如きもの一年、凡そ両、三回と云ふ。

余謂へらく、䘌虫の属と。『金匱《きんき》』孤惑《こわく》篇(1)に拠り、雄黄五銭、熟艾五銭合和し、紙に包て、七条とし、米糊にて封じ、一日に一条づつ煙草火鉢に樹《た》て、先づ病人をして尻を露し、火燵櫓上に腰を掛けしめ、肛門の下に当たりて、煙草火鉢を安じ、右薬条に火を点じ、肛門を薫ぜしめ、条の尽るを以て度とす。薫ずる須臾、肛門忽ち小虫現出す。陸続止まず。其の夜、**梅肉丸**《ばいにくがん》を服せしむも亦た数百を下す。翌日、又薫じ、又下す。小虫、日々減じ五日に至りて全く絶す。其の後、痒痛の患なく病根永断と云ふ。

《用語注釈》

（1）孤惑：病名。湿邪が侵淫し、熱毒が鬱しておこる。咽喉及び前後陰の蝕爛を主症とし、病人の精神が恍惚として狐に憑かれているようであるところから孤惑と名づけられた。［漢方用語大辞典］

一一二五

御広式番頭、長野氏、妹、於鈴。外感後、志気欝塞、背悪寒、夜に至れば微熱、盗汗出で、微咳、時々心胸閉塞、傷悲落涙、人と言笑を欲せず。

余、欝労の兆とし、**柴胡桂枝乾姜湯加黄耆鼈甲**《さいこけいしかんきょうとうかおうぎべっこう》を与へ、**寧癇湯**《ねいかんとう》を兼用す。後、志気、少しく舒び盗汗止むと雖も、左肩強急、左脇に牽きて痛み、羸痩甚だし。乃ち**逍遥散加地黄香附子**《しょうようさんかじおうこうぶし》を主とし、**延年**《えんねん》**半夏湯**《はんげとう》を兼用す。肩脇の強痛、次第に軽く、気血旺し、常に復す。余、嘗て『外台秘要《げだいひよう》』を読むに、痃癖、労を為すの説あり。即ち是の謂なり。

水府医員、熱田救曰く、脇下痃癖ありて、肩背強痛する者、**延年半夏湯**に非らざれば効なしと。予、信用して屢々効を獲たり。一方の師と謂ふべし。

一一二六

岩城侯臣、前田健兵衛、年五十余。水気を患ひ、周身洪腫、小便不利、気急促迫す。医、脚気腫満とし、治して効なし。

余、診して曰く、手足麻痺せず、且つ虚里動なし。脚気に非ず。但だ水を利すべし。**導水茯苓湯**《どうすいぶくりょうとう》を与ふ。自若たり。之を熟診するに、其の人喘気ありて、肺部不利す。余、試みに、**三子養親湯**《さんしようしんとう》を与へんとす。然れども、腹満甚だしきを以て景岳**廓清飲**《かくせいいん》を与ふ。服する二、三日、肺気大いに利し、小便快通、水気一時に消散す。後、**済生腎気丸**《さいせいじんきがん》を与へて、全治す。

一一二七

寺社奉行、笠間侯。心下痞鞕、飲食進まず、時に、気欝健忘す。因りて職を辞せんとす。

余、診して、笑ひて曰く、心下濁飲あり。加之のみならず、心気不定、痰心竅に迷ふ、病去れば元気旺すべし。何ぞ、職を辞するを為さん。乃ち**半夏瀉心湯加呉茱萸茯苓**《はんげしゃしんとうかごしゅゆぶくりょう》を与へ、**牛黄清心丸**《ごおうせいしんがん》を兼用す。服する月余、心下豁に心気盛んに断獄明了に弁ず。侯、大いに喜び、書及び半掛を贈りて謝す。是に先んじて内室平素虚弱、胞門虚寒の証ありて、孕育せず。余、**温経湯**《うんけいとう》を与ふること半年、始めて懐妊す。侯、謝するに、月俸三人口を以てす。九月に及びて、中寒の為堕胎す。後、終に育する能はず。嗣子金丸君は、其の側出なり。

一一二八

新御番組頭、秩父三右衛門、年七十余。暑邪に感じ、下利止まず、日々数十行、時々膿血を交へ、舌上苔なく、乾燥し、脈沈細、手足微冷、衆医以て不治とす。

余、**増損四順湯**《ぞうそんしじゅんとう》を与ふ。二、三日、下利減じ、食進む。旬日を経て、病頗る愈ゆ。一日、大頭痛を発し、頭面赤腫、蝦蟆瘟《がまおん》の如く、咽喉も亦た腫塞、飲食通ぜず、元気大いに疲る。乃ち**通関散加黄連**《つうかんさんかおうれん》を与ふる両日、咽喉腫消し、面部赤色去る。時に頭上瘡を発し、膿水淋漓、発熱、頭痛甚だし。因りて**犀角消毒飲加黄芩**《さいかくしょうどくいんかおうごん》を服せしめ、熱除き痛去り、瘡痂癩となり、後、一年、唯だ頭項より額前鼻梁に至るまで、冷水の流下するが如きを覚え、時々、清涕出づ。**半硫丸**《はんりゅうがん》を投じて漸く愈ゆ。

一一二九

山形侯臣、浦壁充兵衛、妻、年五十許り。其の初め、心気欝々として楽しまず。遂に夜眠る能はず、黙々として飲食を欲せず、独語妄行、血気枯燥、骨立す。医、二、三輩、之を療して効なし。余、**帰脾加地黄湯**《きひかじおうとう》（清人**玄帰脾湯**《げんきひとう》と云ふ）を与へ、**朱砂安神丸**《しゅしゃあんしんがん》を兼用す。服する月余、独語止み、夜間快寝す。後、脚攣痛、歩すること能はず、足跗赤腫す。肝血下流とし、**抑肝散加芍薬羚羊角**《よっかんさんかしゃくやくれいようかく》を与へ、当帰蒸加荷葉礬石を熨蒸す。尋《つ》いで全復す。

一一三〇

篠山侯臣、村上兵左衛門、妻。多年、反胃を患ひ、今冬に至り増劇し、飲食納るる能はず。心下より臍上にかけ、痛み甚だ堪ふる能はず。余、乃ち**小半夏加茯苓湯**《しょうはんげかぶくりょうとう》**橘皮**《きっぴ》を与へ**起廃丸**《きはいがん》を兼用す。食料に至りては、蕎麦湯少し許りを啜らしむるのみ。四、五日を過ぎ嘔吐止み痛減ず。尚ほ前方を連進して再起せず。

　余、反胃久腹痛に**起廃丸**を用ひて、屢々効を得たり。又、諸痼疾動きがたきもの、**化毒丸**《かどくがん》を用ひて奇験を奏す。松原閑斎、山脇東洋二氏、術上に於て、精思することを推知すべし。又、此の病、飲食を断ぜざれば、根治すること能はず。荻野台州、嘗て『断飯論《だんぱんろん》』を著す。就《つい》て見つべきのみ。

一一三一

川路左衛門尉（名は聖謨、号は敬斎又は頑民斎）、内室。数年頭痛を患ひ、発すれば苦青水を吐し、薬食咽に下らず。苦悩三、四日、頭痛自然に止み、飲啖忽ち故の如く、此くの如きもの、一月に二、三次。青木春岱、伊藤玄朴、交治して更に験なし。余、診して曰く、濁飲上逆の頭痛なり。飲、蓄すれば発す。飲、涌すれば止む。休作する所以なり。宜しく其の飲を制すべしと。**当帰四逆加呉茱萸生姜《とうきしぎゃくかごしゅゆしょうきょう》湯《とう》**を与へ、**半硫丸《はんりゅうがん》**を兼用す。服する一月、病発せず。続きて二、三年の間、積年の頭痛を免る。川路氏、深く余が説に服す。

半硫丸は、本、老人虚秘を治するの方なり。余、運用して頭上の疾に用ひて屢々効を奏す。蓋し二《に》**気丹《きたん》**より発明し来るなり。

一一三二

小川街、太田筑前守。胸痛を患ふること数日、甚だしきときは胸背に徹して痛み、夜間眠ること能はず。飲食之が為に減少し、精気頗る劣る。衆医、或は積聚とし、或は蛔虫とし、之を攻むれども、効なし。

余、診して曰く、胸痺なり。然れども、身体虚羸す。宜しく緩治すべしと。**枳実理中湯《きじつりちゅうとう》**を与ふ。其の痛み漸く減じ、飲食大いに進み数旬にして故に復す。

一一三三

掛川侯用人、渡邊崎右衛門、四十余年。平素肥胖、腹力強盛、人に誇る。春来、故無くして羸痩し、腹力脱して背に着く。加之のみならず夏来不眠飲食減少す。

余、之を診するに、脈沈実、胸中動悸あり。乗馬すれば、気急すと云ふ。乃ち千金**温胆湯加黄連酸《うんたんとうかおうれんさん》**

棗仁《そうにん》を与ふ。**帰脾湯**《きひとう》を蜜煉とし兼用すること数日、夜間眠を得、飲啖常に復し、冬日に及びて、肌肉故の如し。

一-一三四

磐城侯臣、加茂下左内、年四十余。面色萎黄、腹虚満、大便溏、手足微腫、短気高きに登る能はず。余、**六君子湯**《りっくんしとう》**加**《か》**厚朴**《こうぼく》**香附子**《こうぶし》**木香**《もっこう》を与へ**鉄砂丸**《てっしゃがん》を兼用す。数旬にして、腹調和し、水気去り、面部光沢を生ず。但だ両手の爪、皆、反裂し全形を失す。余、**脾労丸**《ひろうがん》を（硫黄、鉄砂、葛粉等分）長服せしめ、指爪常に復す。

辻元菘翁曰く、指爪反裂する者、**茯苓補心湯**《ぶくりょうほしんとう》効あり。余、婦人産後、之を患ふる者に用ひて効あり。男子には、未だ効を見ず。**脾労丸**よく此の証を治す。経験すべし。

橘窓書影

［巻之二］

栗園老樵著
輔仁社同校

二－〇〇一

山下街、杵屋利助、年四十余。瘟疫を患ひ、数日不解、邪気熾盛、譫語、煩渇、舌上黒胎、大便微溏、脈虚数。余、**升陽散火湯**《しょうようさんかとう》を与ふ。二、三日を経て、煩悶眠を得ず、渇て水飲を引く。乃ち**竹筎温胆湯加石膏**《ちくじょうんたんとうかせっこう》を与ふ。二日にして、熱大いに減じ、安眠を得たり。一夜、下利傾くが如く、四肢厥冷、冷汗出で振寒、脈沈伏す。**茯苓四逆湯**《ぶくりょうしぎゃくとう》を与へ、明日厥回り、汗止み、但だ鬱々寝んと欲し、時々、譫語、遺尿、微咳、喉中痰声あり。**真武湯**《しんぶとう》**合生脈散**《しょうみゃくさん》を与へ、三、四日にして、精神爽やかに遺尿止む。後、**補中益気湯加五味子麦門**《ほちゅうえっきとうかごみしばくもん》を与へて全愈す。

二－〇〇二

高輪泉岳寺、主僧、年七十余。大腹癰を生じ、痛甚だしく、寒熱ありて不食、口渇。一洋医、外熨薬を施し、水薬及び散剤を与へて消散せず、膿潰せず。其の勢内攻して煩悶す。

余、**伯州散**《はくしゅうさん》を温酒にて送下し、次に**千金内托散**《せんきんないたくさん》を与ふ。服すること二、三日、癰腫大いに膿潰し、険悪の証、漸々に去る。蓋し疏筍之人《そじゅんのひと》、蠕動の品を用ゆれば、極て速効あり。知らずんばあるべからず。

二－〇〇三

御魚屋役人、金子信助、女、年七歳。疥癬を患ひ、生稟薄弱にして、毒発達する能はず。遂に内攻し、腹満、心下苦悶、衝心せんとし遍身洪腫、大小便不利、脈微細、四肢厥冷す。医、二、三之を療し効なし。

余曰く、其の人陽気不足す。尋常発表攻裏の宜しき処にあらず。因りて千金**五香湯《ごこうとう》加大黄《かだいおう》**を与ふ。心下の苦去り、四肢温を覚ゆ。次に東洋**琥珀湯《こはくとう》**を与へて、小便利し、水気日に減じ、疥瘡大いに発す。前医、大いに笑ひて曰く、癰毒内攻の治方と産后血分腫の手段とを以て一疥児を療するは、余、始めて之見る。

二一〇〇四

御代官、北條平次郎、息、年十八。平素、腹裏癥癖あり。時々、発すれば心下へ衝逆し、四肢攣急、背反張す。一日演武の後、激発し精神昏冒に至る。医、之を療して益々甚だし。

余、**定悸飲《ていきいん》**を与へて、衝逆漸く止む。後、**四逆散加呉茱萸茯苓羚羊角《しぎゃくさんかごしゅゆぶくりょうれいようかく》**を与へ、攣急ゆるみ、**堅中湯《けんちゅうとう》**を与へて腹裏和し、連服して癥癖遂に害を生ぜず。

二一〇〇五

箕輪亀山邸、中川七右衛門、弟、年二十有余。暑疫を患ひ数十日解せず。虚羸、脈細数、舌上苔なくして乾燥し、冷水を好み、絶穀数日、煩冤極まる。

余、**竹葉石膏湯《ちくようせっこうとう》**を与へ、服する二、三日煩渇解し、食少しく進む。後、脈数解せず、気血枯燥、大便難。**参胡芍薬湯《じんこしゃくやくとう》**を与へて、徐々快復し、危篤を免がる。

田村玄泉曰く、他の医者の**参胡芍薬湯**を用ひて其の熱解せず。小便の色とりわけ赤きもの**竹葉石膏湯**を用ひて十に八、九効をとると。

余は、此の説と相反して用ゆ。按ずるに、病後、虚渇して小便赤き者に竹石を用ふることは、張路玉が説に見ゆ。玄泉の創見に非ず。

二-〇〇六

郡山侯臣、北條弥一右衛門、年七十余。平日、肩背強急時に臂痛を覚ゆ。一日、右肩強急甚だし。按摩生をして療せしむ。時に言語蹇渋《げんごけんじゅう》(1)、右身不遂す。驚きて医を迎へ薬を服す。四、五日自若たり。余、之を診するに腹候快和、飲食故の如し。他苦む処なく、但だ右脈洪盛なるのみ。金匱**続命湯**《ぞくめいとう》を与へ四、五日にして言語滑に、偏枯少しく和し、脈偏勝なく、杖を以て起歩を得たり。後、千金**小続**《しょうぞく》**命湯**《めいとう》を与へて全愈す。

《用語注釈》

(1) 言語蹇渋：ことばが自由に円滑に話せなくなる状態をさす。［漢方用語大辞典］

二-〇〇七

東台明王院寓、自静院、年八十に垂《なんな》んとす。外感後、咳嗽甚だしく、昼夜臥すこと能はず飲食減少。医、之を療して、数日愈えず。

余、診して曰く、胸膈に邪気留滞す。故に舌上苔厚く、少しく冷物を好むも脈沈数、小便赤渋す。

宜《む》べなるかな尋常駆痰の薬、効あらざること。乃ち**竹茹温胆湯**《ちくじょうんたんとう》を与ふ。四、五日にして咳嗽減じ、夜間眠るを得。後、**味麦益気湯**《みばくえっきとう》を与へて全愈す。

胸膈欝熱ありて、咳嗽数日止まざる者、**竹茹温胆湯**を用ひて効を得ること、田安外臣、藤澤元誠の経験に出づ。余も亦た徇用して屢々験あり。

二－〇〇八

通四丁目、松屋源兵衛、男、年十一。腹満して痛、嘔吐甚だしく、薬を納るること能はず。医、疝として、之を療す。増劇し、胸腹脹痛、煩躁見るに忍びず。余、**大陥胸湯**《だいかんきょうとう》を作り、淡煎冷飲せしむ。須臾にして、吐利傾くが如く腹痛煩躁頓に減ず。後、**堅中湯**《けんちゅうとう》を与へ、時々**大陥胸丸**《だいかんきょうがん》を兼用して平復す。

二－〇〇九

深川森下町、油舗、若松屋佐太郎、妻。外感を得て、経水適来し、経断の後、熱益々熾んに、人事不省、讝語撲床、時に撮空《さっくう》(1)し、腹虚濡、舌上黒胎乾燥す。余、**升陽散火湯加生地黄**《しょうようさんかとうかしょうじおう》を投ず。一、二日自若たり。一夜、煩躁狂の如きの状を為し脈数急。乃ち蓄血とし、**桃核承気湯**《とうかくじょうきとう》を与へ、黒便を下すこと二行、狂燥稍や安し。後、小便不利すること二周時、又、煩悶を生ず。**猪苓湯加大黄**《ちょれいとうかだいおう》を与へて、小便利し精神稍や復す。**小柴胡加地黄湯**《しょうさいこかじおうとう》を与へて、血熱全解す。時に羸痩骨立、身体餓鬼の如く、気息《きそく》奄々《えんえん》(2)たり。局方の**人参養栄湯**《にんじんようえいとう》を与へて漸く常に復す。

余、熱入血室を治する数十人、未だ此の如き劇証を見ず。蓋し其の始め治を錯し、恐らくは深入するものならんか。蓋し傷寒中の行経及び妊娠中の傷寒、医、最も其の機を見て療すべし。漫《すずろ》に忽《ゆるがせ》に敗を取るべからず。

《用語注釈》

（1）撮空：病名、意識が朦朧として、手を伸ばして空中の何かをつかむような動作を繰り返す症状のこと。［中医東医漢方医学辞典］

（2）気息奄々：息がたえだえなさま。［漢方用語大辞典］

二-〇一〇

郡山侯、留守居、瀧内蔵之進、妻、年四十余。数年、臍傍に塊あり。時々、心下に衝逆し、動悸、行歩する能はず。腰以下水気あり、面色萎黄、経水不調なり。衆医、之を療す。寸効なし。余、診して曰く、水塊なり。先づ其の水を行り、併て血を利すべし。**柴胡《さいこ》姜桂《きょうけい》湯《とう》加《か》呉茱萸《ごしゅゆ》茯苓《ぶくりょう》**を与へ、**鉄砂丸《てっしゃがん》**を兼用す。服する数日、小便夜中快利、五、六行、臍傍の塊、次第に減じ、数旬にして諸証全愈す。

二-〇一一

後藤縫殿介、手代、橋本権兵衛、妻、四十所り。小腹塊あり。経事之が為に不利、隔月、或は二、三月に一見す。身体常に水気あり。面色萎黄、腹満、短気、起歩便ならず。余、血分腫《けつぶんしゅ》(1)とし、**桂枝茯苓丸料加茅根車前子**《けいしぶくりょうがんりょうかぼうこんしゃぜんし》を与へ**大黄䗪虫丸《だいおうしゃちゅうがん》**を兼用す。爾後、経水順行して塊小に水気去るを得たり。

《用語注釈》

（1）血分腫：閉経することによっておこる浮腫［漢方用語大辞典］

二‐〇二

福井侯臣、杉山源十郎、妻、年三十。左足跗上瘣腫し、其の形瘤の如くにして軟かに赤色を帯び、時々疼痛、歩する能はず。医、皆、風湿、或は傷冷毒《しょうれいどく》（1）とし、之を療して験なし。余、診して曰く、此れ瘀血流注の為す処、宜しく行血温経すべし。**桂枝茯苓丸料**《けいしぶくりょうがんりょう》に加附子を与へ、当帰蒸加荷葉礬石を以て痛処を熨す。是より后、月事大いに来り、腫痛自然に忘るるを得たり。

《用語注釈》

（1）傷冷毒：リウマチおよびこれに類する病気。［漢方用語大辞典］

二‐〇三

郡山、北條彌一右衛門、妻、年六十。経水断ぜず、時に汚水を漏下し、腰冷氷鉄を帯るが如く、医、皆以て帯下不治とす。余、診して曰く、身寒熱なく脈虚数ならず、陰中疼痛なく、下物悪臭なし。或は療すべし。乃ち**温経湯**《うんけいとう》を与へ**硫黄竜骨二味丸**《いおうりゅうこつにみがん》を兼用す。服する旬余、腰中温を覚え汚水減じ、数月の後、経事永断し尋常の老婦たるを得。

二一〇一四

笠間侯臣、澤田右内。嘗て腹痛を患ひ一日大いに発し、腹堅満、心下より少腹に至り、刺痛近づくべからず。舌上黄胎、大小便不利す。医、寒疝とし薬を施して反て嘔逆を生じ、昼夜苦悶見るに堪へず。余、診して結胸とし**大陥胸湯**《だいかんきょうとう》を与ふ。嘔気の為に下利すること能はず。因りて喞筒《そくとう》を以て蜜水を穀道に灌入し、爾後、大便快利数十行。嘔止み腹満痛頓に減ず。後、**堅中湯**《けんちゅうとう》を与へて全愈す。

二一〇一五

日本橋通四丁目、家主卯助、妻。産後煩熱を発し、頭痛破るるが如く、飲食進まず日々虚羸す。医、蓐労《じょくろう》(1)とし辞し去る。余、与ふるに金匱**三物黄芩湯**《さんもつおうごんとう》を以てす。服する四、五日、煩熱大いに減じ、頭痛失するが如し。時、悪露再び下り、腰痛折るるが如し。**小柴胡湯**《しょうさいことう》合**四物湯**《しもつとう》を与へ**鹿角霜**《ろっかくそう》を兼用して全く安し。

余、血熱を治する**竹皮大丸料**《ちくひだいがんりょう》、**三物黄芩湯**を用ひて屢々奇効を奏す。**竹皮大丸**の如きは往々治験を記す。往年吾友、尾台榕堂、女、寒熱久しく不解、遂に労状をなし諸薬効なし。父母深く患ひ、余に診を乞ふ。余、血熱の候あるを以て**三物黄芩湯**を処す。此れを服する数日、熱漸く解し、後、**当帰建中湯**《とうきけんちゅうとう》を服して全治す。爾後、血熱を発する時は、自ら此の方を製して服すと云ふ。

《用語注釈》

(1) 蓐労：産後に気血が消耗しておこる産後の疲労。[漢方用語大辞典]

二一〇一六

掛川侯臣、高橋嘉右衛門、息、栄吉。其の始め心気不定にして、胸満、煩驚、四肢攣急。余、**柴《さい》胡《こ》竜《りゅう》骨《こつ》牡《ぼ》蠣《れい》湯《とう》去《きょ》鉛《えん》丹《たん》大《だい》黄《おう》加《か》芍《しゃく》薬《やく》甘《かん》草《ぞう》釣《ちょう》藤《とう》羚《れい》羊《よう》角《かく》**を用ひ、数日にして心気寧静、上盛の証悉く去る。後、腰脚疼痛、屈伸を得ず。殆ど痿躄をなさんとす。**烏《う》頭《ず》湯《とう》**を与へ、**虎《こ》脛《けい》骨《こつ》丸《がん》**を兼用すること数旬にして全愈す。

二一〇一七

中津侯臣、篠原金太夫。疥癬を患ひ久しく治せず。遂に、内攻して水気を発し腹満洪腫す。余、東洋**赤《せき》小《しょう》豆《ず》湯《とう》**を与へ**平《へい》水《すい》丸《がん》**を兼用して水気大いに減じ、疥瘡再び発し、但だ腰以下水気ありて痿弱す。**越《えっ》婢《ぴ》加《か》朮《じゅつ》苓《りょう》附《ぶ》湯《とう》**を与ふ。数日の後、俄に咽喉腫痛を発し、声音鼻にかかり殆ど黴毒の人の如し。之を診するに、又、咽中赤爛、鼻孔に及び、咽喉結毒の状の如し。乃ち**桔《き》梗《きょう》解《げ》毒《どく》湯《とう》**を与へ**結《けつ》毒《どく》紫《し》金《きん》丹《たん》**を兼用して治す。後、又、身体疼痛、行歩する能はず。**桂《けい》枝《し》加《か》朮《じゅつ》苓《りょう》附《ぶ》湯《とう》**を与へ**七《しち》宝《ほう》丸《がん》**を兼用して全愈す。

余、疥癬を治する数十人、未だ劇毒此くの如きものを見ず。

二一〇一八

箕輪亀山老侯（号は端正斎）、年四十余。嘗て御奏者番を勤むるの時、営中に於て眩冒し、辞職の後、依然として愈えず。心下動悸あり、夜間安眠を得ず。時々昏冒卒倒せんとす。辻元為春院、之を療する数年、効なきを以て棄置すと云ふ。余、千金**温胆湯**《うんたんとう》**加**《か》**黄連**《おうれん》**酸棗仁**《さんそうにん》を与へ、眩冒の時、**小烏沈散**《しょううちんさん》を服せしむ。数旬にして夜快寝し、宿疾忘るるが如く、泰然として亀山に移住す。

二-〇一九

土州侯臣、村上平吉。外感を得。医、発汗して解せず。脈沈細、背悪寒甚だしく、舌上白苔にして滑。余、診して曰く、直中傷寒なり。**麻黄附子細辛湯**《まおうぶしさいしんとう》を与へ、服する一日、悪寒忽ち止む後、但だ寝んと欲し、大便微溏す。**真武湯**《しんぶとう》を与へ、四、五日にして、元気振るひ脈浮、微熱を発す。**補中益気湯**《ほちゅうえっきとう》**加芍薬茯苓**《かしゃくやくぶくりょう》を与へて全治す。

二-〇二〇

小諸侯臣、薙澤伊左衛門。外感を得。寒熱甚だしく頭面焮腫、口渇、食進まず。**小柴胡加桔梗石膏**《しょうさいこかききょうせっこう》を与ふ。二、三日を経て腫痛益々甚だしく、大便不通、大熱怫鬱す。**牛蒡芩連湯**《ごぼうごんれんとう》を与へて大便通じ、熱少しく解し頭面腫、大いに減ず。一日、咽喉腫塞、痰喘壅盛、死せんと欲す。急に余を延く。之を診するに、毒気内攻し咽喉に迫るに似たり。乃ち**桔梗白散**《ききょうはくさん》を服せしむ。須臾にして吐利し気息稍や利す。**麦門冬湯加桔梗**《ばくもんどうとうかききょう》を与へて帰る。明日に至りて、左頤擁腫を発し、焮熱前の如し。**犀角消毒飲**《さいかくしょうどくいん》を与ふ。腫上に**中黄膏**《ちゅうおうこう》を貼す。四、五日を経て膿潰し、頸側半面削脱するが如く、殆ど咽喉を見はさんとす。**千金内托散**《せんきんないたくさん》を与へ、瘡口に**後衝膏**《こうしょうこう》を貼し、数日にして其の人肥立し、瘡口長肉を得たり。

余、頭瘟を治すること数十人、未だ其の険悪、此くの如きものを見ず。

二ー〇二一

八町渠、岡崎街、木島屋弥兵衛。暑疫を患ひ、下利数十日止まず。加之のみならずに噦逆を以てし、煩熱口渇して、疲労も亦た甚だし。医、不治とし辞去す。余、連理湯《れんりとう》を与へ、橘皮竹茹加丁香《きっぴちくじょかちょうこう》を兼用す。下利、日に減じ噦逆止み、漸々解するを得たり。

二ー〇二二

貝淵侯臣、野口登作、息。脚気を患ひ数日、痿弱、心下痞塞、口吻麻痺す。余、九味檳榔湯去将加《くみびんろうとうきょしょうか》呉茱萸茯苓《ごしゅゆぶくりょう》を与へて徐々に愈ゆ。後、其の人雀目を患ひ、眼胞糜爛す。明朗飲《めいろういん》を与へ、鶏肝丸《けいかんがん》を兼用して全治す。凡そ脚疾を患ふるの人、往々雀目を病む。婦人に在りては、産前後多く之を患ふ。平人小児に在りては、夏月之を患ふるもの多し。心得べし。

世医、雀目の神方と称するもの、四苓散《しれいさん》の猪苓を去り、唐蒼朮大を加へて用ふるは、香川修庵の伝なり。逍遥散《しょうようさん》に夏枯草大を加へて用ふるは、老医、葦田氏の伝なり。然れども、鶏肝丸の速効にしかず。此の丸は鶏肝一味を研末にし、薯蕷末等分に合し糊丸にす。余、之を遠江川かどの眼科和田玄晁に得たり。

二ー〇二三

生実侯（森川出羽守）。脚気を患ひ、両脚麻痺、歩する能はず。時に心下痞塞す。侍医、越婢湯《えっぴとう》を用ひて自若たり。余、九味檳榔湯《くみびんろうとう》去将加呉茯《きょしょうかごぶく》を与ふ。数日にして水気去り、麻痺減ず。但だ手筋攣急し、時々気宇《きう》(1)閉塞す。舒筋温胆湯《じょきんうんたんとう》を与へ、数旬全く愈ゆ。翌年再発し急に衝心して卒す。余、深く其の根源を断ぜざるを惜しむ。

《用語注釈》
(1) 気宇：気がまえ。心のひろさ。［広辞苑］

二-〇二四

岩城侯（安藤対馬守）、長子、武丸、年六歳。中暑後、遍身洪腫、小便不利す。啞科疳水とし之を療して益々甚だしく心下満、胸中動高く気急促迫す。余、診して曰く、脚気なり。衝心《しょうしん》(1)の候、已に具す。急に制せずんばあるべからず。越婢加朮苓《えっぴかじゅつりょう》合唐侍中《とうじちゅう》の一方を与へ黒錫丹《こくしゃくたん》を兼用す。其の夜小便大いに利し、明日気息稍や安く四、五日を経て水気大いに減ず。但だ胸動高く微喘あり。沈香降気《じんこうこうき》合豁《かっ》胸湯《きょうとう》を与へて気力益々爽に飲食大いに進む。後数旬、急に驚癇を発して卒す。余、今《いま》に(2)遺憾に堪へず。

《用語注釈》
(1) 衝心：異常感覚が腹部からおこって心臓部に衝き上げること。［漢方用語大辞典］
(2) 今に：いまだに。今となっても。［広辞苑］

二-〇二五

葺屋街、吉田貞順、妻。産后水気充満、心下鞕満、気急死せんと欲す。多紀永春院、本事後集治血《ちけつ》分腫方《ぶんしゅほう》を与へ枳朮丸料《きじゅつがんりょう》を兼用す。余、診して曰く、水気衝心せんと欲す。急に鎮降利水せずんば不測の変をなさん。主人、余が言に従ひ、沈香降気《じんこうこうき》合豁胸湯《かっきょうとう》を用ひ三聖丸《さんせいがん》を兼用す。明日に至つて気急ゆるみ、小便分利し、心下大いに開く。因りて東洋琥珀湯《こはくとう》に転じ、仍《よ》りて前丸を兼用す。数日にして水気全く去り常に復す。

二一〇二六

下谷長者街、金丸屋浅吉、女、年二十余。傷寒に感じ、医、数日之を攻めて解せず。人事不省、舌上鏡面の如くにして乾燥し、痰喘壅盛、脈沈数、小便不利す。余、真武湯《しんぶとう》合生脈散《しょうみゃくさん》を与ふること三日。舌上少しく滋潤し、痰喘ゆるみ精神稍や復す。時に熱大いに発し脈数、讝語煩渇して、前日と別人の如し。家人大いに驚き余を招く。

余、診して曰く、病、陽に復するなり。必ず佳徴とす。因りて升陽散火湯加黄連《しょうようさんかとうかおうれん》を与ふ。四、五日にして、讝語煩渇止み、精神爽然たり。後、補中益気加芍薬茯苓《ほちゅうえっきかしゃくやくぶくりょう》を与へて全愈す。

余、傷寒大勢解後、虚羸を治する補益芍茯《ほえきしゃくぶく》を用ゆるものあり、人参養栄湯《にんじんようえいとう》を用ゆるものあり、千金大建中湯《だいけんちゅうとう》を用ゆるものあり。其の別、『傷寒翼方《しょうかんよくほう》』に詳にす。

二一〇二七

岩邑侯臣、大野源兵衛、息。一日、演武場に出で、剣槍を勉励し家に帰りて急に腹痛を発し展転止まず。医、蛕虫とし薬して効なし。余、之を診するに、腹痛堅満甚だしきときは胸中に迫り、結胸状の如く寒熱往来嘔気あり大便通ぜず。**大柴胡湯**《だいさいことう》を与へて胸脇心下少しく安し。時に右脇下臍傍上に於て一塊突起し、焮痛忍ぶべからず。余、蓄血とし**大黄牡丹皮湯**《だいおうぼたんぴとう》を与へ、外、当帰蒸荷葉礬石を以て腫処を熨す。三日にして大便臭膿を下し、腹痛大いに減ず。前方を連服せしめ膿尽くるの後、**当帰建中**《とうきけんちゅう》**湯**《とう》を与へて愈ゆ。

二一〇二八

下総国、小見川西雲寺。臍下動悸あり。時々心下に迫り、眩冒卒倒せんとし、頭中常に大石を戴するが如く上盛下虚。健歩するを得ず。国中の医、手を尽して効なし。都下に出で治を余に乞ふ。余、**苓桂朮甘湯**《りょうけいじゅつかんとう》を与へ**妙香散**《みょうこうさん》を兼用す。服すること数旬、積年の痾《やまい》、脱然として愈ゆ。

二一〇二九

飫肥侯（伊東修理太夫、号は李門）、年四十余。嘗て御奏者番を勤むるとき気鬱を患ひ、事に惶《こう》惑《わく》(1)して断ずること能はず。腹中拘急、動悸心下に迫り甚だしきときは四肢振掉し、食に臨みて箸を下す能はず。食も亦た進まず。或は終日僅に蕎麦汁を啜るに至る。竹内渭川院、神経疾とし之を薬する四年、寸効なし。余、**四逆散加呉茱萸茯苓**《しぎゃくさんかごしゅゆぶくりょう》を与へ、気欝甚だしきときは**沈香降気湯加呉茱萸黄連**《じんこうこうきとうかごしゅゆおうれん》を兼用し、因りて喩《さと》して曰く、方今昇平二百有余年、諸侯皆、深宮婦人の手に長じ、奉養大過にして干戈《かんか》の艱難《かんなん》、世間の痛痒を知らず。是を以て事に耐へ酸辛を嗜む能はず。動もすれば気欝病をなす。医書或は命して心風となすと雖も其の実は気疾なり。孟子、所謂浩然の気を養ふを第一とす。薬餌之に次ぎ、然らざれば百薬に沐浴すと雖も効なしと。侯善く余が言を許可し放胆に養に就く。余、前方を持重すること三年、病癒て飫肥に帰る（其の間不食の時は**香砂六君子湯**《こうしゃりっくんしとう》、不眠の時は**帰脾湯**《きひとう》を兼用すと雖も本方は決して転ぜず）。

《用語注釈》

（1）惶惑：恐れおののいてどうしてよいかわからなくなること。［漢字源］

二―〇三〇

幕府鍼医、吉田秀貞、妻、年三十。傷寒数日、熱解せず。脈虚数、舌上黄胎、食を欲せず。咳嗽甚だしく痰喘壅盛す。姫路、加藤善庵、これを療して効なし。余、**竹葉石膏湯**《ちくようせっこうとう》を与ふること二、三日、熱稍や解し、舌上滋潤し小便色減ず。因りて**竹筎温胆湯**《ちくじょうんたんとう》を与へ、痰退き、咳安く、食大いに進み、不日に全快す。是より後、外感を得れば咳嗽必ず発す。**小青竜湯**《しょうせいりゅうとう》を服し発汗の後、**竹筎温胆湯**を服せざれば咳嗽止む能はずと云ふ。

二―〇三一

大久保土佐守、息、喜右衛門。蕃書調所に出役し、一日、外感を得。寒熱甚だしく、洋医、之を療して数日解せず。頭汗大いに出で、足微冷、脈細数、舌上胎ありて渇せず背悪寒す。余、診して曰く、是れ洋医錯治して壊証《えしょう》(1)をなすなりと。**姜附益気湯**《きょうぶえっきとう》を与へて、服する四、五日、頭汗減じ、背悪寒止み、熱大いに発し、舌上黄胎にして渇し、時々讝語、不大便七、八日、心下微満す。

因りて大柴胡湯《だいさいことう》を与へて下し、譫語止む。小柴胡湯加黄連茯苓《しょうさいことうかおうれんぶくりょう》を与へて熱漸次解するの後、小腹疝動き、拘急時々心下に迫る。当帰四逆加呉茱萸生姜湯《とうきしぎゃくかごしゅゆしょうきょうとう》を与へて全復す。

《用語注釈》

（1）壊証：誤治により正証の壊変する病証。〔漢方用語大辞典〕

二一〇三二

寺社奉行、笠間侯。脚気を患ひ、両脚麻痺、遍身水気あり歩行すれば短気喘促す。

余、越婢加朮苓《えっぴかじゅつりょう》合唐侍中一方《とうじちゅういっぽう》を与へ、深く諭して曰く、諸侯の脚気は多く飲食の濁気下流と腎気不足とによる。若し飲食を慎まず膏粱飽過すれば、濁気益々流溢し遂に衝心す。或は微腫些痺と雖も閨《けい》房《ぼう》(1)を節せず、下元の気耗損すれば忽ち上冲す。故に諸侯脚気に嬰りて死する者、平人に比すれば十倍なり。請ふ之を省《せい》せよ。侯も亦た先代脚気衝心して卒するを目撃するを以て大いに懼れ、飲食を淡にし、閨房を遠ざけ、不日に水気減じ、但だ麻痺、心下気塞を覚え、因りて九味檳榔湯去将加呉茱萸茯苓《くみびんろうとうきょしょうかごしゅゆぶくりょう》を与へ数日にして全快出勤す。営中に於て井上信濃守に語りて曰く、予が疾、宗伯の薬に愈えずして、宗伯の口に治すと。余の言の励なるを語すと云ふ。

《用語注釈》

（1）閨房：ねや。寝室。〔広辞苑〕

二一〇三三

室街二丁目、木屋又兵衛、妻。肩背強痛甚だしく、時に眩冒倒れんとす。夜間恍々眠ること能はず。余、之を診するに、左脇下塊あり。胸中動悸、頭眩すれば必ず胸動咽喉に迫ると云ふ。乃ち**延年半夏**《えんねんはんげ》**湯**《とう》を与ふ。五、六日を経て肩背強痛忘るるが如し。而るに動悸自若たり。千金**温胆湯加酸棗仁**《うんたんとうかさんそうにん》を与へ、数日にして全愈す。

世医、肩背痛を診すれば、概して湿痰とし**清湿化痰湯**《せいしつかたんとう》、**二朮湯**《にじゅつとう》を与ふ。余、数年之を療するに、湿痰に属する者、十の一に過ぎず。中年肩背痛を患ふるもの、多くは痃癖による。故に**延年半夏湯**速効を奏す。若し風湿或は湿痰による者は、**葛根加朮附湯**《かっこんかじゅつぶとう》兼用**滾痰丸**《こんたんがん》効あり。若し血分に属するもの千金**独活湯**《どっかつとう》、血虚のものは**十味剉散**《じゅうみざさん》に宜し。又、気痛に属する者は**烏薬順気散**《うやくじゅんきさん》特効あり。

二一〇三四

飯田街二合半坂、鈴木真之介、妹、年十七。心下欝塞、腹裏拘急、不大便、数日不食、怏々《おうおう》として楽しまず。医、労とし之を療して効なし。余、**大柴胡加香附子甘草**《だいさいこかこうぶしかんぞう》を与ふ。数日にして腹中和し、食少しく進む。時に肩背強急痛、顧視《こし》することを得ず。**延年半夏湯**《えんねんはんげとう》を与へて治す。後、四肢攣急或は物に驚惕す。**抑肝散加芍薬**《よっかんさんかしゃくやく》を与へ数旬にして全愈す。

笄橋、横山七左衛門、妹。同証を患ひ然れども此の婦人に比すれば、拘急少なく、左肋より肩背に凝結し気欝甚だし。**延年半夏湯加甘草**《えんねんはんげとうかかんぞう》を与へ**獺肝丸**《だっかんがん》を兼用し数旬にして愈ゆ。

二一〇三五

神田河井新石町、割烹家銀子棲、妻。産後小便淋瀝、痛甚だしく厠に上れば振寒仆《たお》れんとす。時々寒熱往来、小腹塊ありて、之を按ずれば、痛み小便漏れんとし数月愈えず。余、**逍遥散加山梔子牡丹皮**《しょうようさんかさんししぼたんぴ》を与へ**硝石大円**《しょうせきだいえん》を兼用す。数日にして寒熱去り小腹塊和らぐ。小便淋瀝故の如し。**猪苓湯加大黄**《ちょれいとうかだいおう》を与へ**乱髪霜**《らんぱつそう》を兼用す。不日、全愈を得たり。

此より先、月池、能勢十次郎、室。産后小便淋瀝、尿血を下すこと半月許り。医治、効なし。余、之を診するに妊娠中疥癬を患ひ、分娩後自然愈て此の症を発すと云ふ。余、即ち其の遺毒とし、**解毒剤加滑石阿膠車前子**《げどくざいかかっせきあきょうしゃぜんし》を用ひ**乱髪霜**を兼服せしむ。尿血止み淋痛数日にして全愈す。

二一〇三六

三田小山、栄隆寺、主僧、年七十余。淋を患ひ数日愈えず。小便白濁、其の痛み腰にひき苦楚言ふべからず。諸薬寸効なし。余、済生**牛車腎気丸料**《ごしゃじんきがんりょう》を与ひ、**蒲滑散**《ほかつさん》を兼用し其の病漸々愈ゆ。

二一〇三七

本所、柳原街、山形屋清三郎、年五十余。疥癬を患ひ少しく愈ゆるの後、遍身洪腫、小便不利、腹満気急、水気将に内攻せんとす。余、**沈香降気合豁胸**《じんこうこうきかっきょう》を与へ**三聖丸**《さんせいがん》を兼用す。服する七、八日、水気大いに減じ疥癬再び発す。済生**赤小豆湯**《せきしょうずとう》を用ひて水気全く去り、瘡大いに茂《も》す。因りて巴豆酒を用ひて揮発し大患全治す。

二－〇三八

金局吏、田中忠八郎、次女（坂本田村某妻）。平素気塞、腹裏拘急、一朝、外感し熱甚だしく発汗して不解。往来寒熱、心下急、微嘔、舌上白胎、食進まず。小柴胡湯《しょうさいことう》を与へて自若たり。大柴胡湯《だいさいことう》を以て微かに下す。熱稍や解し、心下開き飲食微かに進む。小便利す。後、熱全解し麻痺愈えず、両脚攣急屈伸する能はず。桂枝加朮苓附湯《けいしかじゅつりょうぶとう》を与へ芍薬甘草礬石三味（一閑斎の方）を以て脚を浸し数日、攣急止む。痿弱起つことを得ず。済生腎気丸加鹿角《さいせいじんきがんかろっかく》を用ひて全愈す。

二－〇三九

神戸侯臣、中條仁兵衛、息、年二十。痢疾を患ひ、医、之を療して解せず。痢、益々甚だしく昼夜七、八行。其の色或は魚腸の如く、或は敗膿の如く臭気近づくべからず。肛門より直腸の間、糜爛を覚え毎に熱水重下し、下利の時、腸中より肛門まで苦楚忍ぶべからず。咽喉も亦た糜爛して乾燥し、冷水を好み食気なく、虚羸、脈数、殆ど危篤の候を見はす。余、以為へらく一種の毒痢とし、白頭翁《はくとうおう》加甘草阿膠湯《かかんぞうあきょうとう》を与へ甘汞丸《かんこうがん》を兼用す。服する二、三日、下物臭気を減じ苦楚少しく安し。連進四、五日、熱解し利大いに減ず。但だ心下虚痞、食進まず、時に嘔気あり、或は鮮血稀水を下す。因りて千金断《だん》痢湯《りとう》を与へ数日にして痊《せん》を得たり。

後藤艮山の説に、痢は腸中に腫物を生ずるやうのものと云へり。西洋の説に痢は血水の屠魚を洗ふが如き水を泄し、脈滑にして力なきは腸脱疽とすと云ふ説あり。同轍の見と云ふべし。又、文政元年の秋、来舶せしフレノトエフと云ふ洋医の説に、痢の重証に精甘汞を用ゆることを賞せり。余、此の病者を診するとき、以為へらく酷毒尋常の痢にあらず。磐根錯節、利器にあらざれば能はずと。乃ち甘汞を用ひしなり。

後、又、艮山翁の説に拠りて肺癰帯下の類も肺蔵及び子宮中に腫物を生ずるやうのものとして、甘汞を用ひ効を得しこと間々之あり。古人の説、能々味はふべし。

二-〇四〇

小石川馬場、石丸七郎兵衛、年七十余。腹裏拘急、心下蓄飲あり、時々刺痛、酸水を吐す。**四逆散**《しぎゃくさん》**加呉茱萸茯苓**《かごしゅゆぶくりょう》を与へて水飲稍や利し、刺痛止む。後、飲食進まず、心下痞し鬱々として閉居す。**半夏**《はんげ》**瀉心湯加香附子茯苓**《しゃしんとうかこうぶしぶくりょう》を与へ数日にして愈ゆ。此の証、諸医、皆、脾胃虚とし補渋して益々痞塞す。

余、其の脈沈実と少腹に力あるを以て、断じて前の二方を以て治す。老人と雖も其の根基を体認し拘泥《こうでい》(1)すべからず。

《用語注釈》

(1) 拘泥：物事にこだわって自由な判断、行動ができないこと。［漢字源］

二-〇四一

宮津侯臣、工東喜内、妻、年五十余。下痢久しく止まず。諸医、療して効なし。余、寒泄とし**高良**《こうりょう》

姜湯《きょうとう》を与ふ。数日にして下痢止む。後、四肢微腫、小便不利、時々心下へ衝逆して痛み精気大いに劣す。乃ち真武加人参《しんぶかにんじん》を与へ沈香降気加黄連呉茱萸《じんこうこうきかおうれんごしゅゆ》を兼用し数旬にして痊ゆ。

二一〇四二

御小納戸頭取、尾島主殿頭、年五十余。腹満水気あり。四肢洪腫、大小便不利、心下堅鞕。医、利水の薬を与へて効なし。余、木防已去石膏加茯苓芒硝湯《もくぼういきょせっこうかぶくりょうぼうしょうとう》を与へ、四、五日を経て腹満減じ心下稍や軟なり。後、香陸胃苓湯《こうりくいれいとう》を与へ六味丸加牛膝車前子《ろくみがんかごしつしゃぜんし》を兼用して全愈す。

二一〇四三

浅草本願寺内、長敬寺。外感後、熱気解せず。舌上黄胎、心下鞕満して痛甚だしく、肩背刺痛、短気促迫す。大柴胡湯《だいさいことう》を与へ大陥胸丸《だいかんきょうがん》を兼用す。四、五日を経て熱大いに解し痛和す。時に之を熟診するに左脇下痃癖あり。之を按ぜば、痛肩背に牽き、気息を妨悶し脇下雷鳴す。其の人、平素鯨飲《げいいん》(1)に因りて近来此れ塊をなすと云ふ。余、飲癖とし延年半夏湯《えんねんはんげとう》を与へ硝石大円《しょうせきだいえん》を兼用す。服する数旬にして癥癖全く消す。

《用語注釈》

（1）鯨飲：水や酒などを大量にぐいぐい飲む。［漢字源］

二－〇四四

築地柳原街、三河屋兼次郎、妻、年三十七、八。年来、吐水を患ひ将に反胃を為さんとす。心下より背にかけ痛甚だし。**小半夏加茯苓**《しょうはんげかぶくりょう》を与へ**起廃丸**《きはいがん》を兼用して吐水止み痛安し。一日、気少腹より心中に上撞し語言出でず四肢厥冷す。家人駭《おどろ》きて急を告ぐ。余、診して奔豚とし、肘后**奔豚湯**《ほんとんとう》を与へ**沈香**《じんこう》**降気加黄連呉茱萸**《こうきかおうれんごしゅゆ》を兼用して治す。是より後、四時の際、吐水止み奔豚を発し、奔豚止まば吐水を発するに従《よ》りて、互ひに之を制し、病、十之七、八を減ず。

二－〇四五

貝淵侯臣、伊藤弥八郎、女、年十一。心下堅癖あり。肩背強急、飲食節ならず。外感すれば必ず熱解せず。将に骨蒸をなさんとす。**四逆散加鼈甲茯苓**《しぎゃくさんかべっこうぶくりょう》を与へて熱解す。後、**延年半夏湯加甘草**《えんねんはんげとうかかんぞう》を作り毎に服せしむ。半年許り、堅癖去り強健常人の如し。此れより先、兄二人、皆、痟労を発して死す。余、知る。痃癖労を為す其の害、真に懼るべしとす。

二－〇四六

檜物街岸、薬舗主人、年五十所り。外感後、胸脇満、舌上黄胎、渇して冷水を好み不大便三、四日、寒熱往来、飲食を欲せず。余、**大柴胡湯加石膏**《だいさいことうかせっこう》を与へ、二、三日にして大便通じ、熱大いに減ず。時に咳嗽を発し臭痰を吐す。乃ち肺癰を醸すを知り、**肺癰湯**《はいようとう》を用ひ一老医の**獺肝散**《だっかんさん》を兼服せしむ。四、五日にして臭痰止み肺癰の症候、速やかに愈ゆ。

獺肝散方　犀角一銭　獺肝二銭　桔梗三銭　甘草一銭　竜脳五分

右五味、研末し分けて七貼とし、一日に一貼、温水に送下す。

二一〇四七

生実侯臣、内海某妻、年二十六、七。反胃を患ひ数旬愈えず。羸痩骨立す。衆医、雑治して寸効なし。且つ薬気を聞けば忽ち嘔して飲む能はず。余、黙思すらく、是、胃中不和より反胃をなし心下停飲ありて物を拒隔し納るる能はず。宜しく胃気を扶けて心下の飲を鎮降すべしと。**旋《せん》覆《ぷく》代《たい》赭《しゃ》石《せき》湯《とう》**（御種人参三分を用ふ）を作り再煎して徐々に嚥下せしむ。二、三日を経て嘔気全く止む。因りて飲食を厳にし、一日、蕎麦麵少し許りを喫せしめ数日にして益々安し。是に於て稀粥少し許りを交へ喫せしめ、前方を連服すること数旬にして年所の病全愈す。

二一〇四八

御書物奉行、武島八十八、息、年十八、九。両眼暴に赤腫、熱涙、淋漓、開くこと能はず。頭痛破るが如く眼球痛みて突出せんとし、脈数悪寒す。余、診して曰く、疫眼なり（眼科称して風眼とす）。病、外証に属す。重く発汗すべし。因りて大剤の**大《だい》青《せい》竜《りゅう》湯《とう》加《か》車《しゃ》前《ぜん》子《し》**を作り連服せしめ温覆発汗す。翌日、頭痛悪寒止み、眼痛大いに減じ、目少しく開くを得たり。之を視るに白眼血を漉《す》くが如く、瞳仁うるみて翳膜を生ぜんとす。乃ち外台**謝《しゃ》道《どう》人《じん》大《だい》黄《おう》湯《とう》加《か》滑《かっ》石《せき》車《しゃ》前《ぜん》子《し》**を与へ、四、五日にして全愈す。

凡そ風眼を治する世の眼科、初頭より大黄芒硝を用ひ、反て壊証になり数日解せず害を遺す。少なからず夫れ疫眼は外感なり。其の初め、鄭重に発表すれば軽き者速やかに愈ゆ。重き者と雖も表証解すれば、重証至りて制しやすし。余、**大青竜湯加車前子**にて屢々速効を得たり。若し表証解して痛み猶ほ止まざるものは、**紫円**《しえん》、二、三分を与へて駿下すれば痛み忽ち去る。其の余熱、雲翳を生ずるものの如き重きは**謝道人大黄湯**《しゃどうじんだいおうとう》。軽き者は、**涼膈散**《りょうかくさん》に芒硝を去り桔梗石膏菊花木通車前子を加へて効あり。

鈴木秀菴曰く、凡そ傷寒の治法に通ぜずして、雑病治法に達すること能はず。又、眵目《しもく》風眼の治法に疎くして、雑症治に巧なること能はずと。名言と云ふべし。夫れ発汗の効あること知らずして、下剤にて事を誤ること、眼科のみならず瘍科女科にも間々あり。淋疾其の他瘡瘍にも発汗を用ゆることを知らず。毒を下すと称して妄りに下剤を用ゆるもの多し。又、腹痛其の他婦女癥瘕の類、唯だ硝黄を用ゆることを知りて発汗すべき者多きことを知らず。又、久病の暴に変ずる者、表邪はなくとも邪気の内に伏するもの有り。熟診して其の徴を認むるとは、本病に拘はらず発散を用ひて自ら新病の愈ゆるものなり。先表後裏は仲師満病の模範、ただに傷寒のみならず。又、先づ其の卒病を治すの意、最も忽諸すべからず。

二一〇四九

和歌山侯臣、上山久左衛門、年六十余。疥癬を患ひ、卒に耳聾し一年余りいえず。医、発表攻裏す。手を尽して験なし。余、血燥とし先づ**四物加浮萍荊芥**《しもつかふひょうけいがい》を与ふ。服する数日、皮膚大いに潤し瘡より稀汁を発す。後、湿熱熾んにして口渇煩躁、夜眠るを得ず。因りて**解毒剤**《げどくざい》に**黄連解毒湯**《おうれんげどくとう》を合して服せしめ、数旬にして全治す。

　按ずるに疥癬は勿論、黴毒の如き凡て上部に及ぶものは、元来内、乾ききりて上部に至りたる毒ゆゑ、肌肉乾き熱状あり。右の場へ水銀生々乳杯用ゆるは以ての外のことなり。悉く逆上してかはかすなり。先づ耳眼鼻へ発したるものは、**六物解毒**《ろくもつげどく》に生地黄当帰麦門の類、滋潤のものを姑《しば》らく用ひて血液をますこと甚だ佳なり。総じて此の工夫にて下に毒ありても、**四物**《しもつ》、**八物**《はちもつ》の類を用ひると滋ほひ出で、又々下部に毒発するものなり。さすれば治療もやすし。乾きたるものを妄りに攻むると必ず害あり。証によりては、**四物**に知母黄柏黄芩黄連大黄など用ゆることもあり。此の手段を心得ずんばあるべからず。

二一〇五〇

　築地小田原街の書役、啓蔵。脚気腫を患ひ水気去るの後、両脚痿弱起つを得ず。数月、百治効なく廃人の如し。

　余、診して曰く、血気枯燥筋脈栄を失す。加之のみならずに湿毒少しく流着す。宜しく其毒を発揮し以て血気を滋すべし。**四物湯加亀板石決明**《しもつとうかきばんせっけつめい》を与へ**化毒丸**《かどくがん》十五粒を兼用す。服する数旬、起歩常に復す。

二一〇五一

箕輪大関横街の百姓、喜右衛門。前年中大いに心志を労し、胸膈痞塞し心下堅塊を生じ、今年に至る。時気に感じ忽ち発喘し昼夜倚息、臥す能はず、冷汗出で飲食進まず。医、哮喘とし之を療して効なし。

余、診して曰く、此れ痃癖上迫して気息を妨悶して喘をなす者なり。因りて外台**柴胡鼈甲湯**《さいこべっこうとう》を与へ、上迫甚だしきときは、**麻黄甘草湯**《まおうかんぞうとう》を兼用す。服する数日、喘気徐々収り数月の苦患全く治す。

柴胡鼈甲湯。本方名なし。外台治寒冷癖飲の方なり。余、西遊の日、鎌田硯庵、話に曰く、此の方能く喘息を治すと。余、因りて痃癖喘をなすものに用ゆ。

二一〇五二

千村千萬太郎の客婦、初瀬。血熱甚だしく頭痛破るが如く、両目脱せんと欲し、嘔吐、飲食口に納るる能はず。但だ渇して冷水を飲まんとす。一医、外感とし発表して痛益々甚だし。

余、**竹皮大丸料**《ちくひだいがんりょう》を与へ、別に石膏鉛丹薄荷精の研末を以て冷水にとき、額前より目の四辺へ塗らしめ、一昼夜を経て頭痛大いに減じ飲食進むを得たり。

二一〇五三

上山侯臣、毛利孫平次、二男某。胸膈攣痛甚だしく、腰及び足脚も亦た拘急して痛み屈伸を得ず。

医、皆、寒疝とし之を治して験なし。余、之を診するに脈沈弦、脇下鞕満して痛み、手を近づくべからず。手臂も亦た痺す。余、断じて懸飲とし**十棗湯**《じっそうとう》を以て攻下し、後、**延年半夏湯**《えんねんはんげとう》を与へ、時々**大陥**《だいかん》**胸丸**《きょうがん》を兼用して攣痛徐々に去る。又、茴香桂枝甘草当帰等の煎汁を以て痛処を熨し、屈伸常に復す。

按ずるに、熨蒸は万病に用いて効あり。其の内胸腹の諸病には用いて、其の功、内薬の右に出でる事あり。故に血気形志篇に云ふ、形苦しみ志楽しまば筋に生ず。之を治するに、熨引を以てす。古昔、熨剤を内科に用ひて、功を取るの徴なり。

二ー〇五四

黒田侯、篤之丞（後称甲斐守）、年十四。参府の途中、痢疾に感じ、着後、日夜、七、八十行、腹痛後重甚だしく寒熱往来、口渇、嘔吐、食を欲せず、疲労甚だし。余、診して曰く、邪気熾んなり。之を祛《ひら》かずんば、後、必ず大害を生ぜん。虚すと雖も何ぞ補渋を事とせんや。侍臣、余が言に従ふ。乃ち**大柴胡湯**《だいさいことう》を以て之を下すこと二日、腹痛大いに去り下利半ばを減ず。次日、**黄芩加半夏生姜湯**《おうごんかはんげしょうきょうとう》を与へ、嘔気止み食進み、七、八日にして下利愈ゆ。平素、拘急胸脇微満、動もすれば飲食心下に支撐す。伺ひて**四逆散加呉茱萸茯苓**《しぎゃくさんかごしゅゆぶくりょう》を与へ徐々平復す。

是の歳、諸国麻疹流行し、夏六月中旬より江都一般、之を患ふ。其の証、往年に比すれば、邪熱特に甚だしく、其の始め満身壮熱、面顋紅、赤眼胞腫起こり晨《あさ》、舌乾燥、咽喉痛み、或は物有りて刺激するが如く、或は半夏南星を噬《か》むが如く、簽刺《せんし》し如何ともすべからず。身体酸疼煩躁し、二、三日を経て通身朱を塗るが如く斑々粒を成し、或は蚊、蚤に咬まるるが如く点々紅色あり。噴吐、嚏頻《しき》りに出で、或は鼻清涕を流し漸く咳嗽を見る。其の最劇の者は、随ひて出で随ひて没し、或は紅雲片をなして形を見はす。或は皮膚の間に隠々として発すること能はず。或は肌膚枯燥して、嘔吐、喘息、譫語、煩悶種々篤危の証を現はす。

往年の疹は発出二、三日にして疹色白に変じ、四、五日に過ぎて痂をなす。其の形、白瘖の剝落するが如し。今年の疹は、随ひて出で随ひて没し、其の存するも亦た一日に過ぎず。而して痂をなして剝落するもの更になく、偶々《たまたま》解熱の後、皮膚を検すれば傷寒の如く、皮膚一面枯剝するを見るのみ。此れ其の毒の浅深、劇易知るべきのみ。

一老医曰く、安永丙申の麻疹は、未だ詳にせず。其の後、享和三年癸亥の麻疹は重証多く死人夥し。幸に免れたるものも眼病腫瘍、虚労、痢疾腸澼、脚気、水気等に変じ死せしもの多し。中川壺山『成《せい》蹟録《せきろく》』に云ふ、享和癸亥、春より夏に至り麻疹大行し、医、各々其の方法に従ふ。先生の用ふる所、大抵大黄剤にして毒を下すを以て専務となす。秋に至り世、多く余毒を患ひ、間々異証を生ず。先生に就き、治を受くる者は、復た他の患なし。

一時翕然とし感服す。文政甲申、天保丙申の両度は軽症のみにて不治の者、至て少なし。享和の後、此くの如き劇症を聞かず。死亡も亦た恐らくは、享和の疫に下らず。麻疹も亦た五、六十年にして厄運をなす。鑑ぜずんばあるべからず。

余、此の病を療する其の始め、鋭意発散清熱を主とす。**葛根加升麻牛蒡子**《かっこんかしょうまごぼうし》、或は**葛根湯加桔梗石膏**《かっこんとうかききょうせっこう》にて治する者、若干人。邪気表裏の間に散漫し嘔渇、煩悶、咽痛みて食を欲せず、疹、皮膚間に隠々たる者、**小柴胡湯加桔梗石膏**《しょうさいことうかききょうせっこう》にて治る者、若干人。若し寒熱解せず発透の勢ひうすく、或は痒搨し、或は熱欝して疹発する能はざる者、**小柴胡加荊芥防風連翹**《しょうさいこかけいがいぼうふうれんぎょう》、或は**小柴胡湯**《しょうさいことう》に**犀角消毒飲**《さいかくしょうどくいん》を合して治する者、若干人。若し内熱解せず胸中煩悶、或は嘔吐、或は下利する者、**小柴胡加黄連茯苓**《しょうさいこかおうれんぶくりょう》にて治する者、若干人。若し邪熱胸膈に欝滞し咳嗽、痰喘止まず、或は嘔渇、飲食進まざる者、**小柴胡湯加竹葉麦門**《しょうさいことうかちくようばくもん》、或は杏仁桔梗を新加して治する者、若干人。若し熱毒熾盛、疹色赤黯、偏身熱腫、喘脹気急、咳嗽、嘔渇、大小便秘濇の者、**大柴胡湯加桔梗石膏**《だいさいことうかききょうせっこう》にて下すべし。若し下利する者、去大黄にて治る者、若干人なり。

嘗て聞く、往歳京師、麻疹の役、吉益南涯、大抵**大柴胡湯**を以て一たび下す。而るに、余毒の害なし。他医、下剤を懼れて用ひざるもの種々悪証を発すと云ふ。若し壮熱退かず喘咳、煩渇甚だしく讝語、人事を省せず、或は邪熱内陥、痰を挟みて煩躁する者、**竹葉石膏加桔梗牛蒡子**《ちくようせっこうかききょうごぼうし》にて治す。若し虚羸少気、咽喉不利、口赤爛、或は下利衂血、熱邪上焦に薀畜し険悪の証をなすもの、本方の石膏を去り生地黄栝楼根玄参を加へて効あり。若し疹子出で、未だ尽きず怫欝として発熱、煩悶して寧からず。或は火邪熾盛、諸失血する者、**黄連解毒湯**《おうれんげどくとう》、**犀角地黄湯**《さいかくじおうとう》合方にて治すこと（『回春』**犀角解毒湯**《さいかくげどくとう》と名づく）、若干人これなり。心気不定、煩渇、悶乱する者、三《さん》**黄瀉心湯加石膏**《おうしゃしんとうかせっこう》にて治す。熱毒解せず、舌上黒胎、下利、譫語、精神恍惚たる者、**導赤各半湯**《どうせきかくはんとう》にて治す。上焦熱毒欝滞、口舌糜爛、或は両眼赤痛する者、**加減涼膈散**《かげんりょうかくさん》にて治す。疹毒、肌表に欝滞し腫痛或は焮熱解せざる者、**犀角消毒飲**、或は加桔梗にて治す。疹毒肺部に着き咳嗽甚だしく膈熱解せざる者、金鑑**清金寧嗽湯**《せいきんねいそうとう》にて治す。疹毒、血分に欝滞し熱気散漫し解せず。悪証を発する者、**四物湯加芩連々翹玄参**《しもつとうかごんれんれんぎょうげんじん》にて治す。此の症日久しく愈えず髪枯毛竪、肉消し骨立漸々羸痩する者不治なり。其の他労状を為す者、不食餮泄の者、虚腫を発する者、皆、不治とす。

今茲の疹、其の最も怪むべき者、小野侯とす（一柳土佐守）。嘗て狂疾を発し数月差えず、麻疹に嬰りて精神明了、平常の如く言語起居爽然たり。余、疹の治方を与ふること三十日、聊かも狂疾の候を見ず。後、暴食数日、忽ち宿疾を発し依然として薬効なし。余、其の然る所以を解せず。書を以て後考を俟つ（一医曰く、『素問《そもん》』に云ふ、陽明は肉を主り、其の経、血気并びに盛んなり。甚だしければ、則ち衣を棄て高きに升り垣を踰えて妄罵《もうば》すと。余、将に此の説に拠り**四物加乾姜桂枝紅花大黄**《しもつかかんきょうけいしこうかだいおう》を与へ、時に**桃核承気湯**《とうかくじょうきとう》を以て之を下す。余、未だ其の当否を知らずと）。

世医、麻疹を治するに御柳を用ゆ。此の品、享保年間の舶来する処、即ち檉柳なり。『炮炙大法《ほうしゃたいほう》』に云ふ、赤檉柳は痧疹を治するの聖薬なり。之を得れば、毒は自ら出でて死せざるべしと。『本草経疏《ほんぞうけいそ》』に云ふ、赤檉木、近世、又、痧疹毒の出づること能はざるを治し、用ひて発散の神薬と為すと。これ、世医の本づくところ。然れども『本草綱目』唯だ腹中痞積、一切の諸風を治し、酒毒を解し小便を利すと云ひて痧毒を解するを言はず。且つ当年の麻疹、これを用ひて特効あるを見ず。見るべし新奇を好まず古方を運用するを。妙とす。有持桂里曰く、疹後労状をなすもの**獺肝丸**《だっかんがん》効ありと。余も亦た之を試るに験なし。且つ当年、疹後瘵状をなすもの百に一生を得ず。真に憫むべしとす。

二一〇五五

参政館山侯（稲葉兵都少輔）。左脚攣痛、行歩するに艱なり。且つ時々胸痛して下利す。一医、疝とし薬を施して効なし。余、桂枝加朮苓附湯《けいしかじゅつりょうぶとう》を与へて漸々快復す。時に胸痛を発すれば高良姜湯《こうりょうきょうとう》を兼用す。而して下利も痛も亦た安し。後、左脚肉脱して力薄弱を覚ゆ。八味丸《はちみがん》に木瓜鹿茸を加へ服して全愈す。

二‐〇五六

郡山侯臣、岡村蔵太。麻疹後、健忘を発し日時姓名、悉く記する能はず。時々目眩を発し地に倒れんと欲す。諸医、之を治する数月更に効なし。余、外台竜骨湯《りゅうこつとう》を与へ妙香散《みょうこうさん》を兼用し、数旬にして目眩止み記性自然に復するを得たり。

二‐〇五七

金吏、小谷新之丞。麻疹後、志気欝塞言笑を欲せず。腹裏拘急、心下痞鞕、飲食を欲せず。或は終日穀粒を絶し、両脚削小攣急して起つ能はず。衆医、脚気とし薬を施して益々劇し。余、診して曰く、気疾なり。徐々に腹裏を和し志気を開達すべし。舒筋温胆湯《じょきんうんたんとう》を与へて数日にして飲食少しく進み、心下寛快を覚ゆ。後、両脚攣痛、屈伸するを得ず。物に応じて驚惕す。抑肝散加芍薬羚羊木瓜《よっかんさんかしゃくやくれいようもっか》を与へ済《さい》生腎気丸《せいじんきがん》を兼用して全癒す。

関宿侯、妾、瀬川。麻疹後、此の証を患ひ数月愈えず。衆医治して験なし。余、亦た抑肝散加芍薬羚羊木瓜を与へ済生腎気丸を兼用して全治す。

二一〇五八

岩村田侯（内藤志摩守）、年十九。麻疹後、両脚痿弱、小腹不仁、胸腹動悸甚だしく小便不利、気息衝心せんとす。一洋医、之を療して病増劇す。

余、診して脚気とし、**沈香降気《じんこうこうき》合豁胸湯《かっきょうとう》**を与ふ。四、五日にして小便快利、気息大いに解す。後、身体羸痩、脚弱益々甚だしく痿躄をなさんとす。乃ち**加味四物《かみしもつ》加《か》羚羊角《れいようかく》**を与へ数月にして平復す。侯、大いに喜び年々稲米十苞を贈り以て謝表とす。

二一〇五九

金吏、三品仁兵衛。麻疹後、脚気を患ひ水気去の後、痿躄起つ能はず。余、亦た**加味四物湯《かみしもつとう》**を与へ**虎脛骨丸《こけいこつがん》**を兼用して全治す。

二一〇六〇

高家武田大膳太夫、室。麻疹中、痢疾を得。下利日夜数十行、赤白の腸垢臭気近づくべからず。口中赤爛して渇し脈虚数、飲食絶えて進まず虚脱甚だし。愛敬《あいぎょう》を提《も》ちて手を尽して効なしと云ふ。余、**白頭翁《はくとうおう》加《か》甘草《かんぞう》阿膠湯《あきょうとう》**を与ふ。二、三日を経て下利大いに減じ、食少しく進む。前方を連服する旬余にして便、常に復す。身体虚羸起つこと能はず、起てば則ち頭眩して昏冒せんと欲す。**八珍湯《はっちんとう》加《か》天麻《てんま》**を与へ調理、数旬にして全治す。

二一〇六一

小河街村上主殿（後、内記と改む）。麻疹後、下利止まず腰以下痿弱起歩する能はず。山田昌栄、其の他二、三医療して効なし。余、**真武湯**《しんぶとう》を与へ四、五日にして下利大いに減ず。連服数日、痢全く止み痿弱故の如し。**済生腎気丸**《さいせいじんきがん》を与へ数月にして起歩常に復す。

二一〇六二

土岐大隅守、妾、染。麻疹中分娩し疹忽ち没して出でず。飲食日に減じ、身体虚羸殆ど瘵状を現はす。余、**六君子湯**《りっくんしとう》合**補血湯**《ほけつとう》（黄耆当帰二味）を与へ数日にして飲食漸く進み肌膚滋潤す。爾後、遍身小疹を発し痒み忍ぶべからず。**四物湯加荊芥**《しもつとうかけいがい》を用ひ、**苦荊丸**《くけいがん》を兼用して愈ゆ。

二一〇六三

黒田老侯、自笑庵。心下痞塞、任脈通り拘急し動悸ありて快寝することを得ず時々吐血す。医、滋補の剤を与へて効なし。余、診して曰く、虚証にあらず。此れ肝火の所為、宜しく腹中を和解し肝火を清涼すべし。**四逆散加黄連茯苓**《しぎゃくさんかおうれんぶくりょう》を与へ**黄連解毒散**《おうれんげどくさん》を兼用す。数旬にして宿疾漸愈す。

　黄連解毒散は吉益南涯の創方なり。余、屢々用いて効を奏す。其の他、**小柴胡加石膏湯**《しょうさいこかせっこうとう》を耳の前後腫の者に用ひ、又、治咳嗽の後、耳聾する者。**柴胡姜桂湯加鍼砂**《さいこきょうけいとうかしんしゃ》を耳鳴して動悸有る者に用ひ、**呉茱萸湯加黄連**《ごしゅゆとうかおうれん》、吐乳にて将に驚を発せんとする者を治し、**麦門冬湯加地黄**《ばくもんどうとうかじおう》、口舌乾燥する者、或は乾燥して糜爛する者に用ひ、当帰芍薬散加麦門五味子《とうきしゃくやくさんかばくもんごみし》、口舌皮無きが如き状の者を治し、如し応ぜずんば附子を加ふるが如き、皆、南涯翁の経験にして、余、遵用して毎々効を奏す。古人の苦心知らずんばあるべからず。又、越婢加朮湯《えっぴかじゅつとう》、越婢湯《えっぴとう》の証にして小便不利、悪寒する者を治し、括楼根牡蠣散《かろこんぼれいさん》、胸腹動ありて渇する者を治し、又、小柴胡加桂枝湯《しょうさいこかけいしとう》の証にして上衝する者を治し、玉函経大陥胸湯《だいかんきょうとう》一方、結胸心下痞鞕上衝者を治し、小柴胡加竜骨牡蠣湯《しょうさいこかりゅうこつぼれいとう》、小柴胡湯《しょうさいことう》の証にして胸腹有動の者を治し、桂枝加茯朮附子湯《けいしかぶくじゅつぶしとう》、桂枝湯《けいしとう》の証にして悸、小便不利、骨節疼痛、悪寒する者を治し、排膿散《はいのうさん》に合して、膿血及び粘痰急迫して胸腹拘満、或は瘡癰の者を治し、桂枝《けいし》去桂加茯苓朮附子湯《きょけいかぶくりょうじゅつぶしとう》、桂枝去桂加茯苓朮湯《けいしきょけいかぶくりょうじゅつとう》証にして悪寒支節疼痛する者を治し、柴胡加大黄芒硝《さいこかだいおうぼうしょう》湯《とう》、小柴胡湯証にして大便秘結する者を治するが如きは、東洞翁門下の経験にして棄つべからざるの効を存せり。

二一〇六四

大給侯臣、鈴木貞。左脇下塊癖を生じ時々攣痛、或は咳逆、盗汗出づ。医、疝とし之を療して効なし。余、診して曰く、澼飲なりと。**四逆散加鼈甲茯苓**《しぎゃくさんかべっこうぶくりょう》を与へ、数日にして塊癖大いに減ず。時に大便難攣痛止まず。因りて**大柴胡湯加鼈甲甘草**《だいさいことうかべっこうかんぞう》を与へ、大便快通し攣痛去り常に復す。

二一〇六五

御勘定奉行、小栗豊後守、年三十余。旧臘月中浣、外感を得。邪気熾盛、脈数急、舌上黒胎、讝語

煩乱飲食下らず。夜に至れば、煩躁狂の如し。多紀永春院、升陽散火湯《しょうようさんかとう》を与へて熱益々増劇す。柴田文庵、三黄湯加芒硝《さんおうとうかぼうしょう》を与へて、下利二行、精気茶然《でつぜん》として疲る。しかも狂躁止まず。余を延きて方を議す。余曰く、少陰膈熱の症なり。黄連阿膠湯《おうれんあきょうとう》に宜しと。大孺人深く余に托す。因りて法の如く与ふること一昼夜、始めて安静眠に就く。翌日に迨びて精神爽然として、親戚を弁じ食少しく進む。文庵、驚歎して曰く、柯韻伯に云ふ、此の方は少陰の瀉心湯《しゃしんとう》なりと。信に然り。尋《つ》いで升陽散火湯去人参加《しょうようさんかとうきょにんじんか》生地黄《しょうじおう》を与ふること数日、余熱大いに解し神気益々旺し、調理数旬にして復故す。

二一〇六六

新庄家臣、大野善八、妻、年五十余。外感後、熱解せず。時々発熱瘧の如く、盗汗出で胸腹動悸あり。目眩耳鳴、或は肩背強急、頭大石を載するが如く、耳大鐘を撞くが如し。衆医を経る事一年余、寸効なし。余、柴胡桂姜湯加黄耆鼈甲《さいこけいきょうとうかおうぎべっこう》を用ゆること数十日、熱解し盗汗止む。因りて黄耆鼈甲を去り呉茱萸茯苓を加へ、六味地黄加鍼砂煉《ろくみじおうかしんしゃれん》を兼用して諸証全愈す。

二一〇六七

佐伯侯、医員、知補甫仙、妻。傷寒数日熱解せず。一日下血数行、或は豚肝の如く、或は漆黒の如く数塊脱下し、四肢厥冷、汗出で喘鳴絶せんとす。余、黄土湯《おうどとう》を与へ下血止み四肢温《ぬる》み而るに発熱譫語人事を省せず、脈微細。升陽散火湯《しょうようさんかとう》を与へ漸々快復す。

二一〇六八

御側衆、管沼織部正、年六十（後、遊鷗に改む）。日久しく元気振はず、四肢懈怠飲食進まず、黙々として寐んと欲し、脈沈細、腹虚濡、他苦む処なし。医、種々方を転じて愈えず。余、診して曰く、数年要路繁職に拠り心志耗損す。退きて静養するに如かず。因りて退隠せしめ、**補中益気湯加芍**《ほちゅうえっきとうかしゃく》**薬茯苓**《やくぶくりょう》を長服せしめ、数旬にして愈ゆ。

二一〇六九

芝、増上寺用人、佐藤雄之助、妻、年五十。心下痞鞕、下利数日止まず。腰以下削小、筋脈攣急、歩する能はず。衆治効なし。余、胃中不和とし**甘草瀉心湯**《かんぞうしゃしんとう》を与へ、数日にして下利止む。後、**八味地**《はちみじ》**黄加鹿茸木瓜丸**《おうかろくじょうもっかがん》を兼用して全愈す。

二一〇七〇

郡山侯臣、稲野多蔵。志気欝塞、終日沈黙、終夜不眠、飲食味なく腹虚濡にして心下動悸あり。時々胸中に迫り心気不定、如何ともすべからず。一医、神経病とし之を療して益々不食羸痩す。余、**温胆湯加遠志酸棗仁**《うんたんとうかおんじさんそうにん》を与ふること数日、安眠を得。後、**帰脾湯加地黄**《きひとうかじおう》（清医**玄帰脾湯**《げんきひとう》と名づく）を以て調理全愈す。

二一〇七一

名護屋侯、後宮、志保女、年四十余。目眩日に久しく、両脚力なく心志舒びず。時々寒熱を発し胸中煩悸す。中島養忠、虚労とし之を薬し効なし。余、診して曰く、上盛下虚にして真の虚労に非ず。暫く宮務を辞し、静養して薬を服すべし。因りて其の兄、細谷雄蔵の家に寓し薬を乞ふ。余、**逍遥散**《しょうようさん》**加地黄香附子**《かじおうこうぶし》を与へ**妙香散**《みょうこうさん》を兼用す。数旬にして、諸症自然に愈ゆ。

二一〇七二

元矢倉、太田広吉（廻船方）。頭瘟を患ひ面頬より頤下へ焮腫し、痛み甚だしく忍ぶべからず。寒熱往来、数日解せず。医、清熱攻下の剤を投じて効なし。余、**犀角消毒飲加桔梗**《さいかくしょうどくいんかききょう》を与へ**伯州散**《はくしゅうさん》を兼用す。三日を経て頤下膿潰し、痛み十之七を減じ、熱随ひて解す。因りて**千金内托散**《せんきんないたくさん》を与へて、膿水尽き肉漸く長ず。後、余熱腫あり、**小柴胡湯加荊芥防風連翹**《しょうさいことうかけいがいぼうふうれんぎょう》を与へて全愈す。

二一〇七三

上総木更津在、高柳村、神崎平右衛門、息、五百造。多年、吐水病を患ひ、日々酸苦水を吐すること升余、腹痛止まず。大便不通、百治効なく来りて診を乞ふ。余、**旋覆花代赭石湯**《せんぷくかたいしゃせきとう》を与へ、**起廃丸**《きはいがん》を兼用すること三旬にして吐水全く止む。唯だ腹中雷鳴、時々噯気あり。心下虚痞、足脛微腫す。余、飲食を摂養せしめ**六君子湯加旋覆花黄連**《りっくんしとうかせんぷくかおうれん》を与ふること数旬、全愈す。

二一〇七四

岩邑田侯臣、井上良蔵。風眼を患ひ一目失明し、続きて両脚麻痺して肉脱、起つことを得ず。少腹不仁、虚里動高く少しく動揺すれば気息甚だし。余、乾脚気とし、沈香降気《じんこうこうき》合豁胸湯《かっきょうとう》を与へ五、六日を経て、動気静に気急安く、衝心の候なく唯だ腰脚痿弱甚だし。因りて六味地黄丸料《ろくみじおうがんりょう》に牛膝車前子鹿角を加へ、虎脛骨丸《こけいこつがん》を兼用して痿弱漸々復し、眼翳全く収り出勤するを得たり。

二一〇七五

西丸御留守居、松平大膳亮、年六十余。暴瀉を患ひ吐利数十行。一医、生姜瀉心湯《しょうきょうしゃしんとう》を与へ吐利止む。後、舌上黒胎乾燥、心下急、時々嘔せんとし、食気更になく四肢懈怠、煩熱讝語す。余、余邪猶ほ熾とし大柴胡湯《だいさいことう》を与ふ。一夜、便気を催し忽ち黒血数合を下す。家人駭《おどろ》きて急を告ぐ。余、診して曰く、胃熱、血激動す。恐くは速かに解すべしと。加味犀角地黄湯《かみさいかくじおうとう》（即ち本方加黄芩山梔大黄）を与へて之を攻む。一日を経て下血止み熱大いに解す。大柴胡湯去大黄《だいさいことうきょだいおう》を与へて全愈す。

二一〇七六

日本橋第四坊、書肆、金花堂佐助、息。暴瀉を患ひ、嘔吐水薬を下すこと能はず。煩渇悶乱す。二、三医人、錯治効なし。余、霊砂《れいしゃ》を以て井華水に点服せしむ。吐少しく止む。因りて竹葉石膏湯《ちくようせっこうとう》を作り少々づつ啜《すす》らしむ。二、三日にして吐利全く止む。爾後、発熱讝語、舌上黒胎、脈数急、全疫状を見はす。乃ち**大柴胡湯**《だいさいことう》を与へて之を下し、後、**小柴胡湯加黄連茯苓**《しょうさいことうかおうれんぶくりょう》を与へて愈ゆ。

是の歳秋、暴瀉流行す。軽き者は**五苓散**《ごれいさん》、**生姜瀉心湯**《しょうきょうしゃしんとう》、重き者は**大柴胡湯**、**小半夏加茯苓石膏湯**《しょうはんげかぶくりょうせっこうとう》にて愈ゆ。而るに疫症を見ずるもの往々あり、此の人、最も其の劇者とす。余、往年暴瀉は瘟疫の一種にして霍乱に非ずと論ず。其の徴、益々明なり。西洋者流、液病冷徹疫など称するも、尋常の霍乱とは異なる故ならんか。

蓋し此の病、一種酷厲の邪気に感触して発する故、感受甚だしければ吐下甚だしく、吐下甚だしければ精神随ひて困憊し遂に死に至る。尋常傷食より発する霍乱の停滞の物を吐下すれば、苦患脱然として解すると同じからず。其の酷厲の毒気たることは、鳥獣までも病み死するにて察すべし。庚申の歳には、都人此の病に嬰るものなく、狗馬猫の病多し。就中狗の自死、其の数を知らず。其の始めは吐食して下注度なく、四足痿弱して、腰臀、地を離るること能はず。舌塞声啞して死す。

呉有可曰く、無形之気、偏《ひと》へに動物に中る者に至るは、牛瘟、羊瘟、鴨瘟の如し。豈に但だ人の疫のみか。然も牛病にして羊病まず、鶏病にして鴨病まず、人病にして禽獣病まず。究むれば、其の傷る所、同じからず、其の気、各々異なり。其の気、各々異なるを知れば、故に之れを雑気と謂ふと。

殆ど是なり。故に本邦寛延年中の流行病、及び寛政戊午の秋、京師辺り流行せしこつへい、文政壬午の秋、両国より大坂辺りに行はれしころり、並び近歳の暴瀉は、皆一種の疫毒にして、大同小異なるものと知るべし。

二一〇七七

幕府大工棟梁、甲良若狭、妻。一日暴熱を発し、讝語煩乱、嘔吐薬食を納れず。一洋医、外感とし療して益々甚だし。其の父、筑前、余を迎へて診せしむ。余曰く、血熱なり。早く其の治を施すべし。**竹皮大丸料**《ちくひだいがんりょう》を与ふ。之を服する一日、暴熱去り、嘔吐止み精神明了、病脱然として愈ゆ。

二一〇七八

幕府書院番頭、戸川近江守。傷寒を患ひ、洋医、松本良甫、之を療して数日解せず。舌上無胎にして乾燥し、痰喘壅盛、煩渇、水を飲まんと欲し、虚羸少気、人事を省せず。余、**竹葉石膏湯**《ちくようせっこうとう》を与ふ。二、三日にして痰喘大いにゆるみ舌上少しく潤す。時に噦逆を発し、日夜吃々として止まず。之を診するに胃中虚冷等の脱候なし。家人に問へば曰く、平素心下停飲すれば飲食毎に噦逆を発すと。余、其の水飲たるを知り**茯苓瀉心湯**《ぶくりょうしゃしんとう》を与ふ。数服にして噦止み熱も亦た大いに解す。後、健忘を発し殆ど月日を忘るるに至る。**加味帰脾湯**《かみきひとう》を与へ数旬にして常に復す。

二一〇七九

上山侯の親族、藤井照太郎、年二十。江都に遊学し、痘瘡に嬰り稠蜜発し難し。邸医、之を療して漸く灌漿《かんしょう》[1]す。而るに収靨の期に至り毒化する能はず煩熱悶乱す。余、**黄連解毒湯**《おうれんげどくとう》を与へ煩悶大いに解す。因りて**大連翹飲加反鼻**《だいれんぎょういんかはんび》を与ふる両日、毒大いに発し四肢の痘、悉く糜爛し臭水淋漓たり。余、其の活路を得るを喜び益々前方を服せしむ。時に両眼赤腫を発し、痘毒将に眼に入らんとす。急に**涼膈《りょうかく》散加菊花車前子木通《さんかきっかしゃぜんしもくつう》**を与へ、二、三日にして両眼毒散じ結痂、功を収む。

《用語注釈》

（1）灌漿：痘瘡の発病後8日目頃の濃疱のできる時期。［漢方用語大辞典］

二－〇八〇

岡崎侯臣、天野柳庵、年六十余。腰痛を患ひ、両脚之が為に屈伸を得ず、仰臥起つこと能はず。衆医、疝とし之を療して効なし。余、金匱**烏頭湯《うずとう》**を与へ数日にして痛み全く去る。後、両脚筋縮して屈伸を得ず。因りて**大防風湯《だいぼうふうとう》**を与へ**化毒丸《かどくがん》**を兼用す。徐々にして両脚便を得。

二－〇八一

幕府作事方、福田幸次郎、次男、清次郎、年十六。腰脚疼痛久しく愈えず。背脊之が為に佝僂し行歩する能はず。二、三医、之を療して効なし。余、金匱**烏頭湯《うずとう》**を与へ（蜜煎にて服せしむ）、**化毒丸《かどくがん》**を兼用す。数旬にして痛み去り、腰背舒暢し歩履常に復するを得たり。

二－〇八二

駿河台、亀井捨八郎、義母、豊心院、年三十七、八。久しく咳血《がいけつ》[1]を患ひ衆治効なし。余、診して曰く、寒熱なく脈細数ならず幸に治すべしと。**麦門冬湯加地黄阿膠黄連《ばくもんどうとうかじおうあきょうおうれん》**を与へ**黄解散《おうげさん》**を兼用す。吐紅日々減じ咳嗽止まず。因りて散を去り**六味生津丹**《ろくみしょうしんたん》を兼用し数月、全愈す。

余、戒て曰く、肺血は古人痰中血線ありと雖も深く之を忌む。況や数旬之を吐するをや。君の歳壮盛天癸未だ断ぜず、故に治するを得たり。他日、肺痿の候を見はし、寒熱咳血あらば恐らくは難治ならん。宜しく保護すべしと。後、戊辰の変、采地に在りて外感し、因りて肺痿の候を見はし、病を荷のふて駿府に趣き終に不起と云ふ。

《用語注釈》
（1）咳血：咳嗽唾痰と共に血を吐すこと。［漢方用語大辞典］

二－〇八三

唐津侯（小笠原佐渡守）、第次女。春来、脊骨六、七椎の上突起し、其の状覆杯の如く胸膈も亦た高張す。気分も亦た欝塞事に勉強する能はず、腹裏拘急、背も亦た強を覚ゆ。余、**四逆散加鉤藤羚羊角**《しぎゃくさんかこうとうれいようかく》を与へ**大陥胸丸**《だいかんきょうがん》兼用す。旬日を経て胸腹寛快、気色大いに旺す。益々前方を連進して背骨凹没し身体故の如し。数月の後、上山侯に聘《へい》す。

二－〇八四

丹羽侯老臣、鈴木与佐衛門、女、十九。小腹塊あり。心下より小腹に至るまで拘急して、痛み時々衝逆、痛甚だしく按ずべからず。黙々として飲食を欲せず、脈微細、足微冷す。医、欝労として薬を与へて愈えず。余、診して曰く、寒疝《かんせん》(1)なり。乃ち**解急蜀椒湯**《かいきゅうしょくしょうとう》を与へて服する数日、衝逆止み小腹の塊減少す。但だ腹裏拘急飲食進まず。因りて**小建中湯**《しょうけんちゅうとう》**加**《か》**蜀椒**《しょくしょう》を与へて漸次快愈す。

《用語注釈》
（1）寒疝：寒冷にあたり冷たい物を食べて腹中が拘攣して臍の周りが痛むもの。［漢方用語大辞典］

二一〇八五

本所徳右衛門町、吉田屋三六、息、年十五。麻疹後、小腹堅塊を生じ、腰脚に引きて痛み時々心下に衝逆して刺痛し小便淋瀝す。医、疝とし之を治して差えず。余、之を按ずるに癥に似て軟かに、疝に似て水鳴なく、腸間一種の瘀物を停畜するに似たり。因りて千金**腸癰湯**《ちょうようとう》を与ふ。服する数日、塊物益々怒張し臍中にかけて赤色を発す。余、其の膿気有るを知り、**千金内托散**《せんきんないたくさん》に転じ**伯州散**《はくしゅうさん》を兼用す。一夜、小腹痛劇く暁天に至り、臍中忽ち膿血噴出す。是より痛み減じ塊消散す。七、八日を経て膿尽き但だ小便淋瀝微熱あり。因りて**竜胆瀉肝湯**《りゅうたんしゃかんとう》を与へて積年の疾、漸愈を得たり。

此の証、前に記する塚越平学、木村屋三吉と相似て、其の見証大いに異なり。余、麻疹後の余毒を治する数人、未だ此の病者の如く沈痼《ちんこ》(1)にして死を免るるものを見ず。又、具足街酒舗、内田某、女、年十四。初労状をなし後、腹痛嘔吐を発し諸薬納らず。余、**小半夏加茯苓**《しょうはんげかぶくりょう》を投じ嘔吐止む。後、臍中突腫し臍中より蛕虫五、六条を出し、後、膿水多漏し遂に斃る。亦た奇と云ふべし。

《用語注釈》
（1）沈痼：長引く病。［漢方用語大辞典］

二一〇八六

淀侯臣、煙田伝一郎、妹、年二十余。臍下動悸あり任脈通り拘急し時々心下に衝逆し、発すれば則ち、背反張、人事不省、四肢厥冷、呼吸絶するが如し。数医、療して験なし。余、診して曰く、奔豚なりと。**苓桂甘棗湯**《りょうけいかんそうとう》を与ふ。服する数旬、病十の七を減ず。但だ腹中常に拘急或は手足に牽て拘攣す。因りて**当帰建中湯**《とうきけんちゅうとう》を兼用す。数月にして全治す。

二一〇八七

幕府勘定吟味役、池野山城守、女、年二十五、六。産後頭眩甚だしく起つこと能はず。劇しきときは船中に坐するが如く、一身動揺蓐につかず。傍人をして身体を圧せしめ目を閉じて之を凌ぐに、足心手掌、粘汗出で衣を汚着す。而るに眠食故の如く、脈平に近し。此くの如く一年余、衆医療して験なし。余、**苓桂朮甘湯**《りょうけいじゅつかんとう》合**四物湯**《しもつとう》（**連珠飲**《れんじゅいん》と名づく）を与へ劇しきときは**妙香散**《みょうこうさん》を服せしむ。徐々に病減じ産後三年にして全愈す。

眩暈外邪に因りて発熱あるは、極めて頭痛を兼ぬる故、**桂枝加葛根湯**《けいしかかっこんとう》或は**麻黄湯**《まおうとう》の主治なり。唯だ頭眩するは**桂苓朮甘**《けいれいじゅつかん》の正面なり。婦人血の道と称して頭眩する者多くは**小柴胡加地黄湯**《しょうさいこかじおうとう》、**桂枝茯苓丸加香附子**《けいしぶくりょうがんかこうぶし》に宜し。軽症は**芎芷香蘇散**《きゅうしこうそさん》に宜し。而るに宋明以来、上衝眩暈を治するに絶えて桂枝を用いざるは古方の意を失するなり。頭眩甚だしきに**桂苓朮甘湯**《けいれいじゅつかんとう》に**三黄湯**《さんおうとう》を兼用し、尤も劇しきは**瓜蔕散**《かていさん》を用ゆることも有り。然れども此の婦人と太田筑前守の室とは尋常の眩暈に非ず。

故に轍を替へて効を奏せり。因りて記して後治の鑑とす。

二一〇八八

幕府作事方、福田幸次郎、妻、年三十七、八。産後数日、青山より赤阪に出で用を弁ず。帰路眩暈卒倒す。即ち、輿して家に帰る。爾後、頭眩起つ能はず。蓐臥一年余、二、三医、之を療して愈えず。余、之を診するに、池野氏の室と同証にして而も手足常に微冷、時々衂血或は咯血す。蓋し血気上攻の候盛とす。因りて前方を与へ**竜胆飲加紅花**《りゅうたんいんかこうか》を兼用し、周年を経て全治す。

二一〇八九

品川祠官、小泉帯刀、母、年五十。嘗て乳岩を患ふ。瘍医、之を截断し核を去る（核の重さ八十匁）。瘡口愈ゆる後、胸膈刺痛、或は肩背に引きて痛み、甚だしきときは心中急迫気絶せんとし、舌上白胎、飲食味なし。前医、和血の剤を与へて応せず。余、診して曰く、瘡口愈ゆと雖も、胸中の気未だ通暢せず欝熱を生じて発するなりと。**大柴胡加当帰甘草**《だいさいこかとうきかんぞう》を与へ（張子和熱疝の按に本づく）、急迫の時、**沈香降気湯加黄連呉茱萸**《じんこうこうきとうかおうれんごしゅゆ》を兼用して、諸証妥和し飲食常に依る。

二一〇九〇

四日市、山崎屋新七、妻、年二十五、六。始めて孕育し産後小腹凝結、小便赤渋、其の痛、淋の如く腰脚攣痛起つこと能はず。尾台氏、**桃核承気湯**《とうかくじょうきとう》及び**大黄牡丹皮湯**《だいおうぼたんぴとう》を以て攻むること数日、痛益々甚だしく大便下痢して小便利せず。反て寒熱を発し飲食進まず、苶然《でつぜん》として頗る疲る。余、之を診するに、小腹尿脬膨脹し真の結塊にあらず。之を按ずれば小便出でんと欲し腰脚に攣痛す。悪露も亦た過多と云ふ。余、以為へらく産後、膀胱湿熱を蓄し此の症を発すと。**竜胆瀉肝湯**《りゅうたんしゃかんとう》**加**《か》**薏苡仁**《よくいにん》（鮮地黄を用ふ）を与へて、当帰蒸加荷葉を以て小腹を蒸すこと二、三日、熱去り小便快通し病十の七、八を減ず。但だ腰脚羸痩力なく起歩すること能はず。**六味地黄鹿茸煉**《ろくみじおうろくじょうれん》を兼用し全復す。

二一〇九一

岡崎侯老臣、大谷三兵衛、年六十。嘗て痰咳を患ひ加之のみならずに痔を以てす。一日、脱肛収まる能はず疼痛甚だし。一医、**大黄牡丹皮湯**《だいおうぼたんぴとう》及び**承気丸**《じょうきがん》を以て下すこと四、五日、痰益々甚だしく昼夜倚息臥す能はず、肛痛も亦た甚だし。余、診して曰く、所謂肺と大腸とは表裏するを以て今下剤を以て妄りに腸中を蕩滌す。宜《む》べなり其の害延きて肺部に及ぶこと。先づ上を寧して以て下を和すべしと。**麦門冬湯加五味子阿膠黄連**《ばくもんどうとうかごみしあきょうおうれん》を与へ下に**紫雲膏**《しうんこう》を貼す。服する四、五日、咳嗽ゆるみ肛門も亦た縮小す。終始前方を持重して病全く安し。其の人大いに喜び余に贈るに香蘭一盆を以てす。

二一〇九二

津山侯臣、池田宗助。平素、虚羸少気、物に堪ふる能はず。腹裏拘急、時々失精、其の脈沈細。医、多くは以て虚労とす。余、診して曰く、天稟薄弱自ら然り。新たに虚労症を発するに非ず。日常摂養を主とし加之のみならず湯液を以てせば、庶幾《こいねがわく》は天年を保たん。乃ち薬を乞ふ。因りて千金**内補建中**《ないほけんちゅう》

湯《とう》方後の説によりて地黄阿膠を加へて与へ、別に桂枝加竜骨牡蠣湯《けいしかりゅうこつぼれいとう》を作り一貼づつ臨臥に服せしむ。其の人、余説を守り数年無恙《ぶよう》(1)す。

《用語注釈》

（1）無恙：無事で日を過ごすこと。［漢字源］

二一〇九三

浅草堂前、原田市三郎、年三十余。左脇下攣痛久しく止まず、劇しきときは腰間にひき行歩する能はず。諸薬効なし。余、心医集和肝飲《わかんいん》を与へ漸々愈ゆ。余、左脇痛を治する柴陥湯《さいかんとう》、柴胡疎肝湯《さいこそかんとう》を用いて大既治す。其の効あらざるもの和肝飲験あり。而るに右脇痛にあつては余り効なし。右脇の者は**小柴胡加青皮芍薬**《しょうさいこかせいひしゃくやく》（本邦老医伝）、熱なきもの**良枳湯**《りょうきとう》屢々験を奏す。

二一〇九四

永田馬場、五島讃岐守、年五十余。春来不食、唯だ酒を嗜み、他苦しむ所なく羸瘦骨立、神気欝閉す。侍臣、苦慮して余を延く。之を診するに、腹濡弱、任脈少しく拘急、下部微冷、脈沈細にして舌上濃白苔あり、小便頻数なり。余、上盛下虚として、与ふるに**柴芍六君子湯**《さいしゃくりっくんしとう》を以てす。之を服して夏秋の交に至り、始めて鳥肉を好み食気漸進を得たり。後、元気復し、打毬遠馬等を試みるに至る。

二一〇九五

丹波、亀山侯臣、松野又左衛門、年四十余。胸痛を患ひ、日久しく止まず。遂に肺癰《はいよう》(1)を醸し膿血を吐し、腥臭近づくべからず。余、**肺癰湯**《はいようとう》を用ゆること五、六日、膿止み臭気減ず。但だ咳嗽甚だしく、右脇痛甚だしく日晡発熱す。乃ち**柴陥**《さいかん》**加**《か》**竹筎**《ちくじょ》を与へて咳日々に減じ痛も亦た安し。一日咳嗽甚だしく、吐血数合、胸中煩悶臥すこと能はず。因りて**黄連**《おうれん》**阿膠湯**《あきょうとう》を服せしめ、二、三日にして血止み、胸中安し。尚ほ**麦門冬湯**《ばくもんどうとう》**加**《か》**生地黄**《しょうじおう》**阿膠**《あきょう》**黄連**《おうれん》を以て調理し常に復す。

此の症、諸医、皆以て不治とす。余独り、此の人平生酒を嗜み鯨飲止まず。故に肺中瘀濁、熱を醸して此の症を発す。故に或は防ぐべし。若し不飲の人にあらば膿止むと雖も或は肺痿をなし遂に救ふべからず。

《用語注釈》

(1) 肺癰：肺に癰瘍を生じて膿血を咳吐する病症。[漢方用語大辞典]

二一〇九六

鶴牧侯(水野肥前守)。数年哮喘を患ひ、毎月必ず数発発すれば、肩息臥すこと能はず。冷汗淋漓、飲食絶すること二、三日。清川玄道父子、多年之を療し自若たり。余、診して曰く、腹中癥癖なく心下痰飲あらず。是、唯だ肺気不振、時気に因りて閉塞を為すのみと。乃ち千金**神秘湯**《しんぴとう》**加**《か》**厚朴**《こうぼく》**杏仁**《きょうにん》を与へ、其の発動劇しきときは別に**麻黄**《まおう》**甘草湯**《かんぞうとう》を服せしむ。是より後、喘気大いに減じ、其の発する、或は各月、或は二、三月隔て発すと雖も絶穀に至らず。戊辰兵乱の後、益々軽く服薬を停するに至る。

二一〇九七

深川佐賀街、池北屋（藍問屋）清兵衛、息、年十四。中暑後、腹中急痛を発し、脈沈微、四肢厥冷、嘔吐甚だしく食下ること能はず。舌上黄苔、大渇、水を飲まんと欲し、腹堅満、大便不通、四、五日。朝倉長宜、寒疝とし**建中**《けんちゅう》及び**解急蜀椒**《かいきゅうしょくしょう》の類を用いて反て増劇、吐して納れず。

余、診して曰く、是れ乃ち外寒裏熱、恐らくは伏暑の候なり。宜しく裏熱を制すべし。**小半夏加茯**《しょうはんげかぶく》**苓石膏**《りょうせっこう》を作り冷飲せしめ、嘔気稍や安し。因りて**承気丸**《じょうきがん》をとり煎湯にて送下す。明日に至り、大便下利する一升余。腹満忽ち減じ、大渇止み、四肢回陽す。唯だ腹痛止まず。**黄連湯**《おうれんとう》を与へて全治す。

二一〇九八

昌平黌教官、塩谷甲蔵（号は宕陰）。左脇下、堅癖あり。時々雷鳴下利、寝ぬれば則ち舌上乾燥、冷水を飲まざれば、潤下するを得ず。一老医、之を攻めて飲食減少、心気も亦た鬱塞す。余、**柴芍六**《さいしゃくりっ》**君子湯**《くんしとう》を与へ、兼ぬるに**帰脾煉**《きひれん》を以てす。後、下痢止み舌滋潤す。但だ堅癖、時に拘急害をなす。因りて**延年半夏湯**《えんねんはんげとう》を与へ、諭して曰く、心腹の病なり。忽諸すべからず。其の人、病緩によりて薬を怠り、遂に卒中風を発して没す。

二一〇九九

麃橋侯医員、望月良益、妻。産後血熱甚だしく、舌上乾燥赤爛、飲食する能はず。痰喘壅盛、血を吐し、脈虚数危殆極る。余、証治し大還**参蘇飲**《じんそいん》を与へ血喘即ち止む。因りて**人参当帰散**《にんじんとうきさん》を与へ、諸証快和し挽回を得。

是の歳、三好清之助、妻も亦た産後同証を患ひ、前婦に比すれば痰喘吐紅なく、血熱反て甚だし。**小柴胡加地黄紅花**《しょうさいこかじおうこうか》を与へ後、**人参当帰散**を与へて全愈す。

二一〇〇

東台法王臣、萬里小路式部卿。左臂疼痛久しく差えず、肩背強急起臥自由ならず。**葛根湯加朮附**《かっこんとうかじゅつぶ》を与へ、数日にして其の痛み稍や安し。其の後、瞳子散大、物を視る能はず。斜視すれば稍や物形を弁ず。眼科以て内障とす。余、以為へらく斯の人嘗て淋疾を患ひ加之のみならずに鯨飲を以てす。恐くは湿熱熏蒸の致す所なりと。**解毒剤加菊花車前子滑石桔梗防風**《げどくざいかきっかしゃぜんしかっせききょうぼうふう》を与へ漸々明に復す。

二一〇一

執政、棚倉侯（松平周防守）。年々脚気を患ひ、当年夏秋の際、両脚水気ありて麻痺し、心下痞満、時々嘔気あり、小便不利、気急歩行しがたく、時々咳嗽煩渇す。戸塚静春院之を療して、病増劇す。余、診して曰く、心下水気あり。其の水、肺を射る故に咳逆煩渇す。嘔気最も脚気の忌む処と雖も、幸に巨里の動、奔馬の如くならず且つ肩背水気なし。当今、速やかに治すべし。機会を失せば不測の変を生ぜん。因りて**犀角旋覆花湯**《さいかくせんぷくかとう》に於て、半夏を加へ香豉を去り黒豆煎汁を以て薬を煮て服せしめ厳しく塩味を断ず。其の夜小便快利、明日に至り心下寛快、嘔気止み咳渇従ひて減ず。服すること七、八日、下部水気も亦た減少す。後、聖恵**檳榔散**《びんろうさん》を与へて全愈す。

聖恵**檳榔散**方　檳榔大　枳実中　将軍少　独活中　茯苓大　羚羊中　沈香中　川芎中　甘草小

右九味

丙寅七月又、発す。其の証往年に比すれば嘔気なく、但だ心下鬱塞、短気、両脚麻痺す。余、**沈香降気**《じんこうこうき》合**豁胸湯**《かっきょうとう》を与ふ。時に大君疾病あり。城中思へらく劇しと。侯、強ひて事を執る。恙なきを得たり。

二－一〇二

関宿侯臣、由岐七郎。脚気を患ひ遍身水腫、麻痺、四肢より口吻に至り、心下痞満、嘔逆を発し虚里動高く、短気、小便不利、殆ど衝心せんと欲す。余、**霊砂**《れいしゃ》一銭を以て井華水に調し送下す。須臾にして嘔逆稍く止み、尋《つ》いで**犀角旋覆花湯**《さいかくせんぷくかとう》を与ふ。両三日を経て衝逆の勢ひ挫け洪腫故の如し。因りて**越婢加朮苓**《えっぴかじゅつりょう》合**唐侍中一方**《とうじちゅういっぽう》を与へ三**聖丸**《さんせいがん》を兼用す。四、五日にして小便快利、随ひて減じ危急を免る。

此の証、終始厳に断塩して薬効速やかなり。三因**禹余糧丸**《うよりょうがん》方後に云ふ、塩病を忌む者、塩を忌むこと能はざれば、服すること無きにしかず。徒労して効なしと。『医宗金鑑《いそうきんかん》』に云ふ、腫脹之病、虚寒に属する者、自から宜しく、諸湿補の薬を投じて之を用ゆべし。倶に効験なき者、虚中に必ず寒邪有るなり。能く塩醤を戒めて、淡食百日、多く生者有ると。『寿世青編《じゅせいせいへん》』に云ふ、水腫喘急、宜しく淡食し塩物を忌むべしと。是、余が本づく処なり。又、『外台秘要《げだいひよう》』癩病を治するに断塩の法を載す。余、未だ試みず。

二一〇三

本郷御弓街、斉藤定之進、義子、太冲。傷寒を得て数十日解せず。脈虚数、舌上老黄胎にして乾燥、心煩、譫語眠を得ず。絶食、足微冷、形神虚憊す。余、診して少陰裏熱の証とし**黄連阿膠湯**《おうれんあきょうとう》を与ふ。服する二、三日、心煩安く少しく安眠を得。食少しく進む。次日、惣身壮熱を発し、譫語煩渇狂躁す。家人大いに驚き余を延く。余、診して曰く、病、陽に復するなり。患ふべからず。**升陽散火湯**《しょうようさんかとう》を与へ、四、五日にして精神明了、飲食大いに進む。後、盗汗止まず夜間微熱、腹中拘急、動悸あり。**聖恵人参散**《せいけいにんじんさん》を与へて全愈す。其の人、後、謙一郎と改名し、弾正台に在りて一方の職を掌《つかさど》る。今に再生の恩を謝す。

按ずるに、此の人大勢解したる後にありて、脈力有りて、狂躁妄語す。故に可治とす。若し数日の後、熱なくして急に空語を発するものは、神虚の候とす。不治なり。又、狂躁するもの多く癇を挟む。故に治すとす。若し故なくして驚惕を発し急に引付くるものは不治なり。余、壮年の者、傷寒大勢解したる後、急に此の証を発して斃者二人を見る、恐るべし。**大承気湯**《だいじょうきとう》に云ふ、怵《じゅつ》惕《てき》(1)煩燥、眠を得ずと。蓋し此の証と相似て大いに異なる者なり。

《用語注釈》

（1）怵惕：恐怖の刺激を受けて動悸が起こること。［中医東医漢方医学辞典］

二－一〇四

閣老亀山侯（松平豊前守）、年四十余。左脇下痃癖あり。時々刺痛、飲食進まず、脈沈細、気欝す。余、柴胡疎肝湯《さいこそかんとう》を与ふ。後、胸下痛解し、飲食進まず。香砂六君子湯《こうしゃりっくんしとう》を与へて胃気大いに旺す。時に病によりて職を辞し、心寛く身閑に静穏を薬とし、一旦薬を休す。

二－一〇五

幕府町与力、三村吉兵衛、妻、年二十一。妊娠中水気あり、手足麻痺す。産後水気去ると雖も、両脚痿軟、加之のみならずに血熱甚だしく、口中赤爛、飲食すること能はず。時に嘔気あり。因りて**小**《しょう》**柴胡湯加栝蔞鮮地黄**《さいことうかかろせんじおう》を与へ、五、六日にして、血熱解し、但だ悪心涎沫を吐し飲食を欲せず。其の人宿疾蛕あり。乃ち**理中安蛕湯**《りちゅうあんかいとう》を与へて安し。後、両脚枯柴痛痒を知らずして痿癖す。**四物湯加亀板石**《しもつとうかきばんせつ》**決明**《けつめい》を与へ、**六味地黄加牛膝車前鹿茸洋参**《ろくみじおうかごしつしゃぜんろくじょうようじん》を煉薬とし兼服せしむ。数旬にして常に復するを得たり。

其の後己巳に至り、復た妊娠中痢疾を患ひ赤白帯下数行、精気虚憊脱状を見はす。一医、**真人養臓**《しんじんようぞう》**湯**《とう》を与へ下利稍く止む。時に分娩し娩後、元気不振、血熱蒸騰し唇口乾燥、痰喘壅盛、時々振栗し脈微細、危殆極まる。余、**人参当帰散**《にんじんとうきさん》を与へ気力稍や旺す。而して血熱益々熾ん、煩乱空語、穀食下る能はず。因りて意を決して**竹皮大丸料**《ちくひだいがんりょう》を与ふ。服する両三日、血熱減じ痰喘緩み、精神爽然たり。是に於いて復た**人参当帰散**に復し持重する数日、余熱去り痰飲全く消し飲食大いに進む。因りて**八珍湯**《はっちんとう》に転じ全治す。

二－一〇六

芝山熏成寮、雛僧伝成。臍傍堅塊を生じ、俄かに発動し刺痛嘔逆煩燥死せんと欲す。一医、之を療して益々劇し。余、寒疝とし**解急蜀椒湯**《かいきゅうしょくしょうとう》を与ふ。両三日を歴て刺痛嘔逆止み、其の塊依然たり。益々前方を与へ、旬日を過ぎて塊漸く消す。時に飲食大いに進み放胆恣食す。之が為に下利水気を発し、時に酸水を吐し、腰以下削小、歩する能はず。**真武加半夏湯**《しんぶかはんげとう》を与へて全愈す。

二－一〇七

幕府先手頭、上野新三郎、息、銀次郎。演武場にありて勉強精技す。一日、大吐血を発し、医、之を療して止まず。余を延く。余、先づ**代赭石散**《たいしゃせきさん》を以て井華水に送下す。次に**加味犀角地黄湯**《かみさいかくじおうとう》を与へて安し。後、胸中動悸甚だしく気息短乏、微咳し痰中時に血線を見る。乃ち**麦門冬湯加地黄阿膠黄連**《ばくもんどうとうかじおうあきょうおうれん》を与へて全愈す。

此の証、吐血止むといへども肺痿症を見はし不治に至るもの多し。此の人幸に全治す。

二－一〇八

唐津侯臣、中村対助、妻、前症を患ひ亦た全治す。後一年、産後肺痿を発し竟《つい》に起たず。

幕府寄合、酒井新三郎、室（飯田侯姉）、年四十。小腹塊あり、時々左脇下に衝きて痛み、経水不調、或は二、三月断じて一時に崩下し、心気鬱塞、飲食減少す。余、**温経湯**《うんけいとう》を与へ衝逆の時、**失笑散**《しっしょうさん》を服せしむ。数旬にして衝逆止み、少腹塊濡に経事常に復す。後、時々血熱を発し、肩背強急歯痛を発す。**小柴胡湯**《しょうさいことう》**加**《か》**地黄**《じおう》**栝蔞根**《かろこん》を与へて全治す。飯田侯、臣を使はして謝す。

余、**小柴胡湯**《しょうさいことう》に栝蔞根を加ふるものは去半夏加栝蔞湯の意にあらず。**栝蔞桂枝湯**《かろけいしとう》の意に本づくなり。凡そ熱のもの宗筋、之が為に乾燥し強急をなす。故に清熱剤に栝蔞地黄滋潤の品を加ふるときは速やかに効を奏す。千金**独活湯**《どっかつとう》の地黄も亦た此の意なり。

二一〇九

古河侯臣、日暮源兵衛、年七十余。年来留飲あり嘈雑止まず諸薬効なし。余、**旋覆代赭石湯**《せんぷくたいしゃせきとう》を与ふ。服する四、五日、嘈雑止み下利日に二、三行、飲食進まず。**六君子湯**《りっくんしとう》**加**《か》**黄連**《おうれん》**旋覆花**《せんぷくか》を与へ利止み食進む。

余、飲家に往々代赭石を用ゆ。下利すれば必ず効あり。又、噦逆飲に属するもの此の湯を用ひ小便快利すれば必ず愈ゆ。其の吐血に用ふるものは専ら鎮降止血の意に取る。此の方意と異なり。

二一一〇

関宿侯、祖母、貞泰院、年六十。宿疾あり、発すれば則ち嘔逆食を納れず、心胸刺痛忍ぶべからず。四、五日を経て自然に止む。薬すれば反て劇と云ふ。此くの如きもの、一年或は隔年に一発す。是の歳の冬偶発す。

余、診して曰く、恐らくは蛕に属す。宜しく安蛕すべし。因りて**理《り》中《ちゅう》安《あん》蛕《かい》湯《とう》**を与ふ。一日にして嘔止み痛安し。後、心下痞し停飲あり**半《はん》夏《げ》瀉《しゃ》心《しん》湯《とう》**に烏梅蜀椒を加へ服せしむること旬余にして止む。爾後、数年の疾、脱然として再発せず。

二-一一一

幕府寄合、秋山虎之助、母、年三十余。嘗て痔を患ひ下血す。秋来下血止まず、続きて膿血及び腸垢を下し、厠に上れば窘迫快通せず、四肢微腫、面色萎黄、更に食気なし。庄内医員、榊原玄順、之を療して効なし。余を延きて方を議す。余曰く、下焦湿熱を蓄ふる日に久し、先づ之を制して而る後中気を助くべしと。乃ち**白《はく》頭《とう》翁《おう》加《か》甘《かん》草《ぞう》阿《あ》膠《きょう》湯《とう》**を与ふること四、五日、膿血日々に減じ窘迫大いにゆるむ。旬日を過ぎて大便常に復す。因りて**六《りっ》君《くん》子《し》湯《とう》加《か》黄《おう》連《れん》炮《ほう》姜《きょう》**を与ふ。水気漸々去り飲食大いに進む。数月にして病蓐を除くに至る。

橘窓書影

［巻之三］

栗園老樵著
輔仁社同校

三－〇〇一

京都町奉行、岡部備後守、次女、阿銀。嘗て歴節風を患ひ、高階安芸守、之を療して治せず。江都に帰るの後、時々骨節焮腫疼痛す。千金**犀角湯**《さいかくとう》を与へて一時安し。時に外感を得て寒熱甚だし。一夜、発汗して解せず、往来寒熱、微嘔、下利日に三、四行。乃ち**小柴胡**《しょうさいこ》合**三白散**《さんはくさん》を与ふること二、三日、下利止み、舌上黄胎讝語す。因りて**大柴胡湯**《だいさいことう》を与ふ。一夜、下血す。其の色漆黒臭気甚だし。其れ蓄血あるを知り、**桃核承気湯**《とうかくじょうきとう》を以て瘀血を下すこと一、二行。後、**犀角地黄**《さいかくじおう》合**黄連解毒湯**《おうれんげどくとう》を与へ大勢挫《くじ》くと雖も讝語止まず、煩渇甚だしく不食虚羸す。**竹皮大丸料**《ちくひだいがんりょう》を用ゆること両三日。始めて精神復し、煩渇止み、食少しく進む。後、**小柴胡加地黄湯**《しょうさいこかじおうとう》を与へ全く復す。爾後、数年の歴節再び発せずと云ふ。

蓋し、此の証蓄血を帯ぶる者故に歴節の法、方、肯綮を得ざるなり。古人曰く、夫れ術の精しからざるを憂へずして、徒に病、治し難しと憂ふは天下の拙医なりと。赧顔《たんがん》に堪へず。一老医曰く、某姓の女、年二十四、五。年々秋冬の交、喘息必発す。子三人を産す後、一ケ年の間、秋冬といへども喘気なし。翌年、喘又発す。毎産此くの如し。是、喘家も亦た蓄血に因るの一徴なり。又、曰く、眼赤痛甚だしき者、吐血の後、脱然として愈ゆ。知るべし其の因、脳中にあづからずして膈中の瘀血に因ることを。

三－〇〇二

町与力、安藤源五左衛門、年五十許り。往年、大下血を患ひ、脱血後、肛門翻出、納るる能はず痛楚甚だし。福山一瘍医、之を療して痛去ると雖も脱肛収まるを得ず。厠に上れば翻出益々甚だしく、下血淋漓、便後腸垢及び稀汁を下すこと一合余、更衣後一時計り、苦楚云ふべからず。漸く蓐臥を得、面色青惨、唇舌灰白、胸中動悸甚だしく腹虚満、少しく労動すれば、気息短乏、口中乾燥、四肢微腫、脈虚数、消穀善飢す。伊沢磐安之を療する数歳、依然として復すること能はず（**四物**《しもつ》加減及び**補中益気湯**《ほちゅうえっきとう》を服すと云ふ）。余曰く、下血過多、中焦気虚す。故に多年治するを得ず。古人云ふ、血を補ふは、気を補ふに如かずと。宜しく先づ胃気を輔すくべし。**六君子湯加厚朴香附子炮姜**《りっくんしとうかこうぼくこうぶしほうきょう》を与へ**鉄砂丸**《てっしゃがん》を兼用す。数日にして下血止み、動悸減ず。尚ほ前方を連服する数旬、水気去り、身体血沢を生ず。但だ時々裏急後重腸垢を下すこと夥し。余、湿熱の所為とし、**白頭翁加甘草阿膠湯**《はくとうおうかかんぞうあきょうとう》を兼用して腸垢減じ、脱肛の苦楚漸く安く、遂に便後収入を得たり。之を療する三年、始めて脈平に復し、近辺閑歩《かんぽ》、游息を得。其の後、職を辞し、名を半也と改たむ。

三－〇〇三

御勘定奉行、小栗上野介、室、年三十許り。下血を患ふる数年、込元意春院及び同僚、之を療して愈えず。面色痿黄、皮膚甲錯手足皸をなし、足脛浮腫、爪色栄ぜず。腹微満し、経水期に先《さきだ》つて、必ず腰痛下血す。余、**六君子湯加厚朴香附子黄連**《りっくんしとうかこうぼくこうぶしおうれん》を与へ**鉄砂丸**《てっしゃがん》を兼用す。服する数旬、下血止み、浮腫去り、腹堅実す。但だ皮膚甲錯、故の如く時に肛門焮痛す。余、血熱の所為とし、**温清飲**《うんせいいん》を与へ肛門に**紫雲膏**《しうんこう》を貼す。凡そ服する一年余、周身血沢を生じ諸証全愈す。戊辰の春に至り懐孕し一女子を挙す。

町奉行、黒川近江守、室も亦た其の証を同じふす。而して時々崩漏をなし、胸動短気、高きに登ること能はず。其の状黄胖に類す。余、前方及び前丸を用ひ崩漏の時、**温清飲**を与へて愈を獲たり。

三－〇〇四

昌平黌教官、中村敬輔、妻。帰嫁の後、数年経水不調、偶々来れば気宇快爽ならず、毎に腰冷甚だしく小腹拘急、之を按ずれば塊癖あり。余、胞門虚寒とし、**温経湯**《うんけいとう》を与へ腰間八髎に灸す。後、半年を歴て始めて懐妊す。是より先数年、見附請負人清水源次郎、女、年二十一。同証を患ひ、即ち前方を与ふること数旬、八髎に灸す。幾ばくもなくして懐孕《かいよう》して一男子を挙ぐ。古方の妙、思議すべからざる者此くの如し。

己巳の秋、対州医員、塩田楊庵娶る。産后少腹塊あり、之を按ずれば、痛み腰脚にひき、或は時に悪心嘔吐、或は時に下利、不食、羸痩、殆ど労状を見はす。主人、滋血消瘀の剤を与へて愈えず。余、診して曰く、此れ胞門虚寒の証、真の労に非ずと。**温経湯**を与ふ。数日にして全愈す。

秩父栄橘室、腰冷屢々堕胎す。余、**温経湯**を久服せしめて始めて育す。

三－〇〇五

御蔵奉行、松村鉎之助。脳漏を患ひ、久年解せず。頭面微腫、肩背強ばり鼻涕臭気あり、時に頭痛気鬱す。乃ち**葛根湯**《かっこんとう》**加**《か》**桔梗**《ききょう》**石膏**《せっこう》を与へて**二気丹**《にきたん》（硝石、硫黄二味）を兼用し、数旬にして頭痛減じ、臭気全く消す。余、諭して曰く、脳漏難治の証と雖も、今、十の七、八を去る。庶《こいねがわ》くは後患なからん。

唯だ恐る左脇下より心下にかけ癖塊あり。是を制せずんば他日、腹の害をなさん。因りて**四逆散**《しぎゃくさん》**加**《か》**呉茱萸茯苓**《ごしゅゆぶくりょう》を与へ**硝石大円**《しょうせきだいえん》を兼用す。其の塊未だ減ぜず、時に家族紛擾のことありて心思労動し、加之のみならずに戊辰の変を以てし志気萎靡し己巳の夏に至りて脾労癉黄を発し遂に起たず。惜しむべしとす。

三－〇〇六

桑名侯臣、佐川八十右衛門、妻、年四十。経閉数月、小腹塊あり、腰間に引きて痛時々衝逆す。乃ち**温経湯**《うんけいとう》を与へ、**硝石大円**《しょうせきだいえん》を兼用す。一日、暴熱、大頭痛を発し裂くが如く困悶す。門人、**香芎湯**《こうきゅうとう》を与ふ。須臾にして嘔吐、昏冒、人事を省せず。脈微細、手足厥冷、冷汗出で、呼吸僅かに存するのみ。余、急に瓜蒂辰砂の末を以て搐鼻《ちくび》(1)し**呉茱萸湯**《ごしゅゆとう》を作り、徐々灌下す。凡そ一時許り鼻嚏始めて発し、両眼微動す。尚ほ前の二方を用ひて翌朝に至り、人事省了後、又、発熱し両耳膿水を流し頭痛を覚ゆ。因りて**小柴胡加山梔子牡丹皮湯**《しょうさいこかさんししぼたんぴとう》を与へ**左突膏**《さとつこう》を耳中に挿入す。数日にして頭痛全く止み耳膿つき小腹の塊失するが如し。斯の人、病激発の時に当りて一洋医、診して脳焮衝とす。余は謂へらく蓄血脳を侵すの症なりと。此に至りて始めて其の明徴を得たり。

《用語注釈》

(1) 搐鼻：粉末薬品をそのままあるいは包んで鼻腔内に挿入すること。蓄膿症などの治療に用いられる。
[漢方用語大辞典]

三ー〇〇七

閣老岡崎侯（本多美濃守）。哮喘を患ふること数年。発すること則ち四、五日、絶食、薬汁も亦た下る能はず。衆医之を治して験なく、近来益々劇しく腰以下削小、力なく歩趨《ほすう》甚だ艱難と云ふ。余、之を診するに脇肋下痃癖あり。任脈拘急、肩背へかけて凝結し小便数、大便難、脈沈弦なり。余曰く、此の寒冷澼飲の為す所ただの肺脹に非ざるなり。宜しく其の澼飲を制すべし。外台**柴胡鼈甲湯**《さいこべっこうとう》を与へて平服せしめ、発喘の時は、之を停して**麻黄甘草湯**《まおうかんぞうとう》を作り少々与ふ。数旬にして、痃癖ゆるみ哮喘、旧に比すれば、半を減ずと云ふ。

三ー〇〇八

奥儒者、林式部少輔。落馬して、脱臼し起歩する能はず。一洋医及び接骨家之を療していえず。左脚擁腫攣急、起つを得ず。百日を経て自若たり。余、診して曰く、瘀血流注と。**桂枝茯苓丸料加附子**《けいしぶくりょうがんりょうかぶし》を与ふ。数日にして擁腫消し、攣急緩み起つことを得たり。但だ臀肉痩削、左脚力なく杖に非らざれば歩する能はず。乃ち**大防風湯**《だいぼうふうとう》を与へ**虎脛骨丸**《こけいこつがん》を兼用して全愈す。

三ー〇〇九

凡そ瘀血久痛の者、桃仁附子と伍せざれば効を奏する能はず。余、喜んで**止痛附子湯**《しつうぶしとう》、**桃核承気湯**《とうかくじょうきとう》等を運用す。蓋し此の意なり。

久留島伊予守侯、年十四。気欝閉塞、顔色青惨、身体虚羸、医以て労瘵とす。余、之を診するに任脈拘急、胸中動悸あり。左脇下より鳩尾にかけて妨悶す。余、以為へらく癖疾の為す所と。**四逆散鼈甲茯苓**《しぎゃくさんべっこうぶくりょう》を与ふ。数日にして妨悶去り、拘急解し気宇大いに開く。四肢力なく物に対して倦怠す。因りて**千金茯苓湯**《せんきんぶくりょうとう》を与へ、数旬にして全治す。

千金茯苓湯方　茯苓、人参、柴胡、甘草、大棗、麦門冬、地黄、桂枝、芍薬、以上九味。

三－〇一〇

菅沼織部正、老女、千代野、年七十余。一日、卒倒、口眼喎斜し、左の手足不遂、頭痛破るるが如く面赤色、舌強りて語言する能はず、大便通ぜず、腹裏拘急、心下に動悸あり。余、以為へらく熱癱癎の正証と。先づ**風引湯**《ふういんとう》を与へ、尋《つ》いで**柴胡竜骨牡蠣湯**《さいこりゅうこつぼれいとう》方中鉛丹を去り釣籐芍薬甘草羚羊角を与へ、三日を経て諸証解し起歩を得たり。但だ言語蹇渋《けんじゅう》、急に事を弁ずる能はず。前方を服する百余日にして舌稍く常に復す。

余、嘗て中風実症の者は皆、金匱熱癱癎の属とし、重き者は**風引湯**、**柴胡加竜骨牡蠣湯去鉛丹加釣籐芍薬甘草羚羊**《さいこかりゅうこつぼれいとうきょえんたんかちょうとうしゃくやくかんぞうれいよう》を用ひ、軽き者は**四逆散加棕櫚葉紅花白僵蚕**《しぎゃくさんかしゅろようこうかびゃくきょうさん》及び**抑肝散加芍薬黄連羚羊角**《よっかんさんかしゃくやくおうれんれいようかく》を用ひ全治する者少なからず。

渡辺甲斐守、土屋大膳亮、其の他数人、巍然《ぎぜん》として今に存せり。若し夫れ大小続命及び朮附の症に属する者、治を得る至りて少し。仮令存するを得るも廃棄の人たることを免れず。弁ぜずんばあるべからず。

三-〇一一

笠間侯、次男、悌丸、年二歳。吐乳後驚慉を発し、啞科二、三人、技を尽くして増々劇し。其の発する日夜、七、八次。頭項腫起、直視上竄、苦汗時々宿乳を吐し、青便、手足微冷す。余、診して陰癇とし**沈香《じんこう》天麻《てんま》湯《とう》加《か》全蝎《ぜんかつ》**を与ふ。服すること一日、驚慉止み二、三日を経て吐乳、青便常に復し漸く蘇息を得たり。後、身体健にして両目明を失す。

三-〇一二

林大学頭（学斉と号す）、息、三歳。外感後、顖門突起、吐乳止まず。時々驚惕して癇を発せんとす。千金**竜胆《りゅうたん》湯《とう》**を与ふ、効なし。余、以為へらく吐乳止まざる所以の者、上迫甚だしきによる。宜しく鎮墜すべしと。因りて**霊砂《れいしゃ》**一味を井華水に灌下し、次に**小半《しょうはん》夏《げ》加《か》茯苓《ぶくりょう》橘皮《きっぴ》**を飲ましむ。次日、吐乳止み、驚惕日々に減じ元気故の如くにして両目亦た失明す。

凡そ小児失明する者の多くは、顖門突起、脳中瘀水を醸すに因る。故に爾後、顖門に**芫青膏《げんせいこう》**を貼して間々此の患を免る。此れ蓋し山脇東洋、痘瘡眼に入る者、巴豆鉛丹二味、頭に貼するの例に拠る。

三-〇一三

十軒店、酒舗、新川屋、父、年六十余。気息短乏微喘あり、小腹力なく、腰脚沈重、歩するを得ず。

医、痰喘として駆痰、滌飲の剤を投じて愈えず。余に診を乞ふ。余曰く、微飲ありと雖も下焦虚寒す。逐滌の宜しき所に非ず。因りて**八味丸料**《はちみがんりょう》を与ふ。久服して短気ゆるみ其の人閑歩を得たり。

三－〇一四

浅草司天台、伊藤鉄五郎、年三十。身発黄、水気あり、煩渇甚だし。余、**茵蔯五苓散加黄連**《いんちんごれいさんかおうれん》を与へ、**三聖丸**《さんせいがん》を兼用す。数日にして発黄消し、水気全く去る。其の人嘗て一奇疾あり。時に動悸臍下より心に衝突す。衝すれば則ち卒倒し人事不省、須臾にして醒む。醒後、頭痛破るるが如く嘔吐飲食を得ず。洋医者流、高須昌亭なる者、手を尽くして治せずと云ふ。余、奔豚の一症とし**定悸飲**《ていきいん》（**牡蠣奔豚湯**《ぼれいほんとんとう》の変法）を与へ、**莎芎散**《さきゅうさん》を兼用す。爾後、久しく不発、発するも亦た頭痛至りて軽るしと云ふ。

莎芎散方　香附子、川芎（各四銭）、黄連、山梔子（各二銭五分）、木香、乾姜（各一銭五分）、檳榔、黄芩、芒硝（各五分）。

右、散と為す。此の方、本邦老医、婦人血癇頭痛嘔逆を治するの方、余、運用して奇効を獲たり。

三－〇一五

阿部聡徳院（棚倉侯隠居）、年六十余。吐血を患ひ数日止まず、心中煩悶、夜間発熱安眠を得ず。時に左脇下痛み微咳、食進まず。川村宗澹、戸塚静春院、之を療して自若たり。因りて余に診を乞ふ。余、先づ華蕊石末一味を以て清水に送下し、次に**黄連阿膠湯**《おうれんあきょうとう》を与ふ。其の夜安眠し明日に至りて吐血大いに減じ二、三日を過ぎて全く止む。平素左脇下凝結あり。時々刺痛、左に側臥すれば咳益々甚だし。乃ち**柴胡疎肝湯《さいこそかんとう》加《か》山梔子《さんしし》麦門冬《ばくもんどう》**を与ふること数旬、脇下の凝結解し刺痛咳嗽全愈す。

是の歳、夏秋の交（慶応元年丑）丹州亀山邸、疫邪流行。其の初め下利をなし四、五行の後、表邪忽ち陥入し、緩なる者は少陽に進み、急なる者は陽明に属す。其の尤も劇者は邪気血分を侵し下血及び諸錯悪の証を現はす。余、君侯（松平豊前守）を診するの次、邸内を奔走し力を極めて之を療す。就中危篤なる者、松平内記及び女、矢部直助妻及び息、太田男吏姪、鋤柄耕造妻、両角進茶、長沢有悦、羽城求馬の妻とす。幸に皆、救活を得。侯、大いに喜び余が功労を賞して白銀三十錠を以てす。

三ー〇一六

一橋御守殿の仕女、阿幾能（内藤道右衛門、女）、年二十余。外感後、咳嗽声啞久しく愈えず、羸痩、短気、心志鬱塞、殆ど三年に垂《なんな》んとす。衆医、労瘵とす。余、診して曰く、病、肺痿に属すといへども幸ひに経事断ぜず、脈細数ならず、或は救ふべし。因りて**百合固金湯《びゃくごうこきんとう》**を与へ**蛤蚧散《ごうかいさん》**を兼用す。数旬にして咳止み声音響亮、気宇常に復す。

三ー〇一七

壬生侯（鳥居丹波守）、室、年十八、九。外感後、胸肋痛み、咳嗽甚だしく寒熱往来、食進まず脈虚数、一医以て風労とす。余、診して曰く、余熱胸郭に蘊結す。所謂結胸の軽き者なり。**柴胡枳桔湯《さいこききつとう》**を与ふ。数日にして痛安く咳嗽止む。但だ心下痞満、飲食を欲せず。**小柴胡湯《しょうさいことう》加《か》黄連《おうれん》茯苓《ぶくりょう》**を与へて全愈す。

三ー〇一八

是の歳、秋八月二十日、仏蘭西ミニスートル、姓シユウレー名列翁魯《レヲンロセス》(1)なる者。疾あり愈えず。医を幕府に乞ふ。幕府議して、余及び鍼医和田氏を遣はし療せしむ。閣老山形侯、参政敦賀侯、其の命を伝ふ。即ち促装して横浜に趣く。山口駿河守栗本瀬兵衛の接伴とし、余等を使館に導き公使を診す。

其の按に曰く、日本政府、御目見医師浅田宗伯、佛国公使、某の病を診察し得るに、生質強健なれども数歳困苦して戦闘等を経たるゆゑ筋骨弛緩して血気の分利を失ひて、脈に遅緩の候あらはれ皮肉潤沢も年齢よりは枯槁したり。且つ腰間の辺りに打撲の痕ありて臂肉右の方よりは痩せたり。腰は一身の要関にて別して運動の処ゆゑ気血の分利鈍くなりて苦悩せり。此の病治せざるときは漸々腰以下の分利を失して歩行難渋になるものなり。内より血気を扶助し腰髖辺りの強壮になる薬を服し外より経絡を活動する鍼治を施すときは全愈を得ずと雖も十の五、六挽回して天寿を保つべし。此の人陸軍の大将たる十八年、曾て戦闘の時銃丸、馬首に中り落馬の後、此の病を得。本邦に来りて益々甚だしと云ふ。因りて其の薬方を書し、一々薬味を注して示す。

桂枝　気を運らし筋脈を強壮にするものなり。

芍薬　血を和して痛をゆるめる者なり。

蒼朮　身体の濁湿を去りて関節を分利するものなり。

茯苓　小便を通利して気血を順にするものなり。

附子　身内の陽気を扶けて腰脊の痛を去るものなり。
甘草　腹を和して諸薬を導くものなり。
大棗　生姜　此の二品は以上六品の薬性を混和して胃中の容受よろしからしめ薬力を身体に分布せしむるものなり。

以上の薬味を調和して煎服するときは前件の病症漸々愈ゆべしと。

右書し畢《お》へて、栗本瀬兵衛に渡す。通弁官カーシユンをして彼国の文字に訳せしめ公使に示し、其の後、本国の帝に贈ると云ふ。二十二日通弁官カーシユン公使の別館に於ひて余を饗す。其の資、一人に日本金十五円に充つと云ふ。此の日風雨烈し、カーシユン、余を馬車に載せ以て公使を診す。

二十四日、公使病大いに快きを以て余、帰府せんとし別を告ぐ。公使余が手を握りて曰く、病過半愈ゆ。抃喜《べんき》に堪へず。其の謝の如きは正に本国の王より贈るべし。予は即ち此の恩を謝せんが為に治験を新聞紙に載せ日本に名医あることを五大州中に布告せんと。是れに於いて又、前方を調和し和田氏に托して帰る。

後、其の言の如く本国より余に贈るに時鳴鐘、哆囉泥三巻を以てす。而るに官吏之を欺収し、余に与ふるに銀十錠を以てす。当日の政、推知すべきのみ、噫《ああ》。

《用語注釈》
（1）列翁魯：幕末に来日したフランス公使「レオン・ロッシュ」のこと。

三ー〇一九

川越侯臣、石川弥五左衛門、息、年二十許り。寒疾を得て下利し、下利止み、後、熱益々熾んに尿血を発す。毎《つね》に尿血一合余り、日夜一升余りに至り、腹虚濡、脈細数、舌上黒胎、欝々として死人の如し。余、**導赤各半湯《どうせきかくはんとう》**（生地黄）を与へ**乱髪霜《らんぱつそう》**を兼服せしむ。両日を経て尿血止む。後、遺熱解せず、飲食進みがたし。**乾地黄湯《かんじおうとう》**を与へて全治す。

余、尿血を治する数人、而るに傷寒に在りては、此の人を始めとす。其の多きも亦た此の人の比を見ず。往年、呉服街、家主某、膏淋を患ひ、後、尿血綿の如き者許多を出だし、遂に治せず。中津中西忠太、紀州柏木常雄も亦た同証にして死す。尿血恐れずんばあるべからず。

三－〇二〇

牛込御門内、星野備中守、女、年二十八、九。頭面瘡を発し其の色黴黒、宛かも黒鬼の如く、手足も亦た瘡あり。処々蝕爛、其の状火傷の如し。寒熱往来、食不進。瘍医、之を療して数旬愈えず。余、**九味柴胡湯加犀角《くみさいことうかさいかく》**を与へ、数日にして湿熱解し瘡痂脱落す。時に眼白翳を生じ骨節疼痛す。余、其の余毒あるを知り**解毒剤加菊花車前子滑石桔梗防風《げどくざいかきっかしゃぜんしかっせききょうぼうふう》**を与へ**結毒紫金丹《けつどくしきんたん》**を兼用す。数旬にして眼翳去り、骨疼止み身体故に復す。

三－〇二一

幕府勘定役、内藤四郎。右脚疼痛、日を経て肉脱し腰脚力なく歩する能はず。衆医、之を治して寸効なし。余、診して曰く、下部血気、衰弱栄するを得ず。之を攻むるも益々不可なりと。**六味地黄丸《ろくみじおうがん》**

料《りょう》に牛膝車前子鹿角を加へて与へ**虎脛骨丸**《こけいこつがん》を兼用す。服する期年、気血大いに還り歩履旧に復す。

一橋公馬役、中川喜代之助、同証を患ひ、而るに内藤氏に比すれば、虚弱甚だしく足微冷す。余、**済生腎気丸料加鹿角**《さいせいじんきがんりょうかろっかく》を与へて愈ゆ。殿橋侯臣、長畑十作、妻、同証にして痿躄す。**六味丸料牛膝車前**《ろくみがんりょうごしつしゃぜん》**子鹿角羚羊**《しろっかくれいよう》を与へ、当帰蒸苛葉礬石を以て脚を熨して全愈す。

三-〇二二

幕府寄合、横山錞三郎。嘗て痔疾あり。時々腫痛或は下血す。一日、肛門内焮痛し、右の臀赤腫痛甚だし。一医、痔として之を療し右臀益々焮痛す。余、診して臀癰の種類とし当帰蒸を以て痛処を熨し、**大黄牡丹皮湯**《だいおうぼたんぴとう》を与ふ。二、三日を経て臀肉の中膿管あるを見る。因りて膿潰の候とし**左突膏**《さとつこう》を貼し**伯州散**《はくしゅうさん》を兼用す。其の夜急に便気を催し厠に上れば、稠膿六、七合を下す。其の臭気近づくべからず。明旦に至り焮痛脱然として去り四、五日を歴て臀肉故の如し。是れ即ち直腸の近傍に醸すものなり。然るに外発の策をなす。余、深く失鑑を愧《は》づ。

三-〇二三

岡崎侯臣、妻鹿文之助、妻。経閉二月、外感を得て熱甚だしく、煩渇、嘔逆、薬食共に下る能はず。余、**竹皮大丸料**《ちくひだいがんりょう》を与ふ。二、三日を経て熱解し嘔吐止み食少しく進む。一日、急に悲傷を発し、神霊あるが如し。家人驚きて診を請ふ。門生、投ずるに**甘麦大棗湯**《かんばくたいそうとう》を以てす。翌日悲傷止み経水暴下、血塊二枚を下す。余、之を診するに胎、依然として手に応ず。真の崩漏にあらず。因りて千金**大阿膠湯**《だいあきょうとう》

を与へ下血止みて後、**茯苓《ぶくりょう》補《ほ》心《しん》湯《とう》**を与へて平復分娩に至る。是も亦た妊娠中の一奇証なり。

三－〇二四

本八町堀第二街、炭鋪、高野屋徳五郎、妻。産後心下停飲あり。嘔吐不食、時々心下刺痛、眩冒絶せんとす。二、三医、之を治して効なし。余、与ふるに**小《しょう》半《はん》夏《げ》加《か》茯苓《ぶくりょう》湯《とう》橘《きっ》皮《ぴ》**を以てし、**小《しょう》烏《う》沈《ちん》散《さん》**を兼用す。四、五日にして嘔吐止み痛も亦た減ず。一日、臍下より心下に衝逆し卒厥、死せんとす。肘後**奔《ほん》豚《とん》湯《とう》**を与へて安し。後、日々発熱し、頭痛、眩暈、盗汗出で止まず。**柴《さい》胡《こ》姜《きょう》桂《けい》湯《とう》加《か》黄《おう》耆《ぎ》鼈《べっ》甲《こう》**を与へ数旬にして全愈す。

三－〇二五

番町、阿部長吉郎臣、室田平太郎、妻。年来小腹堅塊あり。発動すれば則ち嘔逆食を納れず、其の刺痛手を近づくべからず。余、**小《しょう》半《はん》夏《げ》加《か》茯苓《ぶくりょう》湯《とう》橘《きっ》皮《ぴ》**を与へ**硝《しょう》石《せき》大《だい》円《えん》**を兼用す。別に当帰蒸加茴香桂枝を以て痛処を蒸す。四、五日を経て嘔吐止み塊半を減ず。後、**内《ない》補《ほ》建《けん》中《ちゅう》湯《とう》**を与へ前丸を連服せしめて、塊全く消し痛嘔再発せず。

三－〇二六

河津伊豆守、室。反胃を患ひ、時を期して心腹疼を発し、須臾にして食及び酸水を吐す。羸痩甚だし。脈細小。医、数方を投じて験なし。余、先づ食量を制して、一日に饘粥《せんしゅく》一合を三度に啜らしめ、小半夏加茯苓橘皮《しょうはんげかぶくりょうきっぴ》を与へ起廃丸《きはいがん》を兼用す。数日にして飲食吐せず腹痛去り肌肉常に復す。

三－〇二七

幕府監察、岡部三右衛門（旅館大坂平野町会所）。長州征討の命を奉じて芸州口にあり。歴節風を患ひ病院に入りて医治す。連旬寸験なし。因りて輿して大坂に来たる。其の証、手足骨節疼痛魁瘰をなし、屈伸する能はず。起坐も亦た難く、肌肉枯柴廃人の如し。桂芍知母湯《けいしゃくちもとう》を与ふ。数日にして痛減じ魁瘰消散し、起居自由を得。旬余、日を経て出仕す。後、時々発熱微疼す。余、湿熱の余焰とし当《とう》帰拈痛湯《きねんつうとう》を与へて全愈す。

三－〇二八

奥坊主、今西宗伝。脚気を患ひ遍身洪腫、手足及び口吻麻痺、大小便不利、心下痞満、虚里動甚だしく気息促迫す。洋医者流之を療して増劇す。因りて坂府の医を招く。医、固辞して去る。余、診して曰く、病、実に危篤なり。然れども大君の如く嘔吐なく頸項擁腫なく、脈駛緊ならず衝心の悪候悉く具はらず。宜しく治方を尽くすべし。乃ち沈香降気《じんこうこうき》合豁胸湯《かっきょうとう》を与へ養生丹《ようじょうたん》を兼用す。明旦に至り小便快利し気息少しく安し。尚ほ一切、塩味を断じ前方を連服すること五七日、水気、大いに減じ、其の人鬼籙を免る。

奥詰、伊場八郎。扼腕切歯して曰く、我、大君をして此の坊主の如くならしめざるは、千載の遺憾と云ふべし（伊場八郎は軍兵衛の子なり。撃剣を善くす。後、遊撃隊の長となり戊辰の変脱走し、林昌之助を輔けて兵を箱根嶺に挙げ、官軍と奮戦して一臂を失ふ。潜匿して病を養ひ又箱舘港に趣きて、榎本和泉、大島圭助と志を合して己巳の役、遂に勇戦して死す。嗚呼、徳川の忠臣たるを恥じずと謂ふべし）。

三－〇二九

御目付助、池田鎗三郎。疫痢を患ひ下利、日に数十行、頭痛時々悪寒、口渇不食、厠に上れば肛門火を放つが如く焮痛甚だし。御番医師、阪本元安、**芍薬湯**《しゃくやくとう》及び疎滌の剤を与へて反て甚だし。余、診して曰く、此れ大陽と陽明との合病なり。数日を経ると雖も表証猶ほ在り。宜しく発汗すべし。即ち大剤**葛根湯**《かっこんとう》を与へ鄭重に発汗せしめ、翌日に至り下利度を減じ、頭痛悪寒止む。連服一日、肛門の苦も亦た忘るるが如し。但だ舌上胎去らず、心下時々急迫し飲食進まず。因りて**大柴胡湯**《だいさいことう》を与ふ。不日にして諸証全く愈ゆ。斯の人の采地（摂州の内と云ふ）近に在り。里正大いに喜び赤豆飯を製して贈謝す。

三－〇三〇

林式部少輔、室、年三十許り。頭中津々挙ぐるを得ず、項背強急して顧視する能はず。起くれば則ち目眩し倒れんと欲し、心下動悸あり、時々衝逆す。二便飲食故の如く平臥するもの数年、医痛となし之を療す。効なし。余、診して曰く、病、頭中に在り。宜しく上部の汚濁を粛清せば病愈ゆべし。因りて**半夏白朮天麻湯**《はんげびゃくじゅつてんまとう》を与へ**半硫丸**《はんりゅうがん》を兼用す。服する期年、果して其の言の如く起居動作常に復す。

土岐丹波守臣、斉藤一之進、妻、年五十余。久しく頭眩を患ひ、頭上銭数十緡を載すが如く頸に瘰癧状をなし気鬱塞す。余、前方及び前丸を与へて全治す。

三－〇三一

御勘定組頭、西村環助。屢々下血し面色青惨、四肢微腫、腹中拘急動悸あり。急歩すれば短気、或は目眩倒れんと欲す。乃ち**理中加二味**《りちゅうかにみ》を与へ下血止み拘急減ず。後、**苓桂朮甘湯**《りょうけいじゅつかんとう》合**四物湯**《しもつとう》を服せしめ、目眩水気倶に愈ゆ（**理中加二味**は即ち外台**理中湯**《りちゅうとう》に当帰芍薬を加ふる者、後方は即ち**聯珠飲**《れんじゅいん》なり）。

三－〇三二

大田筑前守、室、年二十七、八。産後頭痛目眩を発し、一洋医、之を治して反て甚だしく胸脇微満、小便不利、腹中動悸あり、飲食進まず。時に寒熱を発し、或は身振々揺をなし、毎に頭眩目を開く能はず。夜間驚惕、眠を得ず。或は身大舟の中にあり、風波に動揺するが如く片時も安きを得ず。毎に侍婢二人をして抱持せしむ。衆医、滋血鎮痙抑肝、種々の薬を雑投すること凡そ二歳余、依然として寸効なし。余、診して曰く、病沈痼す。急に治すべきの候に非ず。先づ其の胸脇を利し、動悸鎮定し心気をして旺することを得せしめば、上下の気、交通を得て頭眩身揺自から安を得んと。主人深く諾す。因りて**柴胡桂姜湯加呉茱萸茯苓**《さいこけいきょうとうかごしゅゆぶくりょう》を与へ、夜間、**朱砂安神丸**《しゅしゃあんしんがん》を服せしむ。時正に厳冬、其の証動静ありと雖も、主人確乎として前方を服せしめ、明春に至り病自然に去り臥蓐を除劫す。

三－〇三三

龍野侯一族、脇阪縫殿介。腹中澼囊あり。時に酸水を吐し、雷鳴切痛、経年不止。余、苓桂甘棗湯《りょうけいかんそうとう》を与へ起廃丸《きはいがん》を兼用す。病、漸く愈ゆ。

三－〇三四

高木主水正侯、侍女、染浦、年五十。下利不食、虚羸少気肌熱あり足微腫す。医、概して不治とす。余、診して曰く、脈沈小にして数ならず且つ咳嗽なし。或は治すべし。千金大建中湯《だいけんちゅうとう》（沢瀉竜骨等方）を与ふ。服する数日、下利止み食進み精気漸々復し遂に痊を告ぐ。

三－〇三五

品川駅、島崎楼、息、年十一。外感後、寒熱久しく解せず。咳嗽白沫を吐し、気鬱羸痩、脈数、微かに盗汗出づ。余、聖済柴胡鼈甲湯加胡黄連《さいこべっこうとうかこおうれん》を与へ六味生津丹《ろくみしょうしんたん》を兼用す。数日にして病全愈す。

三－〇三六

横浜税館調役、宮本小一郎（後、外務省に属す）。左の腰脚攣急歩するを得ず。馬を借りて出勤す。一医、疝とし療して益々甚だしく、遂に脊骨、左に彎屈し背強ばり俛仰を得ず。屈曲して足肉削痩し、僅かに杖を曳きて、室内を歩するに至る。米利堅《あめりか》の医、ヘーホン之を薬して験なし。因りて江都に至りて治を余に乞ふ。乃ち与ふるに**加味四物湯**《かみしもつとう》（痿躄を治するの方）**加羚羊角**《かれいようかく》を以てし**虎脛骨丸**《こけいこつがん》を兼用す。数旬にして腰脚攣急ゆるみ緩歩を得たり。但だ脊骨彎曲、自若として歩するに身体左折す。因りて**虎脛骨丸**を去り、**結毒紫金丹**《けつどくしきんたん》を兼用す。数旬を経て脊骨旧位に復し、俛仰自由を得。横浜に帰港して出仕す。後、脚肉未だ復せず下部薄弱、強ひて歩すれば腰痛堪へがたし。乃ち**大防風湯**《だいぼうふうとう》を与へ**鹿角霜**《ろっかくそう》を兼用して全愈す。

三－〇三七

稲毛長尾村、鈴木要造、年五十余。嘗て心下水飲あり、時々嘈雑吐水す。春来嘔吐止み腹満雷鳴、小便不利。遂に四肢浮腫し、腹脹ことに甚だしく脈沈緊、二、三医雑治して寸効なし。余、診して曰く、宜しく留飲を去るべしと。**已椒藶黄丸料加芒硝**《いしょうれきおうがんりょうかぼうしょう》を与ふ。服後、小便快利、腹満大いに減じ手足微腫あるのみ。其の人大いに喜び飲食を恣《ほしいまま》にし、心思を労し数日の後、前症再び発し精神頗る疲る。余、固辞し去る。幾ばくも無くして帰泉す。

三－〇三八

横田権之助臣、竹山起三郎、妹、阿房、年十四。経水始めて来たるの後、小便淋瀝痛に堪へず。甚だしきときは尿血す。余、**竜胆瀉肝湯**《りゅうたんしゃかんとう》を与へ、**乱髪霜**《らんぱつそう》蜜蠟二味を丸とし兼用して淋痛稍や安し。時に身体尫羸、脈数、発熱、咳嗽頗る労瘵状を為す。回春**黄耆湯**《おうぎとう》、**補中益気湯加五味子麦門**《ほちゅうえっきとうかごみしばくもん》等を与へ、更に効なし。幾ばくも無くして其の人消穀善饑、食二人分を尽して足らず、小腹凝結、不大便七、八日。

悲笑時なく或は激怒、家人を罵詈し器物を擲却す。余、瘀血あるを知り断然として**桃核承気湯**《とうかくじょうきとう》を与ふ。服する五、六日、大便潤下し小腹濡に、狂状大いに収まる。因りて**温経湯**《うんけいとう》を与へて益々安し。後、精神恍惚、痴騃《ちがい》の如く殆ど寝食を忘る。**人参栄養湯**《にんじんえいようとう》を与へ数旬にして常に復す。

余、尿血及び淋疾を治する数人、未だ此くの如きものを見ず。又、瘀血発狂を療する数人、虚羸労状をなす。此くの如きものを見ず。此の証、実に奇と云ふべし。鄂文端、詩に云ふ、手にて乱糸を理するは、須《すべか》らく緩を用ゆべし。悪疾を医するは奇を妨げずと。医なる者、此等の病人に臨みて宜しく精思し手を下すべし。

三－〇三九

奥坊主、伊藤栄弥、孫、年九歳。生質薄弱、四肢骨節、自然魁瘰をなし疼痛屈伸を得ず。胸肋の骨も亦た高く時々胸痛、身体枯痩生長するを得ず。唖科数人、之を療して験なし。余、**六味丸料加知母**《ろくみがんりょうかちも》**黄柏鹿角**《おうばくろっかく》を与へ、**黄円**《おうえん》を兼用して服する数旬、胸痛去り魁瘰漸く消す。

三－〇四〇

天璋君夫人の中年寄、歌川。小腹塊あり、時々刺痛。劇しき時は心下に衝逆し寒熱往来、微嘔、舌上胎あり、大便通ぜず。一日、大いに発し苦楚堪ふべからず。同僚、松本良順、之を診し外感とし脚湯を施し水剤を投ず。其の夜増々劇しく振慄し、明旦診を乞ふ。余、**大柴胡湯加茴香甘草**《だいさいことうかういきょうかんぞう》を与へ、大便通じ熱痛大いに減ず。一日、事あり、強ひて出仕す。退出のとき、気小腹より心下に迫り殆ど昏憒せんとす。後、また寒熱を発す。金匱**奔豚湯**《ほんとんとう》を与へて衝逆止み寒熱解す。後、刺痛去り塊旧に復す。乃ち**当帰四逆加呉茱萸生姜湯**《とうきしぎゃくかごしゅゆしょうきょうとう》に転じ**硝石大円**《しょうせきだいえん》を兼用し、数旬にして塊消し痛再び発せず。時に君夫人、二の丸に在り。執匙《しっぴ》(1)静春院、其の他、伊藤瑤川院、松本良順、各西洋医流を以て後宮を治療す。余、独り漢方を維持す。是より後、西洋の治を得ざる者、皆、余に托して療せしむ。

《用語注釈》

（1）執匙：主治医のこと。

三－〇四一

芝口一丁目、菓子舗、蟹屋長左衛門。近来家計に労思し、時々眩暈、頭中大瀑中に在るが如く鳴動し、記性薄く健忘す。之を診するに小腹濡、両脚力なく中脘動悸あり飲食進まず、夜安眠を得ず上熱下冷す。乃ち**加味帰脾湯**《かみきひとう》を与へ、兼ぬるに**六味地黄加鉄砂煉**《ろくみじおうかてっしゃれん》を以てす。服する数旬、諸証悉く治す。

三－〇四二

上野国新田郡、木崎宿、中島広吉。黴毒を患ひ数年差えず。咽喉糜爛、声音嗄して出でず虚羸骨立す。都下に来りて薬を諸医に乞ふ。寸験なし。余、**麦門冬湯加桔梗山豆根**《ばくもんどうとうかききょうさんずこん》を与へ**結毒紫金丹**《けつどくしきんたん》を兼用す。数日にして声音響亮、咽喉常に復す。喜びて帰国す。

三－〇四三

浦賀港、三浦信城寺、年三十。右脇下塊あり。動悸を生じ時々発動、胸中より肩背にかけて痛むこと数年、医を経て治する能はず。余、診して与ふるに**良枳湯**《りょうきとう》を以てし**起廃丸**《きはいがん》を兼用す。数旬にして全愈す。

三-〇四四

東台准后宮、年五十余。下利久しく不止、腸垢を下し赤白痢の如くにして後重なく、手足水気あり。唇舌白滑、胎なくして渇し、小便不利、腹虚濡、脈沈緊、下部陰癬あり。湿痒甚だしく時々湿熱熏蒸、頭眩す。湯川安道、錯治し益々劇し。中山摂津守、診して脱候とし**八味丸**《はちみがん》を処す。然れども心下に泥恋して服すること能はず。執当龍王院、余を延きて方を議す。余、診して曰く、虚は則ち虚たらん。然れども下利湿熱を挟む。宜しく兼制すべし、**真武湯加黄連竜骨**《しんぶとうかおうれんりゅうこつ》を与ふべし。侍医、其の言に従ひ之を療して下利止み水気去り飲食大いに進む。一旦、牀蓐《しょうじょく》を除くに至る。後数旬、摂養宜しきを失し一日霍乱状を発し卒然として道山に帰す。

三-〇四五

水戸中納言公、御簾中。夏秋の交、時気に感招し、其の初め類瘧の如く、寒熱往来、心下痞満、飲食進まず。時々気心下に迫り苦悶す。侍医、脚気衝心とし倉惶《そうこう》(1)、策を失す。余、診して曰く、此の邪気、胸膈に欝滞するの致す所、真の衝心にあらず。宜しく邪気を清解し胸脇を疎滌せば必ず活路を得ん。医学綱目**犀角湯**《さいかくとう》然るべしと。其の臣、柁山臧迪に曲《つぶさ》に諭して帰る。後、其の言の如く愈ゆ。

《用語注釈》
（1）倉惶：あわただしいさま。あわてふためくさま。いそぐさま。［広辞苑］

三－〇四六

幕府寄合、酒井六三郎、年十八。数年遺尿を患ひ百治効なし。余、之を診するに下元虚寒、小便清冷、加之のみならずに臍下動あり。物に驚きやすく両足微冷す。乃ち**桂枝加竜骨牡蠣**《けいしかりゅうこつぼれい》を与へ**八味丸**《はちみがん》蜜煉にし兼用す。数日にして漸く減じ、服すること半年にして全愈す。

桂枝加竜骨牡蠣湯《けいしかりゅうこつぼれいとう》は本失精を治するの方なり。一老医、之を用ひて宮女年老、小便頻数の者を治す。和田東郭、之を用ひて高槻老臣の小便閉、諸薬効なき者を治す。余、之を用ひて遺尿を治し屢々効を得たり。古方の妙は運用にあり。精思すべし。

三－〇四七

瀧脇丹後守侯。中暑後、類瘧の如く寒熱数日解せず。腰以下懈怠歩するに懶《もの》ぐさし。余、診して曰く、暑湿の邪、内に伏す。寒熱止むの後、恐らくは脚気に変ぜんと。**小柴胡湯加檳榔草菓茯苓**《しょうさいことうかびんろうそうかぶくりょう》を与ふ。数日にして寒熱解し脚少しく痿弱、大便不通、聖済**檳榔散**《びんろうさん》を与へて全愈す。

三－〇四八

福井侯臣、大道寺喜三郎、妻、年十七。始めて妊娠すること数月、腰以下疼痛歩するを得ず。**当帰**《とうき》

拈痛湯《ねんつうとう》を与へて痛減す。後、両脚水気あり小便不利す。**越婢加朮苓湯**《えっぴかじゅつりょうとう》**檳榔**《びんろう》を与へ水気去り行歩常に復し期、月に至りて安産す。

三ー〇四九

神田明神祠官、芝崎美作守。遍身洪腫、両脚痿弱、腹満、短気、小便不利す。岡礫川院、之を療して効なし。余、脚気衝心の漸《きざし》とし厳に断塩せしめ、**越婢加朮苓**《えっぴかじゅつりょう》合**唐侍中一方**《とうじちゅういっぽう》を与へ**三聖丸**《さんせいがん》を兼用す。翌日より小便快利し数日にして腹満、水気大いに消す。其の人、平素疝あり、臍傍より腰脚に引きて攣痛す。**当帰四逆加呉茱萸生姜湯**《とうきしぎゃくかごしゅゆしょうきょうとう》を与へて全治す。

三ー〇五〇

御広式番頭、今井左右橘、女。外感後、寒熱数日解せず。咳嗽、吐痰、不食、漸々羸痩殆ど労状をなす。柴胡剤、数百貼を服して効なし。余、診して曰く、此れ暑邪内伏解するを得ざるなり。宜しく伏暑の策を施すべし。**竹葉石膏湯加杏仁**《ちくようせっこうとうかきょうにん》を与ふること五、六日、熱大いに解し咳嗽随ひて止み食進む。後、**人参当帰散**《にんじんとうきさん》を与へて虚羸常に復す。

　一老医曰く、溝口老侯の侍女、年三十余。晩春、微邪に感じ発作瘧の如く、晩夏に至りて尚ほ未だ解せず。医、三、四輩雑治して愈えず。然るに一日、心下へ迫り気絶するものの如し。余、経験あるに因りて**竹葉石膏湯**《ちくようせっこうとう》を与ふ。十余日にして寒熱去り、食進み盗汗も亦た減ず。此全く心下水気あるの症、下利せずして此の症を発するものなり。其の他胸膈に水気ありて吐水するもの有り、眩暈するものあり、動気するもの有り。皆、**小半夏加茯苓石膏湯**《しょうはんげかぶくりょうせっこうとう》、**半夏瀉心加石膏湯**《はんげしゃしんかせっこうとう》等、能効を収むと。

此の説一理あるに似て而も余が**竹葉石膏湯**の治験と頗る暗合す。因りて焉《ここ》に附す。

三－〇五一

松平晴軒侯（川越老侯）、姪、阿鈴、年十四。気宇欝閉すること数日、飲食減少、心下急、任脈拘急、時に口清水を吐す。余、**正気天香湯加半夏茯苓**《しょうきてんこうとうかはんげぶくりょう》を与へ、吐水止み気少しく開く。但だ腹裏拘急、飲食進まず。千金**堅中湯去大黄加茯苓**《けんちゅうとうきょだいおうかぶくりょう》に**蜀椒丸**《しょくしょうがん》を兼用して快復す。

藤森弘庵。壮年の時、気欝労をなさんと欲す。諸医薬効なし。一老人、教へて蜀椒を食せしむ。幾ばくもなくして病愈ゆ。余、此の説によりて蜀椒一味、丸とし用ゆ。屢々効あり。後、『三因方』を閲するに**神授散**《しんじゅさん》と名づけ、諸々の伝尸労気を治し殺虫すとあり、一老の教へ、本づく所あり。本草を按ずれば、寒痹を除き老血を去り五蔵を利すの語ありて、気欝を治するの主治なきは惜むべしとす。蓋し其の味、辛温開達を主とすること知るべし。

三－〇五二

参政、遠山信濃守侯。年々脚気を患ひ今年発せず。但だ心下痞塞、任脈拘急、欝閉、職事に堪へず。余、**四逆散加呉茱萸茯苓**《しぎゃくさんかごしゅゆぶくりょう》を与ふ。数日にして腹裏大いに和す。然れども飲食美ならず。元気頗る餒《う》え、**柴芍六君子湯**《さいしゃくりっくんしとう》を与へて元気旺す。時に職事を免ぜらる。恬然として静養に就き薬せずして愈ゆ。

三－〇五三

幕府小姓、堀内飛驒守、室、年二十有余。暴瀉を患ひ白水を下すこと数十行、嘔吐、渇甚だし。高島祐庵、**大柴胡**《だいさいこ》を与へ、之を下して嘔気益々甚だしく、食薬口に納ること能はず。客気、心下に衝逆し時々苦悶す。余、**小半夏加茯苓橘皮湯**《しょうはんげかぶくりょうきっぴとう》を与へ**左金丸**《さきんがん》を兼用す。二、三日を経て嘔吐、衝逆止む。但だ飲食進まず胃中空虚、熱あり冷菓を好む。**柴芍六君子湯**《さいしゃくりっくんしとう》を与へて全治す。

大目付、駒井甲斐守、妾、於歌も亦た同証を患ひ数十日、嘔吐止まず。竹内渭川院之を療して技窮まる。余、前方を冷服せしめ**左金丸**を兼用す。二、三日を経て嘔気全く止み飲食進む。唯だ喜唾了々たらず、小便不利、腰以下水気あり。**理中加半夏茯苓湯**《りちゅうかはんげぶくりょうとう》を与へ**牡蠣沢瀉散**《ぼれいたくしゃさん》を兼用して快復す。蓋し此の二婦人、証、甚だ危篤。医、概して不治とす。余、淡滲の剤を以て救活す。古人の所謂、厚薬は必ずしも霊ならず薄薬は時に効ある者あり。即ち是れなり。

三－〇五四

一宮侯（加納大和守）、室。脚気を患ひ面部及び胸腹に水気あり。心下痞満、虚里動高く、悪心飲食を欲せず、両脚痿弱、小便短少なり。是より先、大和侯、脚気に嬰り急に衝心して卒す。室、深く悲傷し不日同証を得。因りて気欝甚だしく自ずから期するに必死を以てす。

余、診して曰く、先づ気欝を開達すべし。即ち諄々として、衝心の候未だ全く具はらざるを説諭し、**沈香降気加呉茱萸黄連**《じんこうこうきかごしゅゆおうれん》を作り**麻沸湯**《まふっとう》に攊し服せしめ、次に**犀角旋覆花湯**《さいかくせんぷくかとう》を与ふ。数日にして心下豁に水気随ひて減ず。後、両脚麻痺差えず。**六味丸料加牛膝車前子《ろくみがんりょうかごしつしゃぜんし》**を与へて全愈す。

三－〇五五

森川宿岡崎邸、侍女、於鶴、年二十二、三。経閉五月、腹満鼓の如く、気急歩する能はず。他、苦しむ処なし。余、血蠱とし投ずるに、**桂枝茯苓丸料加鼈甲甘草《けいしぶくりょうがんりょうかべっこうかんぞう》**を以てし**硝石大円《しょうせきだいえん》**を兼服せしむ。数日にして腹満大いに減じ、数旬にして経事来応し腹部常の如し。数旬、時気に感じ、続きて寒熱咳嗽止まず盗汗出で脈浮数。門人、**聖恵人参散《せいけいにんじんさん》**を与ふ。効なし。幾ばくも無くして暴熱を発し、下血数行、**犀角地黄湯《さいかくじおうとう》**及び**小柴胡加紅花湯《しょうさいこかこうかとう》**を与へて、熱減じ血止むと雖も其の人元気大いに疲れ、遂に小便閉塞して斃る。

其の後、己巳の夏、大伝馬町第二坊、書肆、丁子屋平兵衛、妻、年三十許り。経閉二月、腹満箕の如し。之を按ずるに気脹甚だしく青筋を見はし、四肢微腫あり、大便難く五、六日に一行す。余、**分《ぶん》消湯《しょうとう》**を与へ**硝石大円**を兼用す。数日にして経事通じ、腹満漸々減じ気力大いに服す。一日、時気に感じ、寒熱咳嗽、気小腹より咽喉に衝逆し大小便不利し飲食減少す。**柴胡桂姜湯加呉茱萸茯苓《さいこけいきょうとうかごしゅゆぶくりょう》**、**抑肝扶《よっかんふ》脾散《ひさん》**、**柴芍六君子湯《さいしゃくりっくんしとう》**を与ふ。一旦少効ありと雖も疲労日々に増し遂に起たず。

凡そ此の二婦人、其の証、固より難治に属す。然り而して服薬一時病を駆除すと雖も又、一種の悪証を生ず。譬へば天下の弊政、一害を除けば一害従ひて生ずるが如し。徒《ただ》に疾病のみならざるなり。

三－〇五六

表二番街、甘利八右衛門、孫児。吐乳止まず。時々発熱昏冒す。唖科認めて驚風とし辞し去る。余、之を診するに心下痞鞕あり。之を按ぜば泣す。発熱ありと雖も搐搦の候なし。余謂く、此れ乳癖なり。熱も亦た癖熱に属す。故に吐乳数日にして慢驚に至らずと。因りて父母に喩して吃乳を減ぜしめ、**浄**《じょう》**府**《ふ》**散**《さん》を与へ**霊**《れい》**砂**《しゃ》**丸**《がん》を兼用す。吐乳漸く止み、発熱日々に減じ生長するを得たり。

三ー〇五七

麴坊名主、矢部与兵衛、女。産後血虚復せず、時々下利羸痩甚だし。医、以て虚労とす。余、之を診するに、脈沈細にして熱候、咳嗽、盗汗等なし。但だ舌赤爛、腹濡弱、食不進のみ。乃ち**八**《はっ》**珍**《ちん》**湯**《とう》**加**《か》**炮**《ほう》**姜**《きょう》を与へ摂養せしむる。数旬して故に復す。

三ー〇五八

峯山侯（京極主膳正）、参政を務め日夜勤労自から上盛下虚し、陰痿して房中に入る能はず。余、之を診するに他故なく、但だ小腹虚濡、陰嚢寒冷を覚ゆるのみ。**済**《さい》**生**《せい》**腎**《じん》**気**《き》**丸**《がん》**加**《か》**鹿**《ろっ》**角**《かく》（酒炒）蜜煉にし服せしむる数旬、始めて意の如しと云ふ。

三ー〇五九

品川駅、大和屋某、妻、年二十三、四。産後寒熱、瘧の如く少腹凝結、小便難。其の痛、淋の如く、不食数日、虚羸甚だし。医、以て蓐労とす。余、与ふるに**小**《しょう》**柴**《さい》**胡**《こ》**加**《か》**地**《じ》**黄**《おう》**湯**《とう》を以てし千金**蒲**《ほ》**滑**《かつ》**散**《さん》を兼用す。服する七、八日寒熱解し小便減ず。而るに小腹凝結依然たり。一医瘀血として之を攻めんとす。余、諭して曰く、此の婦、二産にして悪露下ること初産より多しと云ふ。此れ瘀血に非らざる一徴なり。畜血の者必ず小便自利す。今小便淋瀝す。其の徴の二なり。瘀血の者必ず消食善飢す。今不食す。其の徴の三なり。余、按ずるに其の夫必ず黴毒あり。他日之に感招し、産後血熱に因りて激動し膀胱湿熱、蘊蓄して妨張する処、妄攻すべからず。**竜胆瀉肝湯《りゅうたんしゃかんとう》加《か》薏苡仁《よくいにん》**を与へ数日にして小腹濡に小便快利、病全愈す。

三―〇六〇

松前侯、勝千代、生れて三歳。青便久しく止まず、時々発熱、腹痛、顔色青惨、医、皆以て驚風の漸とす。余、診して曰く、脾胃虚弱、暑熱に堪へず然り、**連理湯《れんりとう》**を与ふ。数日にして青便止み面色光沢を生ず。但だ発熱、時々腹痛す。余、癖疾とし**浄府散《じょうふさん》**を与ふ。旬余にして平愈す。

三―〇六一

駿河台、日下寿之助。一日、肉食過飽、二、三日を経て腹痛を発し、腹満腰に引きて痛み、或は心下に衝逆し、嘔吐を発し飲食下らず、冷汗苦楚甚だし。一洋医、傷冷毒とし水薬及び熨剤を与へて効なし。一医、寒疝とし附子剤を用ひて益々甚だし。余、診して曰く、脈滑、痛み休作あり。是、宿食の候なり。即ち**備急円《びきゅうえん》**二分を与ふ。須臾にして大吐を発し爛食数合噴出す。猶ほ**桂枝加芍薬大黄湯《けいしかしゃくやくだいおうとう》**を与へ臭便を下すこと日に三、四行。数日の苦痛忽ち去り快復す。

三ー〇六二

龍ノ口御住居、晴光君夫人、年五十。春来、食気進まず。虚羸少気、時々脇下刺痛す。半井卜仙、疝とし**烏苓通気湯**《うれいつうきとう》、**三和散**《さんわさん》の類を調進して効なし。孟秋に至りて心下虚痞、食益々減じ、面部及び両脚水気あり、短気歩する能はず。侍臣、脚気とし大いに驚き急に余を延きて診せしむ。余曰く、君の疾、春来気血衰弱し、夏秋の交に至りて胃気振はず、水穀之が為に分泌するを得ず、遂に浮腫を発するなり。決して脚気にあらず。然れども今、脈沈小、少腹不仁、下元も亦た虚憊す。宜しく**済生腎気丸料加沈香**《さいせいじんきがんりょうかじんこう》を与ふべしと。卜仙、其の言に従ひ調進すること数日、心下虚痞ひらき食少しく進み、小便快利、水気次第に減じ、初冬に至りて眠食安し。起歩平常に復す。余、是より常診に列し、後、執匙《しっぴ》を命ぜらる。

三ー〇六三

本郷弓街、松平鉄之丞、室、年二十五、六。妊娠水気あり産后に至りて去らず。心下痞鞕、雷鳴して下利し口中糜爛、塩味を食する能はず。僅かに饘粥を啜れば噫気酸水を吐す。医、多く不治を以てす。余、口糜瀉を以て胃中不和の症とし**甘草瀉心湯**《かんぞうしゃしんとう》を与ふ。数日にして痞鞕去り食少しく進む。益々連服せしめて口中和し酸水止む。而るに水気下利依然として存す。乃ち**四苓湯加車前子**《しれいとうかしゃぜんし》大を与ふること旬余にして両証全愈す。

三－〇六四

狭山侯（北條相模守）、祖母、寿仙院、年五十余。胸中煙霧の纏ふが如きを覚ゆ。口中常に粘液を吐し、数日、食減少し頗る虚羸す。余、**寛中湯加呉茱萸**《かんちゅうとうかごしゅゆ》を与へ**蜀椒丸**《しょくしょうがん》を兼用す。数旬にして胸中開豁し食少しく進む。但だ肌肉旧に復すること能はず。余、将に其の策を施さんとす。時に事あり。止むを得ず促装して狭山に趣く。後、気血漸々衰弱し終に九泉に趣くと云ふ。

三－〇六五

四谷、岡部左京、室。妊娠数月、雀目を患ひ、医、之を療して愈えず。余、**鶏肝丸**《けいかんがん》を与ふ。一週にして愈ゆ。後、外感を得。表邪解するの後、虚熱、煩渇、咳嗽殆ど労状を見はす。余、**人参当帰散加**《にんじんとうきさんか》**五味子**《ごみし》を与へ数旬にして熱解し、咳止み精気大いに復し分娩常の如し。

三－〇六六

津山侯（確堂公）、臣、安宅甚之進。胸脇痛み脇下結鞕、咳嗽連旬止まず。羸痩、脈虚数、少気起歩に懶し医、以て肺労とす。余、診して謂く、斯の人、生稟虚薄、之に加ふるに職事鞅掌《おうしょう》[1]、以て勇決英断する能はず。故に脇下凝結し、肺気之が為に妨害せられ咳嗽数旬に至るなり。先づ結を解き欝を散ずべし。**柴陥湯加竹茹**《さいかんとうかちくじょ》を与ふ。数日にして胸中痛去り咳嗽大いに減ず。後、胸下結鞕故の如し。**柴胡疎肝湯加山梔子麦門冬**《さいこそかんとうかさんししばくもんどう》を与へ、結鞕漸々消し**六味生津煉**《ろくみしょうしんれん》を以て調理、常に復す。

《用語注釈》
（1）鞅掌：いそがしく働いて暇のないこと。［広辞苑］

三－〇六七

中村侯（相馬大膳亮）、室。去冬、外感を得。表証解するの後、肌熱去らず。或は時々発熱汗出で飲食進まず、心思欝々、不楽数十日、依然たり。侍医手を尽くして治せず。其の臣、錦織生、余を迎へて診せしむ。余、投ずるに**加減逍遥散**《かげんしょうようさん》（加生地黄）を以てす。数日熱減じ、心思稍く開く。後、心下微結、動悸あり、小便不利、盗汗不止、時に微熱あり。**柴胡桂姜湯加鼈甲黄耆**《さいこけいきょうとうかべっこうおうぎ》に転じ**大補丸**《だいほがん》を兼用す。諸証漸く差ゆ。時に幕府開城、諸侯各々帰邑。因りて門生、伊藤誠得をして護送せしめ、仍ほ前方を用ひ奥羽平定の日、病も全愈と云ふ。

三－〇六八

上山老侯（松平安房守）。往年大坂戍衛の後、両脚痿軟、起歩しがたく近日両脛枯柴の如く小腹力なく、腰も亦た攣急、俛仰自由ならず、脈虚数、四肢煩熱す。余、**加味四物湯**《かみしもつとう》を与へ正伝**虎脛骨丸**《こけいこつがん》を兼用す。服する数月、腰脚稍く健やかに足脛潤沢を生ず。幾ばくも無くして奥羽同盟の軍起こり、遑《こう》遽《きょ》(1)、其の国に帰り成功をなす能はず。

《用語注釈》
（1）遑遽：慌ただしい様子をあらわす。［成り立ちで知る漢字のおもしろ世界］

三－〇六九

平岡丹州。外感を得。岡礫川院之を療して解せず。舌上胎なく、脈沈細、時々悪寒して発熱し、四肢倦怠、盗汗出づ。余、**補中益気湯加鼈甲**《ほちゅうえっきとうかべっこう》を与ふること数日、悪寒止み汗も亦た出でず。但だ四肢倦怠、心気鬱々として事に堪ふる能はず或は時に頭眩す。因りて**加味帰脾湯**《かみきひとう》を投ず。之を服して数日、元気故に復し駿陽に移る。

三－〇七〇

安井仲平、娵《よめ》、年二十許り。産後胃中不和、時々飲食を吐し羸痩極まる。遂に大嘔吐を発し薬食口に納るること能はず。脈微細、四肢微冷、口乾燥して冷水を欲し、医、手を束ねて如何ともすることなし。余、診して**半夏乾姜人参丸料**《はんげかんきょうにんじんがんりょう》を作り煎じて冷液とし、時々一蛤づつ飲ましめ、又冷水を以て**烏梅円**《うばいえん》を送下す。薬始めて咽に下り嘔吐止み、二、三日を経て稀粥を啜り胃気漸く復す。前方を用ひること月余、肌肉肥胖し全人たるを得たり。

三－〇七一

郡山儒臣、荻生惣右衛門、男。志気鬱々として楽しまず、心下痞塞、任脈拘急し飲食進まず、虚羸頗る瘵状を具す。余謂へらく労瘵は其の始め飲食を能くして羸痩す。今飲食進まず且つ咳嗽ありと雖も幸ひに骨蒸の熱なし。或は救ふべしと。**抑肝扶脾散**《よっかんふひさん》を与へ**獺肝丸**《だっかんがん》を兼用す。服する数日、志気暢舒し飲食進む。余、又、脊際に灸する数百壮、遂に壮健に復す。

三一〇七二

本石街、質鋪、勝田長蔵。腰痛、脚攣急して俛仰しがたく歩行も亦た難く、他患《うれ》ふる処なし。余、**芍甘黄辛附湯**《しゃくかんおうしんぶとう》を与へ、**鹿角霜**《ろっかくそう》を酒服せしめ、脚攣急少しく緩むと雖も腰背に大石を負ふが如く、夜、臥転側すべからず。乃ち**烏頭湯**《うずとう》を作り法の如く蜜煎服せしめること数十日、腰痛稍や減じて、右京門の辺り忽ち肉突起して杯盤を覆するが如く、其の肉至りて軟にして大瘤を按ずるに似たり。病者曰く、突起の処、重荷を負ふが如くにして腰背石の如きは忘れたりと。

余、瘀血の流注するものとし**騰竜湯**《とうりゅうとう》を服せしむ。日を経て自若たり。余、之を発揮せんと欲し、方脈正宗**治諸風一方**《ちしょふういっぽう》を糊丸とし兼用す。数旬にして肉塊漸に、半年許りして全消し、腰脚患ふ処なく健歩常に復す。

三一〇七三

本郷御弓街、松平鉄之烝、内人。産後下利止まず、心下痞鞕、胸中塞がり飲食する能はず。口糜爛、脈細微、両足微腫あり。前年に比すれば稍や虚候を見る。又、余、**甘草瀉心湯**《かんぞうしゃしんとう》（官参二分）を与ふ。数日、心胸大いに寛み飲食少しく進み口中和す。但だ下利止まず足腫反て倍す。因りて**四苓散加車前**《しれいさんかしゃぜん》**子**《し》大を与ふ。下利漸々減じ、水気随ひて消し故に復す。

余、婦人、下利止まざる者を治す。**四苓散加車前子**を用ひて往々奇効を奏す。或は時に車前子末一味を兼用す。蓋し『本草』附方柳々州の説に拠るなり。

三－〇七四

愛宕下、栃木和泉守。下血過多、頭眩甚だしく起歩する能はず。面色青惨、足脛微腫あり。余、**聯《れん》珠飲《じゅいん》**を与へ終始一方にして全愈す。

聯珠飲は**苓桂朮甘湯《りょうけいじゅつかんとう》**に**四物湯《しもつとう》**を合する者、水府医官、原南陽の伝なり。余、下血を治する此の証にして動悸甚だしく面部四肢黄腫する者、**茵荊湯《いんけいとう》**を用ゆ。但だ脱血甚だしく屢々上厠するもの千金**大阿膠湯《だいあきょうとう》**を用ゆ。若し下利下血甚だしき者一老医の伝によりて、犀角一銭阿片一分研末服せしむ。下血久しく止まず虚憊する者、**六君子湯加炮姜《りっくんしとうかほうきょう》**を用ゆ。傷寒下血虚脱の者、**黄土湯《おうどとう》**を用ゆ。亦た暴に下血するものにも用ゆ。痔血には**白頭翁加甘草阿膠湯《はくとうおうかかんぞうあきょうとう》**を用ゆ。湿熱多き者には**温清飲《うんせいいん》**を用ゆ。過酒下血のものには**三黄湯加紅花《さんおうとうかこうか》**を用ゆるなり。

三－〇七五

川路敬斎翁（左衛門尉、名は聖謨、後、頑民斎と号す）。偏枯を患ふること一、二年、其の始めに比すれば諸証稍や寛に似たり。一日、暴熱を発し、頭痛裂くるが如く、面色潮紅、脈芤、嘔吐、飲食する能はず。口涎沫を流す。尾台榕堂認めて外感とし**柴胡桂枝湯加石膏《さいこけいしとうかせっこう》**を与ふ。頭痛嘔吐益々劇し。因りて**大柴胡湯《だいさいことう》**に転ず。余、診して曰く、是、中風の再発なり。病、頭中に在り。早く之を防ぐべし。然らざれば左癱右瘓《さたんうたん》(1)、全身に及ばんとす。翁、余が按を許諾し、因りて**侯氏黒散料《こうしこくさんりょう》**を与ふ。服する数貼、熱減じ頭痛嘔逆止む。余、前方を連服せしめ神色益々爽然とす。詩を賦し、和歌を詠じ、書を揮ひて楽となす。一宵感激する所あり。溘焉《こうえん》(2)として自裁《じさい》(3)す。

《用語注釈》
(1) 左癱右瘓：偏枯の一種。癱とは筋がしびれてきかぬ病。癱瘓とは中風のこと。[漢方用語大辞典]
(2) 溘焉：にわかなさま。急なさま。[広辞苑]
(3) 自裁：自ら生命を絶つこと。自決。[広辞苑]

三-〇七六

姫路侯、老臣、内藤半右衛門。往年京師に在り黴毒を患ひ差ゆ。後、頭痛、肩背強急、眼睛、時として朦朧たり。医、概して遺毒とし、仙遺糧並びに汞剤を連服せしめ、血液枯燥、胃中空虚、一日大いに嘔吐を発し絶食、心下痞塞、煩燥死せんと欲す。衆医驚き辞し去る。

余、診して曰く、体本々深毒あるに非ず。其の人病を恐懼するが為に、医、過攻して斯の変を生ずるに至れり。所謂、鶏を割くに牛刀を用ゆるなり。先づ其の胃を平にし嘔逆を下さば或は其の活路を得べし。因りて**呉茱萸湯**《ごしゅゆとう》を作り、半夏黄連（官参三分）を加へて用ゆること二日、嘔吐止み食少しく進む。余、前方を持重して動かず。医或は其の頑固を笑ふ。連服数旬、頭痛、肩背強も亦た随ひて愈ゆ。唯だ性来、思慮過多、怔忡止まず。**帰脾湯**《きひとう》を服せしめて全愈す。藤生大いに喜び、余と今村了庵とを墨水の酒楼に招き再生の恩を謝す。

三－〇七七

横山坊第三街、蛭子屋伝兵衛。心下痞塞、左脇下に微結あり。臥せば則ち気急促迫、冷汗出でて寝る能はず。発せざれば其の人故の如し。之を患ふこと三年、親戚に医あり、支飲として療す。更に効なし。余、診して曰く、其の人、肺気不利微喘あり。且つ病発するときは肩背も亦た強急す。所謂、肺積なる者ならんと。因りて三因方**息奔湯**《そくほんとう》を与ふ。服後、病漸々減じ、夜間安眠を得たり。但だ左脇下の微結去らず。**延年半夏湯**《えんねんはんげとう》を与へて全治す。

三－〇七八

幕府広式番の頭、小野久内、室。往年、歴節風を患ひ、爾来、手足骨節微腫去らず。外邪に感招し、或は霖雨に逢遭すれば忽ち痛みを発し、数医を換へて数年愈えず。予、**虎脛骨丸**《こけいこつがん》を作り長服せしめて其の病再発せず。

虎脛骨丸は橘冠峯『黴毒証治秘録《ばいどくしょうちひろく》』に出でて黴毒骨痛を治するの方なり。余、運用して痛風、流注毒、歴年痛み去らざるもの屢々経験す。若し湿熱甚だしき者、正伝**虎脛骨丸**効あり。

三－〇七九

御金改役、後藤吉次郎、母（後、津軽臣某に適《とつ》ぐ）、年四十余。傷寒後、心中動悸甚だしく、時々咽喉に迫り少気し咽喉の外肉壅腫して肉瘤の如く、脈虚数、身体羸痩枯柴の如く、腹内虚軟、背に付し飲食進まず。衆治を経て効なし。其の父、亀山医員、上月元琇、余を延きて方を議せしむ。余曰く、炙甘草湯《しゃかんぞうとう》加《か》桔梗《ききょう》を捨て適方なし。元琇大いに服し其の方を連服せしむ。数旬にして動悸漸く安く肌肉大いに生じ咽喉壅腫自然に減劫し気息寛快して閑歩を得たり。後、輿して奥州弘前に去る。其の体更に恙無しと云ふ。

按ずれば、此の方の組やうは妙なる処に奇効あり。故に虚証熱有りて草臥《くたび》れたる熱病に用ゆること有り。其の故は、甘桂は陽気を助け元気を補ひ、生地麻人門膠は燥を潤すと云ふに心を付して用ゆるときは仲師不言の処に効あるべし。此の方の意は涼しくして元気を補ふ故に温補に非ず、平補冷補の間なる薬にて、温補の燥気にさわるによし。又、陽気、虚にして火有るの幾と云ふ症によし。又、上焦の元気を補するなり。補心の意、世人は知らず。惜しむべし。

三－〇八〇

御勘定、栗山某、息、恒三郎、年二十有余。背脊強急心腹動あり。任脈拘急して仰視すべからず。両脚之が為に拘攣し歩する能はず。宛も佝僂丈人の痿躄に嬰《かか》るが如し。余、**柴竜牡蠣湯《さいりゅうぼれいとう》去鉛丹大黄加《きょえんたんだいおうか》芍薬甘草釣藤羚羊角《しゃくやくかんぞうちょうとうれいようかく》**を与へ、時々**起廃丸《きはいがん》**を以て其の病を攻む。数旬にして脇下背に近き処突腫し焮痛を生ず。余、其の毒の膿潰を喜び**千金内托散《せんきんないたくさん》**を与へ**伯州散《はくしゅうさん》**を兼用すること五、六日、膿気十分熟し大いに破潰す。果たして背脊強失するが如く腹裏の拘急も亦た大いに寛み乃ち膿尽を俟て又、前方に復し**虎脛骨丸《こけいこつがん》**を兼用す。数旬にして諸証皆寛に、起居常に復す。

三－〇八一

牛籠、武川彦太郎。瘧後、盗汗止まず。脈数、咳嗽時に悪寒し、止めば則ち発熱し汗出づること流るるが如く、小便不利、足跗微腫す。余、**聖恵人参散**《せいけいにんじんさん》を与ふ。数日にして前証減じ、調理し常に復す。

三－〇八二

別手組、小尾文助。歴節風を患ひ、痛去の後、腰脚力なく肌肉削小、起歩する能はず。咳嗽短気して、其の状、虚労に似たり。然れども脈微緩にして寒熱なし。余、処するに**加味四物湯**《かみしもつとう》を以てし**虎脛**《こけい》**骨丸**《こつがん》を兼用す。服すること半歳許りにして、三年の沈痾、全愈す。牛天神下、川上勇三郎、比れと症を同じくす。但だ年老陽気乏しく、舌鏡面苔をなし四肢厥冷す。故に**大防風湯**《だいぼうふうとう》を主とし**虎脛骨丸**を兼用して快復す。

三－〇八三

大判座、後藤四郎兵衛、母。久しく下利を患ひ羸痩、不食数月、厠に上れば肛門脱出して収ること能はず。余、診して曰く、去る処あつて而る後止むべしと。**温脾湯**《うんぴとう》を与へて微下し、四、五日の後、**雲林参苓白朮散**《うんりんじんれいびゃくじゅつさん》を与へて数月、下利忽ち止む。飲食大いに進み疲労常に復す。

三－〇八四

駿河台、御納戸頭、越智主馬。往年痔漏を患ひ、瘍医截断《せつだん》す。愈ゆる後、大便自通する能はず。不大便四、五日より十日に至れば肛門窘迫苦悩甚だし。洋医者流、種々の下剤を投じ、漢医も亦た硝黄巴豆を用ふと雖も、只だ腹痛して快通せず。因りて治を余に議す。余、断じて腸結病とし李氏『本草綱目』の皀莢、牽牛子の一方を蜜煉とし服せしむ。是より後、窘迫の患なく、数年の疾脱然として愈ゆ。

三一〇八五

棚倉医員、竹井隆玄、妻、年五十許り。一種の奇熱を患ひ数旬解せず。余に診を乞ふ。其の証、毎日午後、腰以下焮熱し、火炉を擁するが如く足心も亦た煩熱し、腰以上は平常の如く、夜間に至り一睡すれば洒然として失するが如し。大便難、舌上白胎、脈少しく数にして神色起居常に異ならず。隆玄の衆方を投じて寸効なし。余、血分鬱濇の所為とし、『蘇沈良方《そしんりょうほう》』の**麦煎散**《ばくせんさん》を与ふ。服すること二、三日熱減じ数日にして全愈す。

　一老医の伝に虚労、口中臭気あるものは血分鬱濇の候、麦煎散極めて効ありと。此の病の者、体中一種の臭気あり。余、因りて此の方を処す。後、『蘇沈良方』を閲するに云はく、黄州呉判官、骨蒸、黄痩、口臭、肌熱盗汗を治するに極効すと。実験の言と云ふべし。

三一〇八六

故執政亀山侯、室、清寿院、年四十余。腹満青筋を生じ少腹堅塊あり。之を按ずれば痛み、経水不利、神思欝々として飲食進まず。医多く以て脹満として手を下すものなし。余診して血蠱とし**桂枝茯**《けいしぶく》**苓丸料**《りょうがんりょう》に加鼈甲甘草を与ふ。服する数旬、経水大いに来たり腹満減じ青筋失するが如し。後、腹中動気ありて時々衝逆し右脇下攣痛す。因りて**苓桂甘棗湯加半夏枳実良姜**《りょうけいかんそうとうかはんげきじつりょうきょう》（済美堂、**良良湯**《りょうりょうとう》と名づく）を与へ衝逆止み攣痛減ず。唯だ心気欝塞時あつて不食す。医貫**逍遥散**《しょうようさん》を用ひて諸証漸く安し。後、輿して丹波亀山に赴く。道路平安と云ふ。

三一〇八七

守山侯臣、野口兵右衛門。罪を得て幽閉数月、志気欝々として楽しまず。遂に胸痛を発し背に徹して痛み夜眠る能はず。腹濡弱、少腹尤も力なく、任脈少しく拘急す。脈沈微、大便難。尾台榕堂、**大**《だい》**柴胡栝楼薤白白酒湯**《さいこかろがいはくはくしゅとう》等を与へ**十棗湯**《じっそうとう》、**大陥胸丸**《だいかんきょうがん》を以て之を攻むること数十日。痛み劇し病む者殆ど疲る。余、診して曰く、病、胸痺に属すと雖も其の人虚羸、攻むべきの証にあらず。且つ痰飲胸膈に流注す。宜しく温薬を与ふべし。**枳縮二陳湯**《きしゅくにちんとう》を与へ時々**滾痰丸**《こんたんがん》を兼用して痰飲温散し胸痛次第に減じ志気大いに復す。因りて家を携へて国に帰る。

余、胸痺を治する仲師の方を与へて愈えず錯悪。日を経るもの千金**当帰湯**《とうきとう》、**枳縮二陳湯**にて屢々効を得たり。此れ津田玄仙『経験筆記』の説に拠るなり。蓋し**当帰湯**、血気虚弱を兼ぬるものに効あり。**枳縮二陳湯**は痰飲胃弱を兼ぬるものに効あり。玄仙、之を甄別せず**枳縮二陳湯**を以て**当帰湯**より優なりとするは寃《えん》なり。

三-〇八八

横浜本町、肥前屋の僕、万吉なる者。往年、尾州米会所にありて欝証を発し、心志欝々として不楽、或は沈黙不言数日、或は時に妄語喃々条理なく、其の人茫然として痴騃の如し。医巫、交々《こもごも》之を治して愈えず。余、診して曰く、狂癲にあらず心風なり。療すべしと。千金**温胆湯加黄連酸棗仁**《うんたんとうかおうれんさんそうにん》を与へ**朱**《しゅ》**砂安神丸**《しゃあんしんがん》を兼服す。数旬にして全愈す。今茲、また再発す。往時に比すれば較《やや》軽しと云ふ。復た前方を与へ幾ばくも無くして愈ゆ。

世俗の称する処の癇症なる者、皆此の証なり。辻元崧翁は概して千金**温胆湯**《うんたんとう》を用ゆ。予、黄連酸棗仁を加へて速効あり。其の他数人の衆医以て難治とす。余、皆此の方を以て起せしむ。

三-〇八九

山形侯臣、松本弥右衛門、母。春来、四肢浮腫、腹中も亦た水気あり。医、利水の剤を与へて愈えず。因りて屢々之を下し遂に下痢不止、飲食更に進まず。四肢力なく跗腫去らず。脈沈細、舌上苔なくして乾燥す。余、局方**参苓白朮散**《じんりょうびゃくじゅつさん》を与ふ。服する数日、胃気旺し、食少しく進み下利も亦た減ず。連服二旬、下利全く止み飲食故に復す。但だ腰以下力なく跗脛微腫あり、身体枯柴の如く起歩すれば短気す。**牛車腎気丸料**《ごしゃじんきがんりょう》を与へて調理数日、漸く常に復す。

余、数年是くの如きの証を治す。**真武湯**《しんぶとう》を用ひて効を奏す。今用ひざるものは、此の人陽気衰脱にあらずして専ら胃虚にあればなり。凡そ胃虚のもの、芍薬附子を用ゆるときは反て壅遏を生じ、嘔気を発することあり。山薬薏苡仁の類、至りて淡薄にして滋養の効を奏す。先哲伍方の苦心、能々鑑みるべし。

三一〇九〇

長島侯（増山河内守）、北堂、法真院。霍乱吐瀉の後、心下虚痞あり。飲食進まず、時々煩熱、舌上乾燥、小便赤渋、大便微溏す。時に帰邑の期迫る。重臣之を患ひ治を余に托す。乃ち与ふるに**連理**《れんり》**湯**《とう》を以てして諸証大いに安し。一日、南隣多賀某の邸、官軍襲撃す。因りて銃丸館中に波及す。故に倉皇途に就くも亦た恙無きを得たり。

三一〇九一

甲州街道布田駅、中村孫三郎、年十六。疥癬を患ひ愈ゆる後、身体羸痩し、心思欝々として不楽、微熱盗汗あり。余、回春**黄耆湯**《おうぎとう》を与へ、数旬連服して故に復す。

余、嘗て世の所謂疳労なるものを治するに三方を用ゆ。一は**解労散**《かいろうさん》なり。腹裏拘急を主とする。二は**抑肝扶脾散**《よっかんふひさん》なり。志気欝塞を主とす。三は**黄耆湯**なり。血燥羸弱を主とす。其の始萌の時、能々其の証を詳にして施すときは挽回を得べし。

三一〇九二

尾州用達、石橋栄蔵、妻。往年、産後両脚攣急を患ひ愈ゆる後、両足軽虚にして歩履力なきを覚え時に身振々揺をなし心気鬱塞、或は精神恍惚、妄語す。経水不調或は月を隔て一見す。一日暈倒し、醒後発熱、狂の如く人事を省せず。小腹鞕満、小便点滴通ぜず煩悶甚だし。衆医、利溺の策を施す。寸効なし。

予謂へらく、先づ鬼門を開くべしと。**桃核承気湯**《とうかくじょうきとう》を与へ荷葉当帰等の剤を煎じ少腹を熏蒸す。須臾にして大便快利すること二行、而る後小便始めて通ず。是に於て病者精神復し、少しく飲食す。予、前方を与ふること数日、腹満大いに減ず。但だ臍下一塊あり。之を按ずれば尿気を催す。然れども小便分利は常に復す。因りて千金**腸癰湯**《ちょうようとう》を与ふ。数日の後、塊消し経水常に依る。蓋し両脚軽虚、時々妄語、旧に復せざるを以て其の家、或は巫を信じ、或は洋医に托し二年を経て荏苒たり。予、之が為に遺憾甚だしいかな。爾後、衆治効なく諸医手を束ぬ。因りて又、治を余に托す。之を診するに頭、百斤の物を載すが如く、項背強急、腰以下軽虚、他人の足の如く、動もすれば顛仆《きぼく》し右の半身知覚を失して偏枯に似たり。其の脈沈細、大便秘結、経事不来、飲食反て進み、一月或は隔月卒厥して人事を省せず。時に遺矢遺尿、宛も癲癇の如し。乃ち**沈香天麻湯**《じんこうてんまとう》を与へ、兼ぬるに**大黄䗪虫丸**《だいおうしゃちゅうがん》を以てす。数月にして経水始めて来たり卒厥発せず。諸証、過半瘥ゆ。

三－〇九三

大伝馬町、第二街、丁子屋平兵衛の僕、三吉。身体浮腫、両足麻痺、歩する能はず。胸膈動悸あり小便不利す。余、**双解湯**《そうかいとう》を与ふ。数日にして水気減じ痿弱益々甚だし。因りて**済生腎気丸**《さいせいじんきがん》に転ず。之を服し脚弱稍く治する頃、両眼白翳を生じ朦朧として物を弁ずる能はず。虚熱盗汗、気血大いに衰弱す。乃ち**当帰六黄湯**《とうきりくおうとう》を与へ**結毒紫金丹**《けつどくしきんたん》を兼用す。数日にして血気大いに復し眼翳忽ち失し諸証全愈す。**双解湯**は**越婢湯加朮苓**《えっぴとうかじゅつりょう》に**唐侍中一方**《とうじちゅういっぽう》を合するなり。身体洪腫して水気衝攻せんと欲するものに功あり。此れ小林大陵の伝なり。一老医の伝に内障眼血熱を帯ぶるもの**当帰六黄湯**、宜しとす。又、雲翳退きがたきもの、**紫金丹**《しきんたん》よく之を去ると。余、其の説に従ひて屢々験を得たり。

三－〇九四

麹街平川天神前、堺屋治助、母。下利数月、虚羸脈弱、飲食不進、腹虚軟にして臍上拘急微痛あり。食臭を聞けば嘔気を発す。医、皆不治として辞し去る。余、診して曰く、此の病、虚労に似て非なり。恐らくは胃中虚冷にして蛕を兼ぬるものならんと。外台**理中加二味湯**《りちゅうかにみとう》（即ち本方加当帰芍薬）を与へ**烏梅丸**《うばいがん》を兼用す。服する数旬にして下利止み飲食進む。時に児孫、疥瘡を患ひ伝染して痒塌す。因りて**葛根加反鼻湯**《かっこんかはんびとう》を与へ巴豆酒を塗らしめて全治す。

三－〇九五

八丁渠、古着店、松岡屋久兵衛、妻。霍乱後、数日嘔気止まず飲食口に納るること能はず。微咳、涎沫を吐し、腹裏拘急、脈沈微、唯だ冷水を好む。其の状、死に瀕するを以て、医、皆辞して去る。余、胃気不和、津液流通する能はざるの証とし、**六君子加芍薬五味子**《りっくんしかしゃくやくごみし》を作り煮て少々宛《ずつ》冷服せしむ。十日許り絶食の者、薬汁を始めて納るること一日、因りて米飲を冷啜せしむ。食薬並びて進み前証次第に去り、其の人、起死肉骨の恩を謝す。

三－〇九六

西條侯臣、河野主膳、妻。暑疫に嬰り数十日解せず。口乾舌燥、嘔吐食を納るること能はず。骨立虚極して煩熱止まず脈細数なり。余、竹皮大丸料《ちくひだいがんりょう》を与ふ。一、二日煩熱解し舌燥潤す。唯だ嘔気止まず喜みて涎沫を吐す。時々心下急痛す。乃ち蛕の候とし小半夏加茯苓《しょうはんげかぶくりょう》合三霊《さんれい》（香附子、檳榔、紅花三味）の煎汁を以て椒梅丸《しょうばいがん》を下す。嘔気全く止み急痛発せず。復た数十日瘧に変ず。因りて小柴胡加鼈《しょうさいこかべっ》甲湯《こうとう》を与へて全愈す。

　以上三婦人皆、年五十を踰《こ》え、病最も危険にして容易に手を下し難し。余、沈思して方を処す。別に奇案なしと雖も、各々着眼ありて一活路を開かんとす。門生、請ふ之を認めよ。

三－〇九七

紀侯臣、川部伝次郎。初夏より泄瀉不止、季秋に至り腹満甚だしく面部及び両足水気あり。脈数濇して小便不利す。二、三医を歴て治せず、余に診を乞ふ。余謂へらく、先づ胃中の瘀濁を去り、而る後、其の原を治すべしと。胃苓湯加木香《いれいとうかもっこう》を与ふること数日、小便分利し大便随ひて止み腹満水気も亦た減ず。其の人怪しみて曰く、前医、人参附子ならざれば訶子肉豆蔲或は阿芙蓉を用いんと擬す。子、薄薬を以て軽々手を下す。然して意外、効を奏す。如何。

　予曰く、其の原未治、或は病再発せんとす。宜しくその後を慎むべし。其の人、素より心下痞鞕あり腹中雷鳴す。乃ち胃中不和なるを知る。因りて甘草瀉心湯《かんぞうしゃしんとう》を与ふ。数旬、病頗る差ゆといへども飲食消化せず時々虚満下利す。乃ち**六君子《りっくんし》湯《とう》加《か》厚朴《こうぼく》香附子《こうぶし》木香《もっこう》**を与へて漸愈す。

三一〇九八

外務省権少丞、宮本小一郎（守成）、男、年八歳。寒疾を得て数日、医、発汗清解の薬を与へて解せず。日晡所壮熱譫言、或は激怒号泣、煩渇甚だしく腹満、小便不利、殆ど絶食ならんとす。父母深愁して診を乞ふ。余曰く、病、已に正面を失せり。恐らくは痼癖害をなす。正治すべからず。乃ち**浄《じょう》府《ふ》散《さん》**を与ふ。服する一、二日壮熱解し食少しく進む。四、五日を経て諸証解す。**柴芍《さいしゃく》六君子《りっくんし》湯《とう》**を以て調理し全治す。

予、**浄府散**を用ゆ。世医と異なり。往年、越前家臣、川崎某母、年六十許り。腹満、寒熱、煩渇、小便不利、医、脹満とし之を治して差えざること数旬、余、此の湯を与へて寒熱解し、腹頓に減ず。

平岡石州、室。小腹素より堅塊あり。暑疫を患ひ熱甚だしく、煩渇、小便不利、飲食吐反し腹満殊に甚だし。清熱涼血の剤を用ゆ。更に効なし。余、亦た此の方を用ゆ。小便利し熱乍ち減じ旧来の腹満頓に消す。奇験と云ふべし。

三一〇九九

紀侯臣、岩田作之助。傷寒八、九日解せず。虚憊甚だしく手足微冷、脈虚数、舌上鏡面の如く、大便微溏、頭汗甚だし。余、認めて労疫とし**姜《きょう》附《ぶ》益気《えっき》湯《とう》**を与ふ。服する二、三日神気稍や旺す。一夜、腹中雷鳴。忽ち下血数行或は豚肝の如きを下し、譫語狂乱鬼を見るが如し。因りて**桃核承気湯**《とうかくじょうきとう》を与へて其の血妄行を制す。後、**加味犀角湯**《かみさいかくとう》を与へて血証全て収まる。但だ頭痛甚だしく四肢煩熱、飲食進まず。乃ち**小柴胡湯**《しょうさいことう》**加**《か》**山梔子**《さんしし》**牡丹皮**《ぼたんぴ》**生地黄**《しょうじおう》を服せしめて全愈す。蓋し此の症、陰状に似たれども其の実は熱血分に沈淪し、身涼神気虚憊を現はす。余、眩惑して附子を投ず。慙愧甚だし。

余、数年心を潜めて蓄血の証を診するに、舌上格別の胎も無く一面赤く紫斑点ある者あり。畜血の症にて大患なり。熱候軽しとても油断ならず。吐血或は下血して亡陽する者あり。其の人血症を見さずとも畜血の症と決断して治療すべし。外邪に限らず雑病にても舌上此の候ある人は、畜血症と思ふべし。又、喘急胸痛、肩背痛、皆畜血に因りて、血、他竅より洩るる者は愈ゆ。胃中を攻撃する者は吐血上奔して畜血上に衝き、上達すること能はず下泄すること能はざる者は死す。其の時に当りて大吐血する者も亦た死す。吐血して死する者は脱気なり。吐血せずして死する者は壅塞なり。

余聞く、長崎、吉雄耕作、七十余にて中風す。手足不遂に因りて誤りて倒れ、頭上を石にて破り出血数合して其の後不遂愈たりと。又、長崎升斎の話に、中風半身不遂の者、癱疽を発する三人を看たりと。是も亦た天幸と云ふべし。畜血表発せず内欝する人は、種々の悪症を発すること有り。此の条理を能々明らめずんばあるべからず。

橘窓書影

［巻之四］

栗園老樵著
輔仁社同校

四－〇〇一

菅沼織部正。往年坂府大番頭の時、塩賊の変に際し、意外心気を労し、卒役の後、御用取次に擢《あ》げられ、又、機務に勤労し胸痺痰咳の証あり。客冬《かくとう》(1)、外感の後、邪気解せず胸痛一層甚だしく、加之のみならず項背板を負ふが如く屈伸便ならず、倚息臥すこと能はず飲食減少、脈沈数なり。衆医、虚候とし之を治して愈えず。

余、診して曰く、老憊と雖も邪気未だ解せず脈数を帯ぶ。先づ其の邪を解して而る後、其の本病を治する遅とせずと。因りて**柴陥湯加竹筎**《さいかんとうかちくじょ》を与へ**大陥胸丸**《だいかんきょうがん》を兼用す。之を服し邪気漸く解し本病も亦た随ひて緩和し、数日二方を連服して全愈す。

《用語注釈》

(1) 客冬：去年の冬。［漢字源］

四－〇〇二

八丁渠、騎士、安藤源之進、妻。産後、気血衰弱、身体枯槁、起臥安からず数月を歴たり。余、**八珍湯**《はっちんとう》を与へ、気血稍や旺すと雖も胸中虚痞、心下より背脊にかけて痛を発し甚だしき時は両脚攣急す。因りて千金**当帰湯加附子**《とうきとうかぶし》を与へ、脚痛攣急甚だしき時は**芍薬甘草湯加羚羊**《しゃくやくかんぞうとうかれいよう》を兼用し諸証漸く安し。後、但だ腹裏拘急、腰脚痿軟して歩行すること能はず。千金**大建中湯**《だいけんちゅうとう》を与へ**鹿角霜**《ろっかくそう》を兼服して全愈す。

四－〇〇三

集議判官、照幡氏（旧名轟武平、元細川家臣）。数年勤王を唱へ諸艱苦を歴て維新の後、志を達すと雖も身体黄腫、爪甲反裂、心中煩悸、安眠すること能はず脈細数。衆医、黄胖となし之を治して益々甚だし。

余、診して曰く、此れ即ち気血両虚。古人所謂、脾労症なりと。因りて**茯苓《ぶくりょう》補《ほ》心《しん》湯《とう》**を与へ、又、**帰《き》脾《ひ》湯《とう》**を兼用す。数十日にして気力復し血沢旺し、爪甲紅潤を生じ頗る佳候に向ふ。時に廟堂政議一変、議論合せず。解職して国に帰り慷慨《こうがい》(1)。意を得ず鬱々として遂に没すと云ふ。

《用語注釈》

（1）慷慨：感情が高まって嘆く。［漢字源］

四－〇〇四

沼田侯、土岐氏（板倉伊賀守の弟なり）。一旦幕府参政の職を奉ぜしを以て、戊申の役、官軍城下に迫り既に攻戦に及ばんとす。因りて勉強勤王の盟をなし、兵解の後、忽然として言語蹇渋《けんじゅう》、半身不遂、腹裏拘急、時々鬱冒、人事を省せず精神怏々《おうおう》として楽しまず。百治効なく都下に出でて治を乞ふ。余、診して曰く、熱癱癇なり。前医、徒に偏枯として烏附の剤を投ず。故に治を得ずと。因りて**柴胡《さいこ》竜骨《りゅうこつ》牡《ぼ》蠣《れい》湯《とう》**に大黄鉛丹を去り芍薬釣藤羚羊角甘草を加へて与ふること数日にして鬱冒止み、腹裏動悸静かに、手足稍や舒暢を得たり。但だ神気不爽、気逆甚だしきを以て**四逆散《しぎゃくさん》**合**強神湯《きょうしんとう》**を与へ、**牛黄清《ごおうせい》**

心丸《しんがん》を兼用して精神稍く爽に、手足運輸を得。侍婢に扶けられて庭中を歩するに至る。後、閑栖を墨《ぼく》水《すい》の滋に卜《ぼく》し、余年を楽しむと云ふ。

四－〇〇五

本所柳原坊第三街、松田舗文蔵、年五十許り。下利便膿血を患ふる数月。医、痢疾或は疝痢となして、之を治して止まず。之を診すれば、舌上白胎、微渇、小便赤渋、脈微数。身体頗る疲るると雖も更に虚寒の候なし。余、断じて腸胃の湿熱とし、**白頭翁加甘草阿膠湯**《はくとうおうかかんぞうあきょうとう》を与ふ。膿血稍や止みたる後、泄痢血水を交へ面部手足微腫す。**連理湯**《れんりとう》に**赤石脂丸**《しゃくせきしがん》を兼服して、数年の患全く愈を得たり。

四－〇〇六

品川新宿、清水喜三郎、妻、年四十許り。小腹一塊を生じ数年解せず。時々衝逆、心下動悸、頭汗流るるが如し。余、**定悸飲**《ていきいん》を与へ兼ねて**硝石大円**《しょうせきだいえん》を服せしむ。数十日にして衝逆止み動悸発せず。小腹の塊も亦た随ひて半を減ず。時に経水大いに来たり。周身大汗流漓、面赤、熱衣を脱し扇を擁す。乃ち**当帰六黄湯**《とうきりくおうとう》を与ふ。数日にして大汗漸く減じ、経水も亦た随ひて常に復す。

四－〇〇七

青山三猿斎、吉井老侯。往歳、水府内乱の時、幕府の命を奉じて鎮定し、爾後、国家の為に誠忠を尽くすと雖も、幕政萎靡、振ふこと能はず。神気、之が為に鬱々楽しまず。身体羸痩、脈無力、身寒熱なく飲食更に進まず。僅かに饘粥を啜るのみ。余、**帰脾湯**《きひとう》を与ふること数十日、脾気稍や旺し、飲食少しく進む。但だ心気爽ならず、夜中不眠、物あつて魘するが如し。因りて**牛黄清心丸**《ごおうせいしんがん》を服さしむ。後、漸々平に復すと云ふ。

四－〇〇八

池野新一、妻（堺奉行、池野山城守、息女）。産後頭眩を患ひ、身動揺すること能はず。蓐臥恰《あたか》も船中に坐するが如く、身維持するを得ず。侍婢をして扶持せしむ。心下動悸、頭汗出で足心冷汗濈々《そうそう》として出で蓐上を浸す。之を診するに血虚の候なく、飲食故の如く脈も亦た平、経事期を失せず。因りて**柴胡姜桂湯加呉茱萸茯苓**《さいこきょうけいとうかごしゅゆぶくりょう》を与へ**妙香散**《みょうこうさん》を兼用す。数月の後、頭汗止み心下動収まると雖も目眩未だ止まず。但だ人の扶持を俟たずして起居するのみ。身体、血気枯痩、頭時に百斤の石を載するが如し。**聯珠飲**《れんじゅいん》を与へ間に**震霊散**《しんれいさん》を服せしむ。頭眩日々に減ず。一日、右足の股間腫起し逐々流注状を為す。余、以為へらく頭中の瘀濁下流して腫瘍をなす。必ず佳兆ならんと。因りて膏を貼し膿期を俟ち瘍医をして刺さしむ。後、瘡口収まるに随ひて頭眩全く止む。前後七年を歴て全治す。

四－〇〇九

芝中門前、佐藤雄三郎、年二十有余。外感の後、志気鬱々楽しまず。腹裏癥を生じ、足攣急、痛みて歩するを得ず。肩背も亦た強急、寒熱発作、脈虚数。医、以て労瘵とす。余、診して曰く、是れ即ち痃癖にて労を為す者、真の労瘵に非ず。外台**柴胡鼈甲湯**《さいこべっこうとう》を与へ正伝**虎脛骨丸**《こけいこつがん》を兼服せしむ。数日にして癥瘕去り、寒熱止み漸く歩行を得たり。但だ腹裏拘急、志気鬱塞するを以て**楽令建中湯**《がくれいけんちゅうとう》、**帰脾加地黄湯**《きひかじおうとう》等を与へ調理して全愈す。

四-〇一〇

青山六道街、福田幸次郎、長男熊太郎。黴毒を患ひ、咽喉糜爛、声音鼻に漏れ鼻梁将に脱急せんとするに、**柴胡解毒湯加桔梗麦門**《さいこげどくとうかききょうばくもん》を与へ**五宝丹**《ごほうたん》を兼服せしむ。日ならずして咽喉結毒去るを得。忽ち陰茎、蠟燭下疳《ろうそくげかん》を発し半面腐蝕す。因りて**大百中飲**《だいひゃくちゅういん》を与へ金光水を以て灌洗し、腐去り陰器全を得たり。後、身体疲労、筋骨酸痛す。**葳蕤湯**《いずいとう》を与へて全く安し。

按ずるに此の病者、先づ咽喉結毒を患ひ、之を治するに抗燥鎮墜の剤を以てして、其の毒下流して下疳を発す。故に治し易しとす。若し夫れ蠟燭疳《ろうそくかん》(1)を発し、而る後、咽喉に及ぶ者は固より難治の症とす。病勢、先後上下の分詳らかにせずんばあるべからず。

《用語注釈》

(1) 蠟燭疳：下疳で陰茎が潰爛するもの。［漢方用語大辞典］

四-〇一一

横山街、蛭子屋伝兵衛、年四十余。酒客にて支飲の症あり。一日、外感して誤りて入浴し、邪気内陥して気急促迫、痰喘、胸痛結胸状の如し。**柴陥湯**《さいかんとう》を与へて気急胸痛稍や安し。時に身熱大渇、噦逆甚だし。**竹葉石膏湯加黄連**《ちくようせっこうとうかおうれん》を与へ噦逆、大渇大いに減ず。但だ精神昏悶、譫語、舌上赤爛朱を塗るが如く乾裂す。**升陽散火湯加生地黄**《しょうようさんかとうかしょうじおう》を用ひ日を追ひて解熱、諸証大いに安し。精神乃ち旺し但だ盗汗、脈虚数。因りて**補中益気湯加芍薬茯苓**《ほちゅうえっきとうかしゃくやくぶくりょう》を与へて快復す。

四－〇一二

四谷竹街、比留間白斎。生稟虚弱、時に外感、数日不解。脈虚数、咳嗽微喘、舌上無苔、飲食更に不進、羸痩時に甚だし。一医、虚労となし**柴胡鼈甲湯**《さいこべっこうとう》を与へて病益々劇なり。余、診して曰く、其の人胸部熱ありと雖も腰以下悪寒、時有りて足冷、舌上鏡面の如し。是れ上熱下冷の候にあらずや。因りて**既済湯**《きさいとう》を与ふ。熱漸く解し飲食已に進む。但だ盗汗、咳嗽、四肢懈怠す。即ち**味麦益気湯**《みばくえっきとう》を与へて全愈す。

四－〇一三

田原本藩、吉村荘造、妻。産後外感、一医、之を療して熱益々劇しく舌上黒胎、精神昏憒、譫語、下利、咳嗽、脈数急、僅かに水を喫するのみ。余、**導赤各半湯生地黄**《どうせきかくはんとうしょうじおう》を与へ、熱大いに解し、飲食已に進む。但だ精神復せず、妄語、妄行、喜笑節なく殆ど狂の如し。乃ち**治血狂一方**《ちけつきょういっぽう》を与へ**朱砂安神丸**《しゅしゃあんしんがん》を兼用す。数日の後、神気清爽、家事を理するに至る。時に両足筋惕攣痛、歩すること能はず気逆地に倒れんと欲す。因りて**四逆散加黄連羚羊角**《しぎゃくさんかおうれんれいようかく》を与へ、正伝**虎脛骨丸**《こけいこつがん》を兼用して歩履常に復し、諸症全く愈ゆ。

　按ずるに内藤新宿、中村屋茂兵衛、妻。傷寒後発狂殆ど此の婦人と同証にして虚候なし。故に桃核承気湯《とうかくじょうきとう》を与へ大勢解するの後、安神養血湯《あんしんようけつとう》を用ひて一旦愈ゆ。後、復た再発すと云ふ。婦人儘《まま》此の証を患ふ。宜しく其の治法を講究すべし。

四―〇一四

田無邑戸長、下田半兵衛、妻、年三十余。少腹塊あり、時々心下に衝逆し、顔色青惨、身微腫、常に腰冷、前陰汚水を漏下す。衆医、之を療すと雖も薬汁口に入れば即ち吐す。

余、診して曰く、病難治に非ず薬力達せざるなり。誓ひて薬を服せば必ず治すべしと。病者大いに悦ぶ。因りて**苓桂甘棗湯加紅花**《りょうけいかんそうとうかこうか》を与ふ。薬味淡泊、始めて胃中に納るるを得たり。乃ち連服数日、上衝止み腫気去る。**竜硫丸**《りゅうりゅうがん》を兼用して汚水減じ、塊も亦た大いに安し。

岡田滄海曰く、**苓桂甘棗湯**の運用の妙、一味の紅藍《べにあい》関係すること大いなるかな。余も亦た屢々此の婦を診して投薬するも効無く、薬力未だ達せず。高匙にて遂に奏し凱《やわ》らぐ。嘆服、嘆服。

四―〇一五

下谷池端、谷口佐兵衛。数年吐水の証を患ひ、衆医を経て治せず。之を診するに脈沈微、腹中雷鳴、飲食和すること能はず。夜間切痛を発すれば、忽ち青水を吐すること升余。面色青惨、身体枯痩、両脚微腫あり。先づ米飯及び飲を減じ、蕎麦麵少し許りを食せしめ**丁香茯苓湯**《ちょうこうぶくりょうとう》を与へて吐水漸く止むと雖も、切痛未だ止まず。**安中散**《あんちゅうさん》を与へて痛も亦た安し。但だ腹中雷鳴去らず。劇しき時は心下に衝逆して吐せんとす。因りて**苓桂甘棗湯**《りょうけいかんそうとう》を与ふ。之を服して腹中緩和し雷鳴忽ち止む。飲食稍や消化し身体血気漸く復して愈を得たり。

四-〇一六

布田駅、煙草舗、小島平左衛門、妻、年四十許り。小腹堅塊を生じ、小水之が為に時々癃閉、困悶に堪へず。洋医、導尿管を以て一時を救ふと雖も前証、又、故の如し。余、之を診するに塊堅硬盤の如く経水来たること少なく小腹水気あり。本事後集**治血分腫方**《ちけつぶんしゅほう》を与へ**琥珀散**《こはくさん》を兼服して経水大いに来たり。爾後、小便閉の患なし。但だ小便頻数快通を得ず塊依然と存す。乃ち**牛車腎気丸料**《ごしゃじんきがんりょう》を与へ**硝石大円**《しょうせきだいえん》を兼用して小便快利。度数を減じ塊も亦た随ひて縮小し常に復す。

四-〇一七

内藤新宿、煙草舗、甲州屋金助、年四十許り。胸中秘塞、鬱々楽しまず。飲食進まず四肢羸痩、脈沈微。医、以為へらく虚労と。余、診して曰く、此の人、平素志気舒びず物に対して過慮、或は終夜眠るを得ず。故に気疾を発するなりと。**寛中湯加呉茱萸**《かんちゅうとうかごしゅゆ》を与へ**牛黄清心丸**《ごおうせいしんがん》を兼用す。数日にして胸中開豁、飲食大いに進む。但だ服中、任脈の通り微拘急し時に心下に迫るを覚ゆ。因りて**堅中湯加呉茱萸湯**《けんちゅうとうかごしゅゆとう》を与へて全治す。

四-〇一八

浦賀東港、宮原屋治兵衛、壮年。時に心気鬱塞怏々《おうおう》として楽しまず。心下痞堅、腹裏拘急、飲食進まず。親戚以て虚労の漸として衆医を招きて験なし。林立爾（村松街に住す）独り以て鬱毒とし**大柴胡加芒硝**《だいさいこかぼうしょう》を与ふること一年余。病、方に愈ゆ。後数年を経て病又、発す。因りて診を乞ふ。之を診するに脈沈濇、心下より小腹に至るまで拘急、任脈之を按ずれば則ち痛み、気逆足冷不食夜眠るを得ず。一室に黙坐して人に接するを悪む。

余曰く、年四十を過ぎ、病実するに似たれども亦た往年の比に非ず。宜しく緩治すべしと。**四逆散**《しぎゃくさん》**呉茱萸茯苓**《ごしゅゆぶくりょう》を与へ**摧肝丸**《さいかんがん》を兼用して其の証徐々に治す。

四－〇一九

西浦賀、医師、田中玄周、年四十余。外感の後、数十日寒熱解せず。殆ど瘧状の如く、日々背寒発熱、盗汗出で舌上白胎、微渇、心下動悸、食進まず脈虚数、羸痩甚だしく諸治効なく診を乞ふ。余、**柴胡姜桂湯加黄耆鼈甲**《さいこきょうけいとうかおうぎべっこう》を与へ熱漸々解し盗汗止む。但だ疲倦両足微腫あるのみ。**補中治湿湯**《ほちゅうちしつとう》を以て調理して愈ゆ。

四－〇二〇

牛籠軽子阪、水野勝彌、妻（一橋家扶）。産後手足疼痛解せず。医、風湿と為して之を治するに数日治せず。余、診して曰く、身寒熱なく痛み走痛せず病凝結して腫起す。恐らくは瘀血流注ならんと。**桂苓丸料加大黄附子**《けいれいがんりょうかだいおうぶし》を与へ当帰蒸苛葉礬石を以て痛処を熨して、腫散じ痛和し両足平に復す。但だ左手掌後、腫起突出、屈伸を得ず痛甚だし。**烏頭湯**《うずとう》を与へ掌後に**芫青膏**《げんせいこう》を貼して膿水出づ。疼去りて常に復す。

四－〇二一

壬生侯鳥井氏、母、誠心院。外感後、熱気解せず。胸痛短気、咳嗽甚だしく、脈数、舌上白胎、食進まず。侍医之を療して数日、病益々重し。因りて使を走らして余を招く。

余、診して曰く、是れ飲邪併結の証、然れども其の人虚弱を以て熱結胸に至らざる者なりと。**柴陥**《さいかん》**加竹茹湯**《かちくじょとう》を与ふ。之を服すること四、五日、胸痛大いに減じ、咳嗽も亦た随ひて安し。後、但だ腹拘急痰飲除かざるを以て**四逆散**《しぎゃくさん》に**茯苓杏仁甘草湯**《ぶくりょうきょうにんかんぞうとう》を合し之を服して愈ゆ。

四－〇二二

脚疾医、遠田澄庵、長女、年十有九。前年、傷寒を患ひ殆危。愈えたる後、小腹塊を生じ経水不来。時々衝逆絶せんと欲し且つ其の塊疼痛、手を近づくべからず。腰間より右脚に攣急して屈伸するを得ず寒熱なく脈沈弦。一医、腸癰と為し**大黄牡丹湯**《だいおうぼたんとう》を与へて痛益々甚だし。

余謂へらく、身寒熱なく小便淋瀝せず。是れ必ず疝の瘀血を帯ぶる者と。因りて福井氏**八味疝気剤**《はちみせんきざい》を与ふ（余家、**円字湯**《えんじとう》と名づく）。二、三日を歴て痛大いに減じ、塊も亦た随ひて減ず。但だ衝逆止まず時々不大便。塊時として突起して痛む。乃ち**苓桂甘棗湯**《りょうけいかんそうとう》を与へ**硝石大円**《しょうせきだいえん》、或は**通腸煉**《つうちょうれん》等を兼用し、衝逆全く止み塊も亦た随ひて安く経事常に復すと云ふ。

四－〇二三

和歌山旧臣、田村幸一、男、年九歳。左足、股の外間腫起して焮痛甚だしく、身熱煩渇、身体枯痩、足のみ擁腫す。医二、三、腫瘍となし之を治するに痛益々劇し。

余、診するに、其の腫、堅硬膿潰の機なく時々心下に衝逆し、苦痛忍ぶべからず。窃に以為へらく胎毒流注、筋脈舒暢を得ず其の毒心下に迫る者とし、**六味馬明湯**《ろくみばめいとう》を与へ時々**紫円**《しえん》を以て之を下す。数日の後、衝逆止み腫痛も亦た減ず。但だ痛処堅硬にして其の足運転を得ず。因りて**芫青膏**《げんせいこう》を貼し腐水淋瀝、腫漸く消散すれども屈伸を得ず。後、当帰蒸加葉礬石を以て熨蒸し終始**馬明湯**を服さしめて愈ゆ。

余、懸壺以来、若而の病児を診する百有余人。或は小腹臍傍、或は股縫間、或は腰臀間、或は股間、膝上、其の処定めずと雖も、硬腫焮痛する者、蚤《はや》く**馬明湯**を与へ、或は**紫円**を以て攻下し、外、**芫青膏**を貼する時は必ず全愈を得。若し医誤治し荏苒と日を延き、遂に骨膜間膿を醸し自潰するに至りては、治する者甚だ稀なり。余、此の症に臨み、**千金内托散**《せんきんないたくさん》或は**耆帰建中湯**《ぎきけんちゅうとう》を用ひ、**化毒丸**《かどくがん》或は**趁痛丸**《ちんつうがん》を兼用し全治を獲る者は、僅かに十の一、二のみ。医人猛省せずんば有るべからず。其の他、亀胸亀背の如き、其の始め毒を制せず遂に膿潰する者は皆難治なり。

四－〇二四

故白河城守、阿部侯祖母聰徳院の老女、歌崎、年五十余。深く侯家の顛覆を患ひ、心思鬱々として楽しまず。飲食味なく、肢体羸痩、少気、労動に懶《ものぐさ》く脈沈弱。侍医、以て虚労難治とす。

余、之を診して曰く、身寒熱なく脈未だ数ならず。少気すと雖も、幸ひに咳嗽痰沫なし。或は救ふべしと。乃ち**逍遥散加地黄香附子**《しょうようさんかじおうこうぶし》を与ふ。服する数十日、飲食漸く進み、気力次第に旺す。但だ心中動悸、夜或は安眠を得ず。因りて**帰脾加地黄煉**《きひかじおうれん》を服さしめ数月にして常に復す。後、十余年を過ぎ、一朝、卒中風を発して没す。時に年七十余歳と云ふ。

四－〇二五

内藤新宿、煙草舗、甲州屋金助、年五十余。胸中痞塞、飲食下るを得ず。或は心下気満、志気欝塞、脈沈微。衆医、以て膈噎とす。

余、診して曰く、此の人平素沈黙、七情の気舒暢せず。或は気疾ならんと。**寛中湯加呉茱萸**《かんちゅうとうかごしゅゆ》を与へ**硇砂丸**《ろしゃがん》を兼用す。数日にして胸中開豁、飲食漸く進む、但だ咽中炙臠あるが如く時に咽喉微痛、声少しく唖す。乃ち**半夏厚朴湯**《はんげこうぼくとう》を与へ**如聖丸**《にょせいがん》を兼用して全く愈ゆ。後、十余年辛未の夏、復た前証を発し加之のみならず肩背拘急、腹中虚満、両足浮腫、脈往歳に比すれば一等力なし。余、其の不治を断ず。病者も亦脱然として薬を服せず。

四－〇二六

難波街、山澄忠兵衛、妻、年五十余。外感後、寒熱荏苒として解せず。午後潮熱、脈虚数、飲食進まず四肢枯痩、気欝塞す。**逍遥散加鼈甲胡黄連**《しょうようさんかべっこうこおうれん》を与へ**蜀椒丸**《しょくしょうがん》を兼用して潮熱止み食稍や進み気力旺す。

時に盗汗出で心下動悸、手掌煩熱す。**柴胡姜桂湯加黄耆鼈甲**《さいこきょうけいとうかおうぎべっこう》に転じ**大補丸**《だいほがん》を兼服して諸証全愈す。爾後、深川八幡社内二軒茶屋、松本母、年六十余。又、此の症を患ひ、衆医以て不治とす。余、**逍遥散加鼈甲胡黄連**並びに**大補丸**を投じて速やかに効を得たり。余、数年此の如く症を治す。婦人に在りては其の験少なしとせず。男子に在りては治する者真に稀なり。弇陋《えんろう》にして未だ其の故を解すること能はず。

岡田滄海曰く、一味の黄柏、大補と称す。この名、朱震亨の創見なりて君も亦た採用する者なり。活発の妙は素より其の人に存する者か。

四-〇二七

和泉橋通、煙草舗、鴻野屋、母、年六十余。五更瀉を患ひ、数年止まず。衆医験なし。之を診するに、脈沈細、腹中軟、時々雷鳴、腰間冷を帯ぶ。両脚微腫、飲食故の如く、一睡して鶏鳴に至れば、陣痛して水瀉二、三行。日出に至れば止むと云ふ。乃ち**真武湯加良姜**《しんぶとうかりょうきょう》を与へ**七成丸**《しちせいがん》を兼服すること十余日。数年の沈痾、脱然として愈ゆ。

四-〇二八

小網坊第三街、砂糖舗、大阪屋儀兵衛、年六十余。右脇下拘急、心下より背脊に徹して痛、起臥すること能はず。脈沈細、額上冷汗出で飲食下る能はず。医、二、三、之を療して効無し。余、千金**当**《とう》**帰湯加附子**《きとうかぶし》を与ふ。之を服すること一、二日、其の痛脱然として去り、飲食大いに進むこと四、五日。

惣身忽ち微黄を発し、目中檗汁を注ぐが如く心下虚満す。因りて飲食を減じ、**六君子加黄連茵陳**《りっくんしかおうれんいんちん》を投ず。五、六日の後、黄去り虚満減ず。但だ右脇下時々拘急、微痛を覚え心気鬱塞すと云ふ。**柴芍六君子湯**《さいしゃくりっくんしとう》に転じて病全く愈ゆ。爾後、寒暑の際、此の証少しく発する時は**柴芍六君子湯**を服して忽ち安し。斯の人、後、産を破り、生国越前に帰ると云ふ。

四－〇二九

島津家用達、中世昌五郎。産を失して向島に蟄居す。平素、胃虚停飲あり。蟄居の後、志気舒びず、身体枯痩、気咽喉に痞塞し、口中赤爛、飲食咽に下ること能はず。脈沈細、力なし。衆医、危篤として辞し去る。余、牛黄研末を冷水に和し試みに下すに咽喉潤利、稍や開豁を覚ゆ。因りて**六君子湯加黄連旋覆花**《りっくんしとうかおうれんせんぷくか》を投じ、心下停飲去り飲食進むを得たり。一日、心志過慮、鬱冒、人事を省せず殆ど絶せんとす。先づ**蘇合香円**《そごうこうえん》を灌ぎ、本草彙言**治肝虚内熱方**《ちかんきょないねつほう》を与へて、精神漸く復す。後、労嗽、元気振はず。**六味地黄丸加五味麦門人参蛤蚧**《ろくみじおうがんかごみばくもんにんじんごうかい》を与へて遂に鬼籙《きろく》を免る。

四－〇三〇

深川木場、桑名屋三左衛門、妻、年三十所り。心思欝々、飲食進まず、身微熱、脈虚数、連旬愈えず。医、以て虚労とす。余、診して謂ふ、血気鬱塞の致す処と。乃ち医貫**加味逍遥散**《かみしょうようさん》を与へ、気力稍や開達して脾気振はず。因りて**帰脾湯加地黄**《きひとうかじおう》を与へ、**柴芍六君子湯**《さいしゃくりっくんしとう》を以て調理して、沈痾、常に復す。

四－〇三一

沼田侯旧臣、永沼可笑、撃剣家の名流なり。年三十許り。維新に際し家流大いに衰へ、天下紛々として脱刀を擬す。因りて閉居楽しまず。遂に気血運転の機を失し、心下痞鞕、手足麻痺、歩履便ならず。一医、之を薬して効なし。余、先づ九味檳榔湯加呉茱萸茯苓《くみびんろうとうかごしゅゆぶくりょう》を与ふ。其の病、益々劇しく四肢洪腫、腹満二便秘渋、巨里動亢ぶり気急息迫、殆ど衝心せんとす。乃ち越婢加朮苓合唐侍中方《えっぴかじゅつりょうとうじちゅうほう》を与へ、三聖丸《さんせいがん》を兼用し厳に塩味を禁ず。二、三日の後、小水快利、腫気大いに減じ、但だ両脚痿弱、起つこと能はず。

一日、振寒、身大熱を発し体痛み煩渇、真に傷寒状を為す。即ち柴葛解肌湯《さいかつげきとう》を以て発汗し、身熱稍や解すると雖も心胸苦満、嘔逆、煩渇甚だし。因りて小柴胡湯加石膏《しょうさいことうかせっこう》を用ひ、膈熱大いに退き嘔吐益々甚だし。即ち小半夏湯加茯苓橘皮石膏《しょうはんげとうかぶくりょうきっぴせっこう》を服さしめて嘔吐止み、病大いに安し。時に又、振寒発熱、大汗淋漓、真に瘧状を為す。先づ柴胡湯《さいことう》を与へ四、五日の後、截薬を服し、瘧止み脚気も亦た随ひて愈ゆ。

按ずるに傷寒脚気を併する者は、忽ち衝心状を現はし、多く不治に至る。斯の人、脚気中に傷寒を併す。故に幸ひに危篤を免る。又、後、瘧に変じて脚気の邪も倶に解すると見ゆ。蓋し瘧と脚気は、皆湿邪の所為に因ればなり。『外台《げだい》』に瘴と瘧と同を論じ『医説』に瘧痢同因の詞を載せ、張介賓、尤在涇の徒に喋々乎として瘧痢の暑湿に因ることを論ずれども、未だ瘧、脚気の湿邪に因るを弁ぜざるは遺憾と云ふべし。

四－〇三二

本郷御茶の水、旧麾下士、金田弥三郎、年十九。司法省に奉職し、寒暑雨雪を厭はず出仕し、遂に脚気に嬰り、両足腫、腹大満、両便秘渋、胸膈動気、臥すこと能はず。脈弦数、医二、三、之を診し不治とす。余、先づ**唐侍中一方加大黄**《とうじちゅういっぽうかだいおう》を与ふ。大便更に通ぜず。又、**平水丸**《へいすいがん》を投ず。時に大嘔吐を発し、時々噦逆、薬食口に入るを得ず。苦悶特に甚だし。即ち**小半夏加茯苓橘皮湯**《しょうはんげかぶくりょうきっぴとう》を与へ、**霊砂**《れいしゃ》を兼用して嘔吐稍や止み噦逆止まず。**呉茱萸湯**《ごしゅゆとう》を服して噦も亦た止む。後、煩渇心悶、水気減ぜず殆ど衝心せんとす。是に於て**紫雪**《しせつ》を与ふ。煩渇心悶少しく解す。因りて**犀角旋覆花湯**《さいかくせんぷくかとう》に転じ、小便分利、諸証漸く愈ゆ。

四－〇三三

後藤庄吉郎。一日、外感を得。発熱悪寒、体痛、渇して嘔せんとす。先づ**柴葛解肌湯**《さいかつげきとう》を以て発汗し、表証稍や解するの後、遍身赤疹を発し、胸腹熱甚だしく困悶に堪へず。**三黄石膏湯**《さんおうせっこうとう》を与ふること二、三日、焮熱少しく去り斑疹も亦た随ひて没す。但だ精神恍惚、譫語喃々、飲食進まず。即ち**升陽散火湯**《しょうようさんかとう》に転ず。之を服して一、二日。一夜、脱汗淋漓、衣蓐を浸し、脈微渋、四肢微冷にして心煩熱悶す。因りて**姜附益気湯**《きょうぶえっきとう》を連服せしむ。明日、脱汗止み神気稍や復す。後、前方姜附を去り芍薬茯苓を加へ調理して故に復す。

四－〇三四

赤坂門内、松井巨摩之介、室。妊娠五、六月より胃中不和、腹痛、下利日に三、四行、両足微腫す。一医、之を療して数日愈えず。口中糜爛、飲食更に進まず**胃苓湯加木香**《いれいとうかもっこう》を与へ**含嗽煎**《がんそうせん》を以て口中を漱《すす》がせしむ。

一夜、忽ち陣疼を発し一女を分娩す。後、悪露行かず水腫益々甚だし。**桂苓丸料加茅根車前子琥珀**《けいれいがんりょうかぼうこんしゃぜんしこはく》を与へ、悪露少しく来たると雖も、水気腹脹甚だしく小便不利す。因りて**琥珀湯加没薬細辛**《こはくとうかもつやくさいしん》を与へ**沈香琥珀丸**《じんこうこはくがん》を兼用す。数日にして小便快通、水気大いに減じ身体羸痩、両脚痿弱す。因りて**牛車腎気丸料**《ごしゃじんきがんりょう》を与へ脚漸く力を得。後、**十補湯加附子**《じゅうほとうかぶし》を以て調理して常に復す。

四－〇三五

麹坊三軒家、沽酒舗、三河屋善兵衛、妻、年三十許り。経水来たらず小腹堅塊を生じ他患なし。産婆、之を診して妊娠とし、十五月を経て塊自若たり。余、之を診して更に妊候に非ず。所謂、腸覃《ちょうたん》(1)なり。**桂苓丸料加鼈甲甘草**《けいれいがんりょうかべっこうかんぞう》を与へ**硝石大円**《しょうせきだいえん》を兼用す。数日の後、堅塊稍や減ずと雖も経事曾て来たらず。肌肉消削、神気も亦た爽やかならず。其の状、殆ど乾血労に似たり。乃ち**逍遥散加地黄香附子**《しょうようさんかじおうこうぶし》を与へ、**大黄䗪虫丸**《だいおうしゃちゅうがん》を兼用して気力大いに復す。然れども経事更に来たらず。余謂へらく、脈已に平なり。塊を棄置して消息すべしと。後、十数年を歴て他患なく、塊癖、始めに比すれば頗る小にして経事断じてなし。又、一奇と謂ふべし。

《用語注釈》

（1）腸覃：一種の下腹部におこる生長腫物をいう。卵巣嚢腫の類である。多くは、気血の阻滞、癖積の留滞によりおこる。［漢方用語大辞典］

四－〇三六

旧石岡藩、大田友右衛門、妻、年三十余。産後月事不調、或は連日漏下、或は一、二月断じて来たらず小腹堅癖あり。時々衝逆、頭眩絶せんとし、常に腰以下冷し、歩履健やかならず。先づ**温経湯**《うんけいとう》を与へ、時々**硝石大円**《しょうせきだいえん》を以て之を攻む。月事漸く調し堅癖大いに減ず。後、衝逆止まず。劇しき時は昏倒人事を省ぜず脈沈細。因りて**苓桂甘棗湯**《りょうけいかんそうとう》を与へ衝気大いに止む。但だ一月或は二、三月めに激発、暈絶す。乃ち癇の所為とし**妙功十一丸**《みょうこうじゅういちがん》を服さしめ、病全く安し。

四－〇三七

渋谷村、荻原耕造、年五十余。外寒邪勢熾盛。医二、三名、錯治して数十日解せず。殆ど労疫状をなし脈虚数、舌白苔、熱飲を好み、咳嗽、腹軟弱。余、**味麦益気湯**《みばくえっきとう》を与へ、虚熱稍や退くと雖も舌上鏡面の如く、大便溏泄、脈細数、足跗微腫、頗る脱状を現はす。因りて**真武湯**《しんぶとう》合**生脈散**《しょうみゃくさん》を与へて少陰の証稍や復す。後、心下虚痞、下利不止、時々心下に衝逆し、或は腹裏拘急す。蓋し其の人、平素寒疝、停飲等あり。故に時々此の証を発すと云ふ。乃ち千金**断痢湯**《だんりとう》を与へ、**寧癇湯**《ねいかんとう》を兼服して諸証漸く安し。

四－〇三八

神祇省大神部、高原信久（旧川越藩）、母、年六十余。外寒後、嘔吐、飲食口に納ることを得ず。心中懊憹、舌上乾燥、脈沈微、羸痩骨立、百治効なく衆医以て不治とす。余、診して曰く、此れ厥陰証なり。病、危篤と雖も或は救ふべし。即ち**半夏乾姜人参丸料**《はんげかんきょうにんじんがんりょう》の煎汁を以て**烏梅丸**《うばいがん》を送下す。嘔吐漸く止み食薬口に入るを得。数日にして鬼籙を免るることを得たり。

余、此くの如き証に臨み、毎に此の二方を以て奇効を奏すること鮮《すくな》しとせず。種徳寺寓、清光院、年六十有余。半胃、嘔吐止まず、心中煩満す。衆医、之を療して愈えず。疲困絶せんとす。即ち**半干参**《はんかんじん》(1)を湯とし**烏梅丸**を服し、数年の沈痾、起を得たり。爾後、小舟街木魚舗、老婦、反胃後、同証を患ふ。因りて上二方を投じて危殆を免る。下條秋水、感歎して古方の妙に服す。

《用語注釈》

（1）半干参：半夏乾姜人参丸のこと。

四－〇三九

三河台、阿部志津摩、老婢、名は楽、年六十余。腰痛を患ふること数歳。背脊佝僂、仰視すること能はず。大便秘渋、其の痛、夜に至りて益々甚だしく衆治を経て効なし。余、以て血瀝痛となし、**桃**《とう》**核承気湯加附子**《かくじょうきとうかぶし》を与へ、臨臥に**鹿角霜**《ろっかくそう》を酒服せしむ。数日にして腰痛漸く緩く起居自由を得たり。其の人大いに悦び、之を服すること数年、年七十を過ぎて考終す。

四－〇四〇

牛籠、薹店、三枝孝次郎、妻。又、腰痛を患ひ屈伸する能はず。即ち**桃核承気湯**《とうかくじょうきとう》**加附子**《かぶし》を与へて速やかに愈ゆ。

　岡田滄海曰く、前に喩西昌の治験有り。張石頑も亦た此の湯を以て主る。正に識る、君の診療に淵源有るをと。

四－〇四一

和宮侍医、中山摂津守、息、某（裏小川街神保小路に住す）。外感の後、数十日邪気不解。午後発熱、自汗、脈数、飲食進まず。医、以て虚労となす。余、診して曰く、真の労瘵に非ず。全く外感誤治して茲に至るものなりと。聖済**柴胡鼈甲湯**《さいこべっこうとう》**加胡黄連**《かこおうれん》を与へ、数日にして熱解し食大いに進む。但だ平素、胃気振はず心下微飲あり。**柴芍六君子湯**《さいしゃくりっくんしとう》を以て調理して全く愈ゆ。其の人、大いに喜び再生の恩を謝す。然れども志操なきを以て、後、洋医者流に変ず。摂州の志、深く憐むべし。

四－〇四二

芝柴井街、逆旅主人、和泉屋健蔵。外感七、八日不解。往来寒熱、舌上乾燥、心下煩満、大便微溏、脈浮数、精神半ば昏晦す。**小柴胡湯**《しょうさいことう》**加黄連茯苓**《かおうれんぶくりょう》を与へ、煩満解し、渇、益々甚だし。茯苓を去り知母麦門を加へて渇止む。但だ身熱去らず、肌膚枯痩、殆ど労疫状を為す。呉氏**柴胡養栄湯**《さいこようえいとう》（生地黄を用ふ）を与へて津液旺し、熱全く解す。其の人平素、肝気尤盛、凶夢熟睡を得ず、病後特に甚だし。因りて**加味帰脾湯**《かみきひとう》を与へ**牛黄清心丸**《ごおうせいしんがん》を兼用して全愈す。

四－〇四三

麹坊第二街区長、矢部与兵衛、妻、年二十五、六許り。産後下利、腹痛数日止まず便色青水。衆医、療して愈えず。身体羸弱、脈沈弦。余、寒瀉となし千金**高良姜湯**《こうりょうきょうとう》を与へ腹痛頓に止む。下利も亦た随ひて減ず。但だ夜半より暁天に至れば水瀉三、四行止まず。即ち**真武湯加良姜**《しんぶとうかりょうきょう》を与へ、**七成丸**《しちせいがん》を兼服して下利全く已む。後、**十全大補湯**《じゅうぜんたいほとう》を以て調理して常に復す。

四－〇四四

大木文部卿、姪、副島宏蔵、年二十余。咳血を患ひ洋医者流、之を療するも治せず。気息不利、胸膈動あり、脈虚数。余、肺痿と為して**麦門冬湯加地黄阿膠黄連**《ばくもんどうとうかじおうあきょうおうれん》を与へ、吐紅速やかに止む。咳嗽も亦た従ひて減ず。但だ胃中不和、飲食消化せず、腹裏欝塞、胸中気閉す。**柴芍六君子湯**《さいしゃくりっくんしとう》に転じ前証漸く平に、**帰脾湯加地黄**《きひとうかじおう》を以て調理全愈す。十余年を歴て横浜に在りて胃虚、吐水を発し飲食する能はず。後、瘧疾を患ひ瘧已むの後、又、吐血数合、骨立極まる。数日の後、血止むと雖も午後潮熱、脈細数、少気絶せんとす。親戚皆、洋医に心酔するを以て漢方を服するを得ず。深《はなは》だ以て憾《うらみ》となすと云ふ。

四－〇四五

牛籠山伏街、入貝蔀、年五十許り。脾胃敦阜、身体黄腫。医、之を療して水気益々甚だしく小便不利、気急促迫、巨里の動、奔馬の如く殆ど衝心せんとす。**沈香降気**《じんこうこうき》**合豁胸湯**《かっきょうとう》を与へ**三聖丸**《さんせいがん》を兼用す。小水少しく利し、衝攻の状稍や減ず。一日、腹大満、煩躁死せんとす。乃ち**呉茱萸湯加茯苓**《ごしゅゆとうかぶくりょう》を与へ**黒錫丹**《こくしゃくたん》を兼用す。更に効なし。之を診するに舌上乾燥、心下鞕満、脈沈実、胸膈裂けんとすと云ふ。因りて水邪併結の症とし**大陥胸湯**《だいかんきょうとう》を与へ、大小便快利し煩満大いに減ず。但だ遍身洪腫、時々大便秘閉す。因りて**廓清飲加郁李仁**《かくせいいんかいくりにん》を与へ、**平水丸**《へいすいがん》を兼用して腫気漸々減じ諸症頗る癒ゆ。後、数月を歴て精気大いに脱し、痰喘壅盛、四肢厥冷、諸薬験なく遂に道山に帰す。

四-〇四六

日本橋北鞘街、松沢幾三郎、妻。産後下血久しく止まず。肛門疼痛、日夜忍ぶ能はず。顔色青惨、短気、微熱あり、脈浮数力なし。余、診して謂く、腸中湿熱、内痔を醸し血管迸裂、故に苦痛あり。真の下血に非ずと。即ち**白頭翁加甘草阿膠湯**《はくとうおうかかんぞうあきょうとう》を与へ**蠟礬丸**《ろうばんがん》を兼用して疼痛大いに減じ、下血も亦た随ひて止む。後、疼痛なく時々下血す。因りて**温清飲**《うんせいいん》を与へて全治す。

本白銀町四丁目に山本安達なる者あり。幕府医官、喜多村安正の門人なり。常に人に語りて曰く、凡そ腫物の内景にある者、肺癰、胃管癰、腸癰、内痔、流注毒の差別なく其の痛み甚だしき者**蠟礬丸**を与へて屢々効を得たり。是より他なし。内より膏薬を貼するの理なりと。

後、瘍科の書を読むに肺癰に**蠟礬丸**を用ひるの治験あり。蓋し安達の言、本づく所あり。

四－〇四七

西丸下二位御局、中山慶子。背上癰腫を発し増々寒壮熱痛甚だし。即ち**十敗湯**《じっぱいとう》**加**《か》**連翹**《れんぎょう》を与へ背上膏を貼し漸々膿潰して愈ゆ。

平素宿疾あり。任脈拘急、左脇下疼痛、時々不食す。因りて**柴胡疎肝散**《さいこそかんさん》を与へ痛大いに安し。其の後数年、明宮降誕。弗予《ふよ》にて日夜看護、心思を労し宿疾大いに発し不食、強ひて食すれば痛甚だしく面浮腫、刺痛発作あり。余、窃かに以て、蛕の所為とし**七味鷓鴣菜湯**《しちみしゃこさいとう》を与へて効を奏す。其の後三年を歴て、宿疾又た動き心腹より背に徹して痛み、前方を与へて効なし。乃ち千金**当帰湯**《とうきとう》を用ひて痛大いに安し。

四－〇四八

八丁堀、司法少判事、三村吉兵衛、親。左脚攣痛、歩すること能はず。外股に当りて凝結し之を按ずれば痛益々甚だし。眠食他故なし。**芍甘黄辛附湯**《しゃくかんおうしんぶとう》を与へて痛少しく和すれども凝腫依然として去らず。余謂く、流注毒なり。数日の後、膿を醸さば恐らくは難治に至らん。早く之を除くに如かずと。**八味疝気剤**《はちみせんきざい》を与へ外に**芫青膏**《げんせいこう》を貼し、打膿数日、凝結散じ歩履故の如し。

四－〇四九

湯島明神下、谷口佐兵衛、妻、年四十許り。経水漏下。一日、血塊を下すこと数箇、精神昏憒、四肢厥冷、脈沈微、冷汗流るるが如く、衆医、手を束ぬ。余、**茯苓四逆湯**《ぶくりょうしぎゃくとう》を与へ厥愈え精神常に復す。但だ腹痛、漏下止まず。因りて千金**大阿膠湯**《だいあきょうとう》を与ふ。腹痛止むと雖も漏血猶ほ多く、顔色青惨、少気、動く能はず。乃ち**華蕊石散**《かずいせきさん》を冷水にて送下す。漏血漸く止む。後、**十全大補湯**《じゅうぜんたいほとう》（洋参二分）を以て調理し常に復し、其の人再生の思を為すと云ふ。

四－〇五〇

赤阪丹後坂下、竹谷政助なる者、年五十余。嘗て内障眼を患ひて両目を盲し、且つ維新以来、貨殖の為に精神を労し遂に胸中痞塞、飲食咽に下る能はず。強ひて食すれば乍ち吐出し脈沈細、四体柴の如し。医二、三、之を療して寸効なし。余、**霊砂**《れいしゃ》一味、研末し冷水を以て灌下す。嘔止み食少しく咽に下るを得。因りて**利膈**《りかく》合**甘草乾姜湯**《かんぞうかんきょうとう》を与へて食稍や進む。但だ腰以下疲痩、起つこと能はず。乃ち**牛車腎気丸**《ごしゃじんきがん》を兼服せしめ起居常に復す。後、家を青山侯邸に移し余年を楽しむこと二、三年。其の人、素より酒を嗜み昼夜に度なく、且つ嗣子、家産を破るを以て大いに心思を労し前証又発す。余、診して曰く、扁倉と雖も恐らくは起つこと能はずと。遂に辞し去る。

四－〇五一

故唐津侯、小笠原図書頭、室。潜居して中川渡口にあり。家国流離の時、惣身頑瘡を発し痒痛忍ぶべからず。衆治を経て効なし。旧臣新井喜之助に托して診を乞ふ。余、**忍冬解毒湯**《にんどうげどくとう》を与へ数日にして瘡漸く愈ゆ。其の人、平素、腹裏拘急、心下痞塞、動もすれば、気、上逆絶せんとし肩背強急、顧眄《こべん》する能はず。夜、安眠するを得ずと云ふ。**柴胡疎肝散**《さいこそかんさん》を与へ**朱砂安神丸**《しゅしゃあんしんがん》を兼服せしめ諸証大いに安し。後数年、番町の賜邸に在りて、又、宿疾を発し堅癖心下より左肋にかけ逆搶し、項背急痛甚だしき時は、暈絶人事を省せず殆ど癲疾の如し。先づ**沈香降気湯加紅花茯苓**《じんこうこうきとうかこうかぶくりょう》を与へて、気降り衝逆止む。後、**延年半夏湯**《えんねんはんげとう》を以て徐々に其の癖塊を制し神色故の如し。

四－〇五二

故彦根侯、妾、法梁院は大判座後藤氏の出にして内藤政義侯の実母なり。久年、頑瘡を発して痒疼忍ぶべからず。一日、振寒を発し身体微腫、小便不利、脈沈微、殆ど内陥せんとす。**真武湯加反鼻**《しんぶとうかはんび》を与へ、振寒止み頑瘡大いに発し水気益々劇し。因りて済生**赤小豆湯加附子**《せきしょうずとうかぶし》に転じ、水気日々減じ瘡稍く差ゆ。但だ夜に入れば痒痛、眠を得ず。即ち**当帰飲子**《とうきいんし》に**苦荊丸**《くけいがん》を兼用して宿患大いに安し。

　余、老人の頑癬を治する数十人、其の痒痛甚だしく熱なき者は**当帰飲子**或は**十補加荊芥**《じゅうほかけいがい》を用ひ、血燥甚だしく熱ある者、**温清飲**《うんせいいん》を用ひ、水気有りて実する者は東洋**赤小豆湯**《せきしょうずとう》を用ひ、虚する者は済生**赤小豆湯加附子**及び**真武湯加反鼻**を用ひて多く効を奏す。但だ腎嚢風の内攻に至りては諸薬験なく多く死地に陥る。蓋し其れ血分の毒、深重を以てなり。恐れずんばあるべからず。

四－〇五三

旧幕府腰物奉行、斎田某。淋疾を患ふること数十年。小便頻数、屢々厠に上り多きは数勺、少なき時は五、六滴に過ぎず。其の甚だしきに及んでは気淋のみにして小腹妨満、苦痛忍ぶべからず。諸薬験なく時々尿血、身体羸痩、骨立、脈細微力なし。余、**栝楼瞿麦丸料**《かろくばくがんりょう》を与へ**蒲滑散**《ほかつさん》を兼服せしめて小便大いに利し気力復す。一日、奔走労動して膀胱熱を醸し小便癃閉、茎中剝するが如く苦痛堪ゆべからず。先づ**琥珀散**《こはくさん》を与へ当帰蒸加苛葉礬石を以て少腹及び陰茎を熨蒸して小便漸く利し苦痛大いに減じ、後、**竜胆瀉肝湯**《りゅうたんしゃかんとう》を服さしめて数年の疾、十の七、八を減ずと云ふ。

四－〇五四

林図書頭（号は鶯渓）の室は坂井右近将監の息女なり。頭眩、項強を患ふること数年、但だ坐して臥すことを得ず。蓐臥せんとすれば、頭中雷鳴の如く目眩絶せんとす。飲食故の如く大小便常に依る。余、以為へらく、濁飲上逆、頭脳圧塞の致す処と。乃ち**半夏白朮天麻湯**《はんげびゃくじゅつてんまとう》を与へ**震霊散**《しんれいさん》を兼用す。頭眩大いに減じ横臥を得たり。後、時々頭痛、大便秘す。因りて前散を去り**半硫丸**《はんりゅうがん》を与へ諸証大いに安く、後、歩履函嶺《かんれい》を踰《こ》えて静岡に至る。

四－〇五五

番町御厩谷、菅谷邦之助、元麾下寄合の士なり、年十又八。外邪に感じ、寒熱数日解せず。日晡、微悪寒続きて発熱、夜に至れば盗汗甚だしく脈浮数、飲食進まず身体羸痩。前医以て虚労とし辞し去る。余、之を診するに胸腹動あり。心下微結、支飲あつて気欝塞す。乃ち**柴胡桂枝乾姜湯加黄耆鼈甲**《さいこけいしかんきょうとうかおうぎべっこう》を与ふ。数日にして寒熱解し盗汗止み支飲も亦た随ひて去る。唯だ胸動止まず気欝し夜に至れば四肢微搐、安眠を得ず大便秘結す。因りて**柴胡竜骨牡蠣湯去鉛加芍羚甘鈎**《さいこりゅうこつぼれいとうきょえんかしゃくれいかんちょう》を与へ臨臥に**牛黄清心丸**《ごおうせいしんがん》を服せしむ。動悸漸く鎮し夜中熟睡、飲食大いに進む。後、柴芍六君子湯《さいしゃくりっくんしとう》を以て調理、常に復す。

四－〇五六

内藤新宿、豊倉楼主人。傷寒数日、医、之を療して熱益々劇しく譫語、煩渇、舌上黄胎乾燥、脈緊数、身体斑々として紫斑を発し四肢疼重、悶乱す。余、白虎湯《びゃっことう》合黄連解毒湯《おうれんげどくとう》加犀角《かさいかく》を与ふ。服すること二、三日、煩躁大渇稍や安く斑も亦た大いに色を減ず。一夜、下血数合其の色漆黒の如く、人事不省、家人大いに驚き急を告ぐ。余曰く、蓄血なり。驚くべからず。前医、苟且《かりそめ》にも、発汗の期を失し熱血分に陥入し紫斑を発し血気擾乱、邪気と倶に腸胃に蘊蓄するが故なりと。白虎湯を徹し犀角地黄《さいかくじおう》湯《とう》を合し大黄を加へて微下す。下血随ひて止み精神稍や復すと雖も余熱未だ解せず。柴胡養栄湯《さいこようえいとう》を与へて全く愈ゆ。

四－〇五七

八町渠、古着店、松岡屋久兵衛、年五十余。年々夏時に至れば、両足煩熱酸疼、眠を得ず。数医を経て効なしと云ふ。余、以為へらく陽気下陥、暑邪浸淫の致す所と。補中益気湯《ほちゅうえっきとう》、方中黄柏を加へ糊丸とし長服せしめて累年の患、安を得たり。余、往年、日光山の一僧に此の丸を用ひて効を奏せしより屢々用ひて屢々験あり。故に亀山侯二男、松平又七郎、生質虚弱、夏時に至れば手掌足心煩熱を苦しむ。又、此の丸を服して愈ゆ。

岡田滄海曰く、李東垣、清暑益気《せいしょえっき》を製す。更に張三錫の近製清暑益気湯《きんせいせいしょえっきとう》有り。今、君、此の方を製するは許多の用心なりと。

四－〇五八

四谷荒木町角、油舗、三河屋長九郎なる者。志気欝々楽しまず心下虚痞、飲食進まず終夜不眠、羸瘦甚だし。衆治を経て効なし。余、千金**温胆湯加黄連酸棗仁**《うんたんとうかおうれんさんそうにん》を与へ寝食稍く安し。但だ志気鬱塞し舒びず。**加味寧癇湯**《かみねいかんとう》を与へて故に復す。

岡田滄海曰く、此の証、心胆虚怯にして肝実気滞の証にあらず。余も亦た屢々之を診す。正に其の処方、悉く肯綮に中るを知ると。

四－〇五九

千住駅小塚原、沽酒舗、伊勢屋甚兵衛、妻、年三十所り。産後水気去らず胸腹動あり。時々衝逆、小便不利、嘔吐、飲食咽に下るを得ず。吉田禎順なる者、之を療して数日解せず。一朝、暑邪に感じ寒熱往来、心煩大渴、家人驚きて診を乞ふ。余、按ずるに水気久しく去らずと雖も先づ其の邪を駆らざれば恐らくは水邪併結し性命を害するに至らん。先聖の卒病を治するの教へに従ふに如かずと。**小柴胡湯加竹茹麦門黄連**《しょうさいことうかちくじょばくもんおうれん》を与ふ。之を服する六、七日、寒熱解し煩渴随ひて止む。水気去らず胸中時々衝逆を覚ゆ。因りて**沈香降気**《じんこうこうき》合**豁胸湯**《かっきょうとう》を与へ衝気降り小便快利し数日ならずして水気全く去る。**逍遥散加地黄香附子**《しょうようさんかじおうこうぶし》を以て調理して常に復す。

四－〇六〇

八町渠、三村親始、女、可爾、年十七。気宇欝塞、肩背強急、手足攣痛、腹裏拘急、脈沈濇、飲食進まず、羸痩甚だし。余、診して曰く、是れ所謂痃癖にて労を為す者なり。早く其の策を為さずんばあるべからず。因りて**延年半夏湯**《えんねんはんげとう》を与へ脊際に灸す。強急稍や弛み腹裏大いに和す。但だ気力爽ならず身体ややもすれば拘痛す。**理気平肝散**《りきへいかんさん》を投じて痛全く治す。

一処女、此れと同証にして羸痩殊に甚だしく胸中痞塞、肩背石の如く凝結し志気欝々楽まず。前方を与へて効なし。因りて**寛中加呉茱萸湯**《かんちゅうかごしゅゆとう》を与へて理気し時々**妙功十一丸**《みょうこうじゅういちがん》を以て其の痃癖を攻めて元気大いに旺し飲食稍く進む。但だ背上石を負ふが如く、俯仰便ならずと云ふ。千金**当帰湯**《とうきとう》**加附子**《かぶし》を与へて全く効を奏す。

又、林鶴陵、女、胸中痞塞、肩背石の如く、志気欝閉、上の二女と相似たり。然れども其の人、肥実、経事不調、肝気亢盛、口煩渇するを以て**大柴胡湯加石膏**《だいさいことうかせっこう》を与へ、数年の患を忘れ、後、一子を設く。宜しく其の虚実を詳にすべきのみ。

四－〇六一

内藤新宿、豊倉楼、妻。産後、外邪に感じ寒熱頭痛、身疼す。洋医者流、之を療して発汗の期を失し邪気内陥、下利、口渇、胸脇苦満、嘔吐す。余、**加味小柴胡湯**《かみしょうさいことう》（即ち本方加黄連茯苓竹茹麦門滑石）を与ふ。下利止むと雖も嘔吐益々甚だしく舌上乾裂し、因りて**小半夏湯加茯苓橘皮石膏**《しょうはんげとうかぶくりょうきっぴせっこう》を与へて嘔吐大いに安し。但だ舌上乾燥、心煩譫語、精気頗る疲る。**竹葉石膏湯**《ちくようせっこうとう》に転じ熱大いに解し、精神稍や旺す。然れども虚煩羸痩、飲食進まず脈細数。殆ど虚労状を為す。**人参当帰散**《にんじんとうきさん》を与へて血気稍く復し虚熱全く解す。後、腰以下痿弱起つこと能はず小便淋瀝す。**牛車腎気丸料**《ごしゃじんきがんりょう》を与へ**琥珀散**《こはくさん》を兼用し数日にして小便快利し両足歩履を得たり。但だ神気漠然、百事健忘、家事を摂すること能はず。即ち**帰**《き》**脾湯**《ひとう》を服せしめ、凡そ百有八十日を経て病全く愈ゆ。嗚呼、甚だしきかな、洋科の誤治、壊症、変幻此くの如きに至ること。苟しくも医たる者、三陽三陰の規則を奉じ以て治法の順序を守らずんばあるべからず。

四－〇六二

芝三島街、書肆、和泉屋市兵衛、妻、年四十余。暑邪に感じ嘔吐、腹痛、心下煩満す。**黄連湯加茯**《おうれんとうかぶく》**苓**《りょう》を与へ病大いに安し。然れども其の人数年痼疾あり。其の証、臍下より心下に衝逆して痛み、痛む時は酸苦水を吐すること数合、甚だしき時は飲食口に入ること能はず。或は朝食暮吐、腹中雷鳴、大便不通、或は心下急痛背に徹す。今茲《こんじ》、宿疾続きて発し数日吐水不食、尫羸《おうるい》(1)骨立す。家人大いに驚き根治を乞ふ。

余、診して先づ飲食を節し思慮を省き、**苓桂甘棗湯**《りょうけいかんそうとう》を与へ**起廃丸**《きはいがん》を兼服せしむ。吐水漸く止み大便少利す。但だ急痛時々発す。因りて**解急蜀椒湯**《かいきゅうしょくしょうとう》を与へ痛も亦た安し。後、左脇下拘急、腹中雷鳴止まず飲食進まず。乃ち**小半夏加茯苓橘皮湯**《しょうはんげかぶくりょうきっぴとう》に**左金丸**《さきんがん》を兼用して多年の宿患、霍然《かくぜん》(2)として愈ゆ。

《用語注釈》
（1）尫羸：身体が消痩し、体質が虚弱なのを形容する。［中医東医漢方医学辞典］
（2）霍然：（病気が）けろりと治る。［白水社　中国語辞典］

四－〇六三

三村親始、妻。産後下利止まず、虚羸不食。之を診するに脈数力なく、舌上胎なくして乾燥、血熱あり。便色も亦た茶褐色にして臭気を帯ぶ。因りて**白頭翁加甘草阿膠湯**《はくとうおうかかんぞうあきょうとう》を与へ、下利日を逐ひて減じ血熱大いに解す。但だ胃中不和、食不化、腹中雷鳴し、食すれば則ち下利の気を催す。試みに**甘草瀉**《かんぞうしゃ》**心湯**《しんとう》を与へ効なし。余、窃に謂へらく、熱已に解す。恐らくは胃中虚寒、下焦の陽気も亦た不足し故に然りと。奇効**良姜湯**《りょうきょうとう》を与へ**七成丸**《しちせいがん》を兼用して全愈す。

四－〇六四

故幕府閣老、阿部葆真（豊後守と称す）、妾、阿松。流産し口中糜爛、飲食進まず心下虚痞、時々嘔逆、脈浮細力なし。洋医者流、之を療して病益々甚だし。余、試みに**六君子湯**《りっくんしとう》合**補血湯**《ほけつとう》を与へて心下大いに開き、嘔吐止み食漸く進む。**人参地黄丸**《にんじんじおうがん》を兼用して気血大いに復し以て再生の恩を謝す。

余、従来気血両虚の証にして、或は心下水飲あり、或は胃中虚し、薬食共に下り難く、地黄剤泥恋して用ひがたき者は六君子湯に補血湯を合して奇効を奏す。

四－〇六五

飯田街中坂上、釆帛舗、三河屋倉吉、年五十余。従来酒客にて心下飲癖あり。一日、癖塊発動、痛を起し、須臾にして黒血数塊を吐し昏悶絶せんとす。先づ代赭石の末を冷水にて送下し**桃核承気湯**《とうかくじょうきとう》を作り連服せしむ。漏血漸く止み、但だ唾血色鮮にして腹中拘急、脈沈数。因りて**加味犀角地黄湯**《かみさいかくじおうとう》を与ふ。時に大噦逆を発し咽喉硬塞、日夜吃々として苦悶極まる。即ち**呉茱萸湯加橘皮黄連**《ごしゅゆとうかきっぴおうれん》及び蜜荷水を用ひ、噦声少しく減ずと雖も気逆飲食を下すこと能はず。因りて**旋覆代赭石湯**《せんぷくたいしゃせきとう》に転ず。乃ち逆気下り、飲食咽に下るを得て吃逆全く止む。但だ心下の飲癖、其の形十の七、八を減ずと雖も時々発動して痛み呼吸喘鳴す。**変製心気飲加附子**《へんせいしんきいんかぶし》を用ひて危患全く治す。

四－〇六六

鹿児島人、橋口兼三、司法省に奉職して小川街に住す。其の妾、年廿余。外邪に感じ、洋医者流之を療すること五、六日。熱益々甚だしく譫語喃々《なんなん》として人事を省せず。腹軟弱にして、脈沈濇、口噤、遺尿殆ど死人の如し。

余謂へらく、其の人半産後血気復せず邪気血分を侵すの致す処と。**升陽散火湯加生地黄**《しょうようさんかとうかしょうじおう》を与ふ。之を服すること両、三日、忽ち煩躁狂の如く、或は傍人を抛却《ほうきゃく》し、或は顛倒《てんとう》走らんとし、日夜擾乱眠るを得ず。**黄連解毒湯加辰砂**《おうれんげどくとうかしんしゃ》を与へて煩悶稍や安し。然れども不大便七、八日、両眼鳩の如く心気不定を以て**瀉心湯加芒硝**《しゃしんとうかぼうしょう》を与へ大便快下、少しく人事を省す。但だ日夜不眠を以て**黄連阿膠湯**《おうれんあきょうとう》に転ず。一日、振寒を発し大汗流離、身体厥冷、脈微細、已に絶せんとす。**茯苓四逆湯**《ぶくりょうしぎゃくとう》を与へ汗止み、厥回り邪気爽然として解す。但だ煩乱数日を以て精神恍惚として木偶人《でくのぼう》の如し。因りて**安神益志湯**《あんしんえきしとう》を与へ**朱砂安神丸**《しゅしゃあんしんがん》を兼用して常に復す。余、毎に洋医者流、傷寒の錯治を療す。其の艱難苦戦、概ね此くの如し。

四－〇六七

神奈川駅、米舗、諏訪屋吉兵衛、女。幼少の時哮喘の患あり。時々発動、喘鳴臥を得ず。衆治効なし。余、外台**神秘湯加厚朴杏仁**《しんぴとうかこうぼくきょうにん》を与へ発するときは**麻黄甘草湯**《まおうかんぞうとう》を与へ、積年の患大いに安し。後、五、六年を経て一奇証を発す。其の証、卒然として気、少腹より心下に奔迫し気息奄々《えんえん》、劇しき時は人事を省せず。須臾にして病解す。解すれば神色平の如しと云ふ。余、奔豚の一証として金匱**奔豚湯**《ほんとんとう》を与ふ。之を服し病漸く緩み二、三月を経て病遂に愈ゆ。後、二、三年を過ぎ婿を迎へて一子を設け、数月にして其の子、驚癇を発して急に斃る。因りて愁傷楽しまず。身体漸く痩せ、微咳、短気、時々盗汗出づ。父母之を憂へ汽車に乗し、余が診を受けんとす。車中忽ち吐血不止、急に駕《かご》を命じて余が家に到る。之を療して吐紅止むと雖も、遂に肺痿を為して起きざるに至る。按ずるに此の婦人、天禀肺気不足。故に一旦哮喘愈ゆと雖も、又、非常の病を発し遂に肺痿に陥る。世に宿患愈ゆるの後、肺疾を発する者往々之れ有り。凡そ肺気不足の人に非ざれば父母の遺毒に係かる。医たる者、精思せずんばあるべからず。

四－〇六八

横港戸部邑、沽酒鋪、戸部四郎兵衞、息、作之助、年十八。外感後、寒熱、咳嗽、腹裏拘急、動もすれば腹痛下利す。衆医皆、肺病とす。余、診して曰く、腹裏拘急は中気不足なり。然して脈未だ数ならざる者、病、専ら肺にあらざるなり。下利すと雖も虚羸せざる者は精気猶ほ旺するなり。病、或は治すべしと。因りて**四逆散**《しぎゃくさん》**加**《か》**鼈甲**《べっこう》**茯苓**《ぶくりょう》を与へ**六味生津煉**《ろくみしょうしんれん》を兼用す。寒熱大いに解し咳嗽も亦た半を減ず。但だ裏急差えず時々感冒下利す。**楽令建中湯**《がくれいけんちゅうとう》を与へ**蛤蚧散**《ごうかいさん》を兼用して全癒す。

四－〇六九

赤阪三分坂下、青山（元篠山侯）邸、千葉常善、妻、年二十余。外感数日、一医之を療して熱解せず。口乾燥舌上苔なく脈沈微、飲食咽に下ること能はず精神も亦た恍惚す。衆医不治として辞し去る。余、之を診するに上熱下冷の候あり。因りて**既済湯**《きさいとう》を与ふ。之を服する一両日、精神稍や爽やかに、飲食咽に下ることを得たり。但だ時々欝冒して手足厥冷して挙家騒擾す。余、血厥として**白薇湯**《はくびとう》を与へて其の証、頓に愈ゆ。

其の人嘗て右背上に一腫塊あり。平素痛を覚えざるを以て意とせず、時に隠々として微痛を覚ゆ。赤色を発す。之を視るに儼然《げんぜん》たる流注毒にして、将に膿潰せんとす。乃ち**千金内托散**《せんきんないたくさん》を与へ前衝膏を貼し、不日にして膿潰し諸証大いに平らぎ、瘡口速やかに愈ゆ。凡そ流注自潰する者は精気日々に耗し諸虚候を発して遂に死に至る者鮮《すく》なからず。此の人疫邪の為に激動して膿を醸し、邪気之が為に発漏し、精気も亦た之が為に鼓舞せられて長肉することを得る者は、真に活機の妙用にして奇と称すべし。

四－〇七〇

麴町三軒街、沽酒舗、三河屋の姪、多吉、年二十余。外邪を得。発汗解せず身煩疼頭痛、大渇嘔せんと欲し、脈緊数、熱表裏の間に散漫す。因りて**柴葛解肌湯**《さいかつげきとう》を与ふ。服する二、三日、表証罷み、舌上黄胎、譫語煩悶、大便微溏す。即ち**升陽散火湯去参加黄連**《しょうようさんかとうきょじんかおうれん》を与ふ。譫語煩乱稍や安きに似たれども、脈浮虚、両足微冷、額上汗出で頗る虚候を現はす。急に**既済湯**《きさいとう》に転ず。服後、振寒、汗益々出づ。**真**《しん》**武湯加人参**《ぶとうかにんじん》を与へて振寒脱汗大いに減じ病霍然として愈ゆ。

四－〇七一

従五位、柳沢光邦、封を辞して染井六義園にあり。外感の後、咳嗽声唖久しく愈えず将に肺痿を為さんとす。余、**麦門冬加桔梗**《ばくもんどうかききょう》を与へ**六味生津煉**《ろくみしょうしんれん》を兼用して病半を減ず。一日、雨を侵して他に行く途中より悪寒甚だしく、家に帰れば壮熱大渇、身体酸疼す。急に使ひを馳せて余を延く。越えて翌朝、余、到れば寒熱失するが如く但だ脈浮弦、腰以下懈怠するのみ。余曰く、恐らくは瘧疾ならん。まさに明日を俟ちて処方を定むべしと。其の翌、果たして振寒して大熱を発し、渇して水を引き汗流るが如し。即ち**小柴胡湯加知母石膏**《しょうさいことうかちもせっこう》を与ふ。之を服して四、五日、瘧邪大いに解し、頭痛、心下支結、小便不利、自汗止まず。因りて**柴胡姜桂湯加黄耆鼈甲**《さいこきょうけいとうかおうぎべっこう》に転じて諸証漸く安く、但だ隔日少し悪寒を覚え精気爽ならずと云ふ。乃ち払暁《ふつぎょう》冷水を以て**反鼻霜**《はんびそう》を服さしめ瘧全く止む。後、**補中益気湯加芍薬茯**《ほちゅうえっきとうかしゃくやくぶく》**苓**《りょう》を以て調理して咳嗽声唖共に常に復す。

四―〇七二

神楽阪、従五位本多氏、萱堂、貞孝院。年七十に垂《なんな》んとして瘧疾を得。医二、三輩、之を療して数旬解せず。毎日、寒多く熱少なく、脈虚数、舌上苔なく、渇して熱湯を好み、飲食進まず疲労極まれり。余謂へらく、邪気既に陽よりして陰に陥る。附子に非ざれば治する能はずと。因りて**駆邪湯《くじゃとう》**を与ふ。寒熱日々に解し飲食稍や進む。即ち**反鼻霜《はんびそう》**を暁天に冷服せしめて瘧全く止み終始**駆邪湯**を用ひて愈ゆ。

四―〇七三

難波街、綿舗、和泉屋豊吉、女、年三十余。外感数日解せず。胸中煩満、舌状糜爛、飲食咽に入ること能はず。腹中虚軟、小便自利、脈浮細にして力なし。余、診して曰く、上熱下冷の候なりと。即ち**既済湯《きさいとう》**を与ふ。之を服して脈力復し精神稍や旺す。但だ心煩、臥起安からず。**黄連阿膠湯《おうれんあきょうとう》**を与へて心煩大いに安し。便ち**竹筎温胆湯《ちくじょうんたんとう》**を与へて夜中安眠を得。危患頓に愈ゆ。

四―〇七四

牛籠山伏街、伊丹勝正、妻。産後下利久しく止まず。暁天更に甚だしく心下痞、腹中雷鳴、嘔気ありて飲食進まず。脈沈細、羸痩甚だし。千金**断痢湯《だんりとう》**を与へ臨臥に**七成丸《しちせいがん》**を飲ましめて下利大いに減ず。但だ乾嘔悪心、飲食すること能はず。心中苦煩形容すべからずと云ふ。**半夏乾姜人参丸料《はんげかんきょうにんじんがんりょう》**に転じ**烏梅《うばい》**

丸《がん》を兼用して全癒す。

岡田滄海曰く、此れ脾元より大虚なり。蓋し剉喪にて失節するは、処治すること最も難し。余も亦た屢々診して之を療すと。

四－〇七五

小石川水道街、丸屋弟、儀兵衛。外感後、咳嗽、蒸熱、心気欝塞、身体枯痩、脈弦細。衆医以て虚労とす。之を診するに、心胸動悸あり。熱膶、日時を期して発す。余、以て瘧邪の壊症とし、**柴胡姜**《さいこきょう》**桂湯黄耆鼈甲**《けいとうおうぎべっこう》を与ふ。動悸稍や安しと雖も発熱未だ止まず、**駆邪湯**《くじゃとう》を与へて熱全く解す。後、腹裏拘急、腰痛せり。**当帰建中湯**《とうきけんちゅうとう》を与へて安し。但だ心気旺せず動もすれば、不眠、身体力なく飲食進まず。**玄帰脾湯**《げんきひとう》を与へ消息周年余りにして旧に復す。

四－〇七六

田無邑戸長、下田半兵衛、女、年廿十余。産後疥癬を患ひ以て意とせず屢々浴し、遂に瘡毒内攻、遍身水腫、腹満、気急息迫、大小便不利す。一医、之を療して困懣《こんもん》極る。急に余を延く。余、**沈香降**《じんこうこう》**気合豁胸湯加反鼻**《きかっきょうとうかはんび》を与へ**平水丸**《へいすいがん》を兼用して、心胸大いに開き大小便快利す。一夜、急に咽喉腫塞して痛甚だしく水粒下らず、喘鳴、気急絶せんとす。即ち**桔梗白散**《ききょうはくさん》を与へ咽喉通ずるを得たり。後、口咽糜爛、臭気鼻を衝く。**加減涼膈散**《かげんりょうかくさん》を与へて全く愈ゆ。余、湿毒内攻を治する数十人、其の酷毒猛烈、恐るべき此の如き者、未だ之を見ず。

四－〇七七

本所北二葉街、井上如水（元幕府大司農、備後守と称す）。外感を得て二、三日邪気熾盛、寒熱嘔逆、身疼煩渇す。**柴葛解肌湯**《さいかつげきとう》を与へ表邪解すと雖も、讝語心煩、精神恍惚殆ど酔人の如し。**導赤各半湯**《どうせきかくはんとう》に転じ服する一、二日、忽ち下血四、五行、其の色黯畜血に似たり。**加味犀角地黄湯**《かみさいかくじおうとう》を与へ下血止み熱頗る解す。一夜、大噦逆を発し、四肢厥冷、脈沈微、急に脱状を見はす。**丁附理中湯**《ちょうぶりちゅうとう》を与へ厥回り噦漸く止む。但だ夜に入れば虚煩眠るを得ず。**酸棗仁湯**《さんそうにんとう》を与へて故に復す。

四－〇七八

青山温田、浅野従五位侯、年六十許り。腰以下水気あり。時々頭眩を発し、気心下に衝逆して歩行することを能はず。脈沈細、時として腰痛、小腹拘急或は下利す。余、疝の所為とし**真武湯加呉茱萸**《しんぶとうかごしゅゆ》を与ふ。数日にして頭眩大いに安し。近街に閑歩を得たり。但だ腰痛、両脛微腫、時々気逆す。因りて**八味丸加沈香**《はちみがんかじんこう》を与へて腫気全く消し気逆も亦た止む。乃ち**補腎湯**《ほじんとう》を与へて調理し常に復す。後数年、居を浜街本邸内に移し、一夜、中風を発して卒す。

余、数年屢々験するに、年四十以上に及びて頭痛頭眩を発する者、往々半身不遂、甚だしき時は卒中を発す。否らずんば則ち猥腿風《わいたいふう》[1]となる。夫れ頭は諸陽の本、陽気一たび虚すれば頭中の気血凝滞して四体に分布すること能はず。因りて此の悪症を発す。医たる者、其の始めに慮らずんばあるべからず。

《用語注釈》

（1）猥腿風：脊髄労のこと。［漢方用語辞典］

四ー〇七九

佐久間街、元安中老侯（板倉氏）、年六十余。一日、卒厥、言語蹇渋《けんじゅう》、四肢不遂、痰涎壅盛す。余、之を診するに両脈洪盛、発熱面紅、心下痞塞す。乃ち肝火亢盛の所為とし、先づ**蘇合香円**《そごうこうえん》を与へ、続きて**四逆散**《しぎゃくさん》**加**《か》**呉茱萸**《ごしゅゆ》**黄連**《おうれん》**羚羊角**《れいようかく》を与へて、精神大いに復し諸証も亦た随ひて安し。数日の後、唯だ両足筋攣、起居に便ならず、夜中心悸安眠を得ずと云ふ。乃ち**舒筋温胆湯**《じょきんうんたんとう》を与へて愈ゆ。

四ー〇八〇

元高松侯、室、常諦院は有馬家の出なり。年三十有余。平素痰飲ありて肌肉羸痩す。一朝、外感を得。寒熱咳嗽数日解せず。侍医某、之を療して効なく、因りて診を乞ふ。之を診するに、欬逆、短気、胸膈微かに痛み、飲食進まず。日晡発熱盗汗出で、脈細数、殆ど労瘵状をなす。余、肺痿の一証となし聖済**人参養栄湯**《にんじんようえいとう》を与ふ。咳嗽大いに減じ食漸く進む。但だ盗汗止まず。夜に至れば口中乾燥、時を期して発熱、手掌足心に及ぶ。乃ち**味麦益気湯**《みばくえっきとう》**加**《か》**鼈甲**《べっこう》を与へ**大補丸**《だいほがん》を兼用し数旬にして蓐を起つを得たり。

四ー〇八一

柳島宗老夫人、仕女藤井、年六十余。数年腰以下頑瘡を生じ痛痒堪ゆべからず。衆治効なし。余、**忍冬解毒湯**《にんどうげどくとう》を与へ時々**梅肉丸**《ばいにくがん》一分を以て之を攻む。数日にして宿患十に七、八を減ず。後、**苦荊丸**《くけいがん》を常服せしめて痛痒全く忘るるに至る。

按ずるに、此の瘡、陰癬に似て陰癬に非ず臁瘡に似て臁瘡に非ず。瘡口粟起して稀水淋漓、其の痒、刀にてえぐるが如く真に堪へがたしと云ふ。余、往年一老人の伝を受け臁瘡蔓延、臍上に及び其の痒忍ぶべからざるものに、大麦粉（俗に麦花と称する者尤も佳し）酢に和し微火に上せ之を煉りて米糊の如くし（濃ならず稀ならず濡膏の如くす）之を瘡上に塗り紙を以て封ず。一遍にして痒を去り奇効を奏す。今此の婦人、似て非なるを以て之を試みず。

四－〇八二

故丹波亀山侯、三子、松平又七郎、年十九。始め外邪に感じ、発汗後、咳嗽、胸痛、盗汗出で不食、脈虚数、身体柴痩、殆ど虚労状を為さんとす。母堂賢亮院、深く之を憂ひ治を余に謀る。余、**柴陥湯**《さいかんとう》**加竹筎**《かちくじょ》を与へて胸痛稍や安し。因りて聖済**人参養栄湯**《にんじんようえいとう》に転じて咳嗽十の七、八を減ず。但だ盗汗止まず時々発熱す。乃ち**聖恵人参散**《せいけいにんじんさん》を与へて盗汗発熱も亦た差ゆ。後、気宇欝塞、食餌更に進まず枯痩故の如し。余謂へらく、肝実脾虚の為す処と。**抑肝扶脾散**《よっかんふひさん》を与へ**牛黄清心丸**《ごおうせいしんがん》を兼用す。是より気宇漸く開《ひら》け飲食大いに進み、肌肉追々生じて鬼籍を免るることを得たり。

四－〇八三

元金吏、河邊宗治郎、息、晋太郎。脚気を患ひ遠田澄庵の治を受く。攻下数十日、水気僅かに去ると雖も身体枯痩、腰以下痿弱起歩する能はず。骨節強痛、筋脈攣急す。余、乃ち**四物湯**《しもつとう》**加**《か》**亀板石決明**《きばんせっけつめい》を与へ**虎脛骨丸**《こけいこつがん》を兼用して漸々気血旺し筋骨舒暢を得て全愈す（按ずるに芍地の陰、芎帰の陽、四物相済して、以て血中の滞を行《や》り、加之のみならず亀板石決明の解結流通の品を以てして其の効殊に霊なり）。

四－〇八四

麹坊隼街、渡邊清太夫、年五十余。外感を得。医二、三錯治して結胸状を為す。心下痞鞕、脇下刺痛、短気煩渇、舌上乾燥、脈沈微。余、診して謂へらく、病実に似たりと雖も真の結胸に非ず。是れ所謂誤下して虚気逆満する者なりと。**増損理中丸**《ぞうそんりちゅうがん》を与ふ。之を服して痛和し心下大いに緩み飲食少しく進む。一日、卒然として噦逆を発し脈微細、上熱下冷脱せんとす。**既済湯**《きさいとう》を与へ**橘皮竹茹湯**《きっぴちくじょとう》を兼服せしめて噦止み脈復す。後、微熱退かず咳嗽盗汗出で、足心熱痛起つこと能はず。乃ち**味麦益気湯**《みばくえっきとう》に正伝**虎脛骨丸**《こけいこつがん》を兼用して全治す。

四－〇八五

淀橋、伊勢屋亀吉、妻、年四十余。臍下、覆杯の如き塊あり。経水来たるときは疞痛腰股に牽き忍ぶべからず。蓐臥動く能はず。数医を経て寸効なし。余、**芎帰湯**《きゅうきとう》に**甘草乾姜湯**《かんぞうかんきょうとう》を合し常服せしめ、経期ごとに**失笑散**《しっしょうさん》を酒服して其の痛大いに減じ、蓐臥の患を免がる。後、熱海温泉に浴し、経水来たらず四肢浮腫、胸中動悸甚だしく気急促迫、面色痿黄。余、血分の所為とし**桂苓丸料加茅根車前子**《けいれいがんりょうかぼうこんしゃぜんし》を与へ、春林軒**当帰散**《とうきさん》を兼服せしめ諸症全愈す。

四－〇八六

日光道中、眞久梨邑、鰻鱺店、秋田屋市右衛門、妻、年三十許り。産後、急に両目盲し物を弁ずること能はず。家人驚き治を眼科に請ふ。眼医、内障不治とし辞し去る。余、診して曰く、産前疥癬を患ひ、産後、卒に愈えて発せず。加之のみならずに其の人血分虚耗す。恐らくは血虚毒壅の為す処ならんと。**腎気明目湯**《じんきめいもくとう》を与へ**結毒紫金丹**《けつどくしきんたん》を兼用す。之を服すること数日、両眼明を生じ漸々平に復す。挙家大いに喜ぶ。鰻鱺数頭を贈りて深謝す。

四－〇八七

故尼崎侯、桜井氏の妹、阿正、年二十余。経閉二、三月、肌肉削消、気宇楽しまず。故なくして言語錯乱、時に狂走せんとす。家臣大いに驚き、余が診を乞ふ。之を診して脈細数、肌熱ありて腹中虚軟綿の如く大便秘し、舌上赤爛、精神恍惚す。以為へらく真の発狂に非ず。又、蓄血に非ず。恐らくは乾血の所為と。試みに**温清飲加大黄**《うんせいいんかだいおう》を与ふ。服すること数日、肌熱漸く去り大便潤利す。兼服するに**牛黄清心丸**《ごおうせいしんがん》を以てして精神稍や定まり肌肉大いに復し経事少しく来たる。乃ち呉氏**安神養血湯**《あんしんようけつとう》を以て調理し常に復す。

四－〇八八

小石川本法寺支坊照護寺、妹、年三十に垂《なんな》んとす。多年、経事不調。腰痛脚に引きて痛み、俛仰歩履すること能はず。数医を経て効なし。余、血瀝痛とし**桂枝茯苓丸加附子大黄**《けいしぶくりょうがんかぶしだいおう》を与へ**角石散**《かくせきさん》を兼用す。自若として応ぜず。一日、之を診するに臍下右傍に塊あり。之を按ぜば、腰脚に引きて痛み甚だし。蓋し其の塊、縮張して痛も亦た緩急ありと云ふ。余、断然として腸中瘀毒の所為とし、**芍甘黄辛附湯**《しゃくかんおうしんぶとう》を与へ**趁痛丸**《ちんつうがん》を兼用し当帰蒸苛葉磐石を以て塊上を蒸熨す。蟠結《はんけつ》[1]漸く解し腰脚屈伸を得て数年の痼疾全く愈ゆ。余、近歳、病者を診すること一年三千人に下らず。而るに誤診此くの如し。殆ど慚愧に堪へず。

《用語注釈》

(1) 蟠結：複雑に入り組みむすぼれる。[漢字源]

四－〇八九

故佐賀侯一族、鍋島幹、橡木県令に任じて県庁に在り。其の母、之を訪ねて痢疾を得。昼夜数十行。西洋者流、之を療し赤白滞下止むと雖も夜中水瀉止まず。暁天に至れば益々甚だしく飲食進まず。脈沈微、舌上苔なくして乾燥、両足浮腫、小便不利す。因りて、居を本所石原片町に卜《ぼく》して余を延く。乃ち**真武湯**《しんぶとう》を与へ**七成丸**《しちせいがん》を兼用して五更瀉止み水気も亦た減ず。唯だ下利後重、肛門渋痛、口中赤爛して飲食更に進まず。余、断じて厥陰下利、寒熱錯雑の証とし**増損四順湯**《ぞうそんしじゅんとう》を与へ**烏梅丸**《うばいがん》を兼用して速やかに愈ゆ。

四－〇九〇

小梅邑中郷、小笠原長信、母、年七十に垂《なんな》んとす。春より夏に至りて頭眩止まず。甚だしきときは嘔逆絶せんとす。脈沈微、両足微腫。医二、三、之を療す。癒えず。余、**真武湯**《しんぶとう》を与へ**妙香散**《みょうこうさん》を兼用す。数日にして目眩大いに減じ、起居安きを得たり。然るに腹満鼓の如く、小便不利、腰以下洪腫す。前方を持重して益々劇し。因りて、**壮原湯**《そうげんとう》に転ず。之を服して腹満稍や減ずと雖も、小便不利、下部水気増加す。乃ち**牡蠣沢瀉散**《ぼれいたくしゃさん》を兼用して小便忽ち利し大患遂に除《の》く。仲師、大病差ゆる後の水気に此の方を与ふること、真に不測の妙を知る。

四－〇九一

米倉従五位侯、室、年二十有余。産後、悪露将に尽きんとする時、忽ち頭痛発熱振寒す。門人、血熱とし**加味逍遙散**《かみしょうようさん》を与ふ。明日に至り腰以下忽ち麻痺、水気を発し煩渇、心下痞塞す。余、診して曰く、是れ所謂、脚気類傷寒《るいしょうかん》（1）者にして熱甚だしく毒熾んなり。衝心の機、測るべからずと。**越婢加朮苓**《えっぴかじゅつりょう》合**唐侍中**《とうじちゅう》の一方を与ふ。熱勢稍や解すと雖も忽ち嘔逆を発し、薬餌口に入るを得ず。家臣大いに驚き山田業広を延く。業広、衝心の兆とし辞し去る。余、先づ**霊砂丸**《れいしゃがん》を以て冷水に送下す。嘔逆少しく止む。尋《つ》いで**小半夏湯加茯苓橘皮**《しょうはんげとうかぶくりょうきっぴ》の煎湯を作り、檳榔末を点服す。心下大いに開き嘔全く止む。後、腰以下水気を発し大小便秘渋す。乃ち越婢加朮苓檳榔《えっぴかじゅつりょうびんろう》を与へ平水丸《へいすいがん》を兼服す。大小便快利し水気去る。九味檳榔湯《くみびんろうとう》に転じて麻痺全く去り、歩履常に復す。余、産後脚気を治する数十人、未だ此くの如きの奇険の症を見ず。

《用語注釈》

（1）類傷寒：冬温、温病、熱病、湿温、風温、雑病などで傷寒に類似している病証。［漢方用語大辞典］

四－〇九二

本所番場町、宗邸家従、庄司勘兵衛、妻、年三十余。産後血気復せず。一日、忽ち咳血を発す。麦《ばく》門冬湯加地黄阿膠黄連《もんどうとうかじおうあきょうおうれん》を与へ黄解散《おうげさん》を兼用して血止む。後、発熱咳嗽、胸膈微痛、柴陥湯加竹筎《さいかんとうかちくじょ》を与へて胸痛咳嗽稍や安し。但だ血熱益々甚だしく虚煩眠ること能はず。脈虚数、口渇、飲食を欲せず。因りて竹皮大丸料《ちくひだいがんりょう》を与へ血熱大いに解す。乃ち人参当帰散《にんじんとうきさん》を以て調理常に復す。

四－〇九三

南槇街、眼科、桐淵道斎。嘗て野鶏疾あり下血数十日止まず。面色萎黄、胸中動悸、短気目眩、脈浮数、手足微腫す。医、或は黄胖とし之を療して効なしと云ふ。余、亡血の所為とし、聯珠飲《れんじゅいん》を与へ鉄砂丸《てっしゃがん》を兼用す。下血止み動悸目眩漸く安く、数旬にして全治す。

余、野鶏の下血を治する、実する者は黄解散《おうげさん》、温清飲《うんせいいん》、白頭翁加甘膠湯《はくとうおうかかんきょうとう》を用ひ、虚する者は黄《おう》土湯《どとう》、加味四君子湯《かみしくんしとう》を用ひ、水気を帯ぶる者は茵荊湯《いんけいとう》を用ひ、噴血甚だしき者は犀角阿芙蓉二味《さいかくあふようにみ》

丸《がん》を用ひて治せざることなし。

四－〇九四

深川東元町、旧金座人、佐藤治左衛門、妻、年五十許り。外感後、胸膈痛、微咳、或は痰中血を帯び飲食進まず。時に寒熱往来、脈数にして力なし。洋医者流、之を療して愈えず余を延く。余、**柴胡**《さいこ》**枳桔湯**《ききつとう》、**柴胡疎肝散**《さいこそかんさん》等を与へて痛止み熱頗ぶる解す。但だ咳嗽止まず終夜不眠、心動悸す。**竹筎温胆湯**《ちくじょうんたんとう》を与へて咳大いに減じ、夜中安眠を得ると雖も精気頗る憊《つか》れ盗汗少気脈細数。患者不起を嘆ず。余、諫めて曰く、是れ必ず其の始め誤治に因りて病遷延壊症となる者にして固より虚労の類に非ず。邪を去り精を養はば即ち挽回すべしと。**聖恵人参散**《せいけいにんじんさん》を与ふ。盗汗已み精気将に復せんとす。

時に夏秋の際、暑湿の邪に感じ、一日、振慄して大いに発熱し瘧状をなす。余、其の虚候あるを以て**駆邪湯**《くじゃとう》を与ふ。二、三発にして瘧全く解す。後、下利後重、肛門渋痛、大いに委頓す。余、断じて湿邪の余炎とし**逆挽湯**《ぎゃくばんとう》を与へ**香連丸**《こうれんがん》を兼用す。諸症全く去り精気大いに復し患者華枯の恩を謝す。

四－〇九五

大久保邑、専福寺、住僧、年三十許り。嘗て心風を患ひ数旬不眠、頭脳熱痛、目眩甚だしく諸治効なし。余、千金**温胆湯加石膏**《うんたんとうかせっこう》を与へ脳痛大いに減じ夜中安眠を得たり。一日、大嘔吐を発し飲食口に入るを得ず大いに困悶す。**半夏乾姜人参丸料**《はんげかんきょうにんじんがんりょう》を与へ**霊砂丸**《れいしゃがん》を兼服して嘔逆方に止む。後、精神恍惚白痴の如し。**反鼻交感丹料**《はんびこうかんたんりょう》を用ひて精神稍や復す。唯だ心怯舌渋、人と語言することを得ず夢寐驚惕す。

本草彙言治肝虚内熱方《ちかんきょないねつほう》を与ふ。出入半歳にして全く人たるを得たり。

四－〇九六

正二位徳川茂栄公、天下解体の後、巣鴨の別墅《べっしょ》に隠栖す。邸中草木蓊欝《おううつ》、湿気特に深し。一日、湿邪に感じ振寒発熱、大汗口渇殆ど瘧状を為す。**小柴胡湯加知母石膏**《しょうさいことうかちもせっこう》を与へ二、三日を経て隔日に発す。**柴胡桂枝乾姜湯加黄耆鼈甲**《さいこけいしかんきょうとうかおうぎべっこう》を与へて邪勢大いに減ず。乃ち暁天**五八霜**《ごはっそう》を服さしめて一截再び発せず。後、邸中陸続、瘧を患ふ。其の地二百年来、瘧を患ふる者なし。今歳に至りて始めてこれ有りと云ふ。余、断じて湿欝の所為とし家臣に談じて草木を剪洗し風気を疎通し楼台を開豁清潔にす。爾後、瘧疾絶えて行《や》られず。

按ずるに截瘧に**五八霜**を用ふること下條氏の家方にして、下條氏は甲斐武田氏の一族にして須原通元の高弟なれば、三百年以前の経験と見ゆ。又、原南陽、截瘧に用ひしこと『叢桂偶記《そうけいぐうき》』に見ゆ。此れも武田の旧臣なれば其の所伝あることと見ゆ。又、瘧母に用ひることは独嘯庵の『漫遊雑記』に出づ。近世西洋者流、機那塩《きなえん》(1)を以て瘧の要薬とし屢々用ひて屢々復する者、余、此の品を用ひて全く効を奏す。蓋し機那は収濇を主とし反鼻は揮発を主とす。其の性相反して、瘧邪は多く外感に係る故に揮発の効に如かざるなり。

岡田滄海曰く、截瘧、反鼻を用ふるは、蓋し我が国の創見にして、華人未だ曾て之を用ふる者有らず。僕も亦た冓に蝮蛇の効用を弁ず。更に此の説を読みて其の闕を補ふに足ると。

《用語注釈》

（1）機那塩：硫酸キニーネ。

四－〇九七

根岸の里、永称寺住僧、教隆、年三十に垂《な》ん垂《な》んとし、腰痛久しく解せず。腰以下枯痩、歩する能はず。身微熱、脈細数、咳嗽短気す。衆医以て虚労とし辞し去る。余、診して謂へらく、血気栄せず血脈養を失するの致す所、真の骨蒸労瘵に非ずと。一意に**知柏六味丸料**《ちばくろくみがんりょう》を投じ**六味生津丹**《ろくみしょうしんたん》を兼用す。之を服して諸症、漸く穏やかに、数旬にして沈痾全治す。

四－〇九八

芝中門前、典物舗、中村屋平兵衛、母、年六十許り。平素血瘕あり腰腹攣痛す。**当帰四逆加呉茱萸**《とうきしぎゃくかごしゅゆ》**生姜湯**《しょうきょうとう》を服して稍や安し。一日、外邪を得。身体疼み、心下支結、食すること能はず。**柴胡桂枝湯加**《さいこけいしとうか》**黄連**《おうれん》を与へ、表証頗る解すと雖も心煩口渇、脈虚数、昼夜眠ること能はず。**竹茹温胆湯**《ちくじょうんたんとう》を与へて煩渇止み夜中安眠を得たり。後、午後微熱を発し盗汗止まず。虚羸不食、荏苒として日を延く。因りて**聖**《せい》**恵人参散**《けいにんじんさん》を与へ、発熱止み盗汗次第に減ず。**味麦益気湯**《みばくえっきとう》を以て調理、常に復す。

四－〇九九

布田駅、医師、白鳥昌純なる者、年六十余。嘗て澼飲あり。加之のみならず、飲食硬塞、咽喉不利。

殆ど膈状をなし、身体羸痩、脈沈細、心下時々刺痛堪へがたしと云ふ。余、診して曰く、是れ恐らくは頑痰胸膈を妨害し飲食下る能はざる者、真の膏肓疾に非ずと。**利膈湯加呉茱萸**《りかくとうかごしゅゆ》を与へ**安中散**《あんちゅうさん》を兼用す。之を服して心下痛去り、飲食漸く下り、数旬にして全愈す。

四－一〇〇

礫川安藤阪、中島歌子は水戸藩士某の妾たり。某戦死の後、貞節を存し艱苦して其の母を養ふ。故に胸中常に懊悩、動もすれば微咳喀血して心中疼に堪へず。余、**柴胡疎肝散加麦門**《さいこそかんさんかばくもん》を与へ、喀血全く止み、但だ胸脇痛、時々吐痰胸痺状を為す。乃ち**柴陥加竹茹湯**《さいかんかちくじょとう》を与へて胸中大いに安し。後、和歌を以て世に鳴ると云ふ。

四－一〇一

一橋誠順院翁主、侍婢、粂尾。翁薨後、其の姪、近藤金三郎の家に寓し、一日、外邪に感じ頭痛発熱す。某医、之れを療して数日解せず。痰咳胸痛劇し、口煩渇、飲食すること能はず。脈浮数にして力なし。余、**柴陥加竹茹湯**《さいかんかちくじょとう》を与へて熱大いに解し、胸痛も亦た止む。但だ心煩眠るを得ず。飲食更に進まず。因りて**竹茹温胆湯**《ちくじょうんたんとう》を与へ其の証大いに安しと雖も痰咳、下利、時に微熱あり。**参胡三白湯加竹茹麦門**《じんこさんぱくとうかちくじょばくもん》を与へて全愈す。

四－一〇二

旧幕府市尹、池田播磨守、今戸に隠栖して萬籟と号す。其の妾、年四十余。嘗て吐水の癖あり。炎暑を経て其の病益々甚だしく食気絶粒、身体骨立、心中疼熱、冷水を好む。西洋者流、五、六輩、之を療して更に効なし。余、**半夏乾姜人参丸料**《はんげかんきょうにんじんがんりょう》を与へ**烏梅丸**《うばいがん》を兼服せしめて嘔吐頓に止み、心中疼熱日々に減じ、飲食方に進むを得たり。萬籟、謝して曰く、余、五十年来、洋医に誑かされ未だ漢科の治、此くの如き速効を知らず。真に慚愧に堪へずと。

　岡田滄海曰く、萬籟君は非を知ること之れ蘧伯玉より遅し。自ら異なれり。呵々と。

四－一〇三

芝三田、織田従五位、家扶、池田美穂、妻。妊娠八、九月、中暑の後、手足麻痺、疼痛、歩履を得ず。医、血痺とし之を療して効なし。余、診して曰く、是れ暑湿の邪の所為なり。宜しく脚気の治をなすべしと。聖恵**檳榔散**《びんろうさん》を与へて痛痺少しく減ず。時に身体水気を発し腹満短気、胸中動亢ぶり、動もすれば衝心せんとす。急に**越婢加朮苓**《えっぴかじゅつりょう》合**唐侍中一方**《とうじちゅういっぽう》を与へて腹満大いに減じ水気頗る解す。乃ち陣疼を催し忽ち分娩す。娩後、悪露将に尽きんとする時、又、手足疼痛を発し苦悶堪ゆべからず。余、湿邪血分を侵すものとし**当帰拈痛湯**《とうきねんつうとう》を与へ其の痛大いに安し。但だ両脚痿弱起つこと能はず心下時に痞塞す。乃ち**九味檳榔湯去将加呉茯**《くみびんろうとうきょしょうかごぶく》を与へ、**牛車腎気丸**《ごしゃじんきがん》を兼用して大患全治す。

四－一〇四

遠山景福は美濃の著族にして、幕府の時、三千石を領す。幕府瓦解の後、小石川石切橋に栖遯《せいとん》す。

其の妻、産後、摂養を失し腹軟、脈虚、頭汗、短気、飲食進まず、肌肉消削、手掌煩熱す。医二、三、之を療して愈えず。余、診して気血両虚の証とし**黄耆茯苓湯**《おうぎぶくりょうとう》を与ふ（洋参三分）。気血漸く旺す。時に少腹痛み悪露少しく下る。**失笑散**《しっしょうさん》を兼用して故に復す。

其の後、主人、瘧後、嘔吐を発し飲食口に入るを得ず、虚羸極まる。蓋し其の人平素、酒を嗜み停飲ありて毎朝酸苦水を吐す。瘧後、遂に此の症を発すと云ふ。余、**小半夏加茯苓橘皮**《しょうはんげかぶくりょうきっぴ》を与へ**霊砂丸**《れいしゃがん》を兼用して嘔止み食進む。後、**六君子湯加旋覆呉茱萸**《りっくんしとうかせんぷくごしゅゆ》を与へて宿水去り、胃気大いに復して全治す。時に旧采邑の民、故主を慕ひ営生の策を設け之を迎へて以て優待すと云ふ。

四－一〇五

清国領事館附属、水野良知、息、四谷仲殿街に住す。其の息某、十有余年。外感の後、遍身赤疹を発し壮熱烘るが如く困懣譫語す。余、**黄連解毒湯加大黄**《おうれんげどくとうかだいおう》を与へ、一下の後、精神稍や復す。但だ胸脇煩満、口渇甚だし。因りて**柴胡解毒湯加石膏**《さいこげどくとうかせっこう》を与へて煩渇止み発疹大いに解すと雖も、咳嗽を発し飲食進まず。**人参飲子加杏仁**《にんじんいんしかきょうにん》を与へて諸証全く愈ゆ。

四－一〇六

深川中大工街、山後繁山は、板倉永井二侯の実母なり。年六十余。中暑熱甚だしく咽喉腫痛、痰涎壅盛、穀食下ること能はず。脈数急、四肢抛《なげ》んと欲す。余、**竹葉石膏湯加桔梗杏仁牛蒡子**《ちくようせっこうとうかききょうきょうにんごぼうし》を与へて咽中痛消し痰大いに減ず。時に大便七、八日不通す。心下鬱塞す。**大柴胡湯**《だいさいことう》を以て一下の後、熱気大いに解す。但だ嘔吐を発し食薬口に入ること能はず。**半夏乾姜人参丸**《はんげかんきょうにんじんがん》を以て徐々に飲下せしめて隆患頓に愈ゆ。

四－一〇七

麴坊善国寺谷、柿内信順、父、年五十余。春来喘息を患ひ胸満、気急促迫、脈浮数。医、皆哮喘となし之を治して効なし。余、以て肺脹の正証とし**厚朴麻黄湯**《こうぼくまおうとう》を与ふ。之を服し胸満気急大いに快く数旬の苦悩忽ち安しと云ふ。其の人大蔵省に出仕するを以て日中は**生津丹**《しょうしんたん》を服し、朝暮前方を連服して喘急全く治す。余、数十年此の方を歴試す。然れども未だ此くの如き神効あるを見ず。

岡田滄海曰く、**厚朴麻黄湯**の効は形影相応の如し。余も亦た知己の人なり。今猶ほ矍鑠として往年の偉略を服膺《ふくよう》すと。

四－一〇八

本所柳原町、松田屋文蔵、息、桂助、年三十余。脚疾を得。両足麻痺歩履するを得ず。胸中動悸甚だしく小便不利す。**九味檳榔湯加呉茱萸茯苓**《くみびんろうとうかごしゅゆぶくりょう》を与へ**三聖丸**《さんせいがん》を兼用す。之を服する五、六日、胸中の動稍や鎮定して身体忽ち浮腫、少腹膨張して不仁す。**越婢加朮苓合唐侍中一方**《えっぴかじゅつりょうとうじちゅういっぽう》を与へて水気漸く減じ四肢痿弱、腹虚脹す。因りて**三脘加薏苡仁湯**《さんかんかよくいにんとう》を与へ腹満、痿弱全く治し、飲食大いに進む。一日、発熱、心下痞満を覚え忽ち遍身、黄色を発し橘子の如し。家人大いに驚駭す。余、診して曰く、恠《あや》しむ勿れ。是れ湿邪未だ除せずして食復をなす者なりと。**大柴胡湯加茵蔯**《だいさいことうかいんちん》を与へて不日、常に復す。

四－一〇九

故高松城主、松平頼聰侯、長女、阿總、年六歳。言語蹇渋《けんじゅう》、心志爽やかならず。他児に比すれば愚魯に似たり、保姆大いに之を憂へて治を余に謀る。之を診するに身体健やかに飲食起居故の如く但だ胸膈動亢ぶり心気不足、鬱塞する者に似たり。即ち薛氏**加味帰脾湯**《かみきひとう》を与へ**牛黄清心丸**《ごおうせいしんがん》を兼用す。之を服する周年、心気大いに開け言語漸く明了、八歳を過ぎて絃誦《げんしょう》大いに進み全人たるを得たり。余、一日、此の事を厩橋医師、堤愛敬に話す。愛敬曰く、余、多年小児の口吃を治するに此の方を用ひて屢々効を奏すと。後、又た岡桐蔭に話す。桐蔭曰く、余の家、小児語遅を治す。祖先より此の方を専用すと。亦た暗合、奇と謂ふべし。

　岡田滄海曰く、薛氏の長ずる所を取りて、短ずる所を捨つるは、所謂権有りて後その軽重を知る者か。此の権、君に非ざれば之を権ることなきなり。敬服、敬服と。

四－一一〇

　釆女街、清川玄道（菖軒と号す）。外感の後、項後紅腫を発し、其の形、対口疽の如く其の痛み頭上に及び、寒熱発作、日夜眠るを得ず。余、之を診するに表証未だ解せず。因りて**葛根湯加荊芥大黄**《かっこんとうかけいがいだいおう》を与ふ。之を服し表証稍や解すと雖も漫に腫れ咽喉に及び飲食を妨害す。因りて**駆風解毒湯加桔梗石**《くふうげどくとうかききょうせっ》**膏**《こう》**犀角**《さいかく》を用ひ、便秘する時は**涼膈散**《りょうかくさん》を兼用す。両三日を経て咽喉腫減じ項後の壅腫一層突起し将に膿潰せんとするの勢いあり。即ち**千金内托散**《せんきんないたくさん》に転じ**沈香解毒散**《じんこうげどくさん》を兼用す。外破敵膏を貼す。壅腫次第に膿潰し腐蝕左の耳後に及び、形状恐るべきに似たり。然れども飲食少しく進み痛み稍や減じ、精気脱せざる以て前方を累進して、数日の後、腐肉尽き瘡口斂《おさま》りて全愈す。

四－一一一

故閤老唐津侯（今、静翁と号す）、世子、賢之進、年甫六歳。麻疹に嬰り身体斑々錦紋の如く、咽喉腫痛、声音唖して飲食咽に下らず。洋薬を服して苦悶甚だしと云ふ。余、笑ひて曰く、草根木皮も亦た時ありて帝なりと。即ち**升麻《しょうま》葛根湯《かっこんとう》加《か》桔梗《ききょう》黄芩《おうごん》薄荷《はっか》牛蒡子《ごぼうし》**を与へて疹解し咽痛頓に消す。後、余毒、周身に発し夜に入れば痒忍ぶべからず。**犀角《さいかく》消毒丸《しょうどくがん》**を服して療し漸く止む。時に咳嗽を発し其の状頓嗽の如し。**百華丸《ひゃっかがん》**を与へて全愈す。

四－一一二

浅草堀田原、従五位松井康載侯、年廿有余。脚気を得。両足麻痺、攣痛屈伸しがたく小腹不仁、時ありて心下に窘迫す。聖恵**檳榔散《びんろうさん》**を与へて攣痛大いに減ず。但だ歩履軟弱、時ありて足心大いに熱す。因りて正伝**虎脛骨丸《こけいこつがん》**を兼用して全愈す。

四－一一三

下二番街、従五位、小笠原侯長国。春来、飲食進まず。咳嗽短気、起居に懶く羸痩甚だしく脈浮弱。余、内傷病とし**味麦益気湯《みばくえっきとう》**を与ふ。飲食漸く進み、咳嗽短気も亦た従ひて減ず。其の人、素より心下に痞癖あり。時ありて膨張し飲食を妨げ任脈も亦た拘急す。因りて**柴芍六君子湯**《さいしゃくりっくんしとう》に転じ**枳朮丸**《きじゅつがん》を兼用して宿患、次第に安く起居動作、常に復すと云ふ。

四－一一四

本所番場、佐竹大夫傅人《かしずきびと》、海老原保、年四十余。少腹左臍傍に堅塊あり。時々心下に衝逆、刺痛或は腰股に牽きて痛み屈伸俯仰すべからず。大小便不利。医、寒疝となし之を療して益々甚だし。余、診するに脈沈緊、舌上黄胎にして乾燥す。**大柴胡湯加茴香甘草**《だいさいことうかういきょうかんぞう》を与へ大小便快利し痛大いに減じ霍然として愈ゆ。

按ずるに、世医、概して寒疝とし烏附辛温の剤を投じて益々激する者、此の方を用ひて屢々効を奏す。蓋し外台疝門腹中卒痛を治するに**柴胡桂枝湯**《さいこけいしとう》を用ゆるの例に本づき、其の痛み軽き者は柴桂とし、重き者を此の方とす。又、其の瘀血に属する者は福井氏**八疝散**《はっせんさん》とす。

橘陰小橋多助。心腹満、痛み数日解せず。逆搶嘔吐、殆ど死せんとする者、此の方にて速やかに治し、麻葉屋八十八、少腹右傍堅塊あり。時に心下脹満、苦痛忍ぶべからざる者、此の方にて過半解し、後、少腹堅塊、陰嚢に引きて痛む者、**八疝散**にて効を奏す。此の症、世医、或は腸瘍とし、或は烏頭桂枝解急蜀椒の類を投じ、紛呶して治を錯《あやま》る者鮮なからず。宜しく審らかに診察すべし。

四－一一五

瑞華院（旧称於華方）、愼徳廟の側室なり。天下解体の後、番町菅谷氏に寄寓す。時に年七十余。中暑下利煩渇す。香連五苓散料《こうれんごれいさんりょう》を与へて煩渇解すと雖も下利止まず。連理湯《れんりとう》を用ひて一旦愈ゆる後、時気に感じ腹満、嘔吐、涎沫を吐す。大柴胡湯《だいさいことう》を与へて熱解し嘔吐止み、但だ涎沫の証除《の》かず。椒梅丸《しょうばいがん》を服して安し。其の後、元気漸々衰弱し、腰以下酸痛し両足浮腫す。余、不治として辞し去る。猶ほ薬を請ひて止まず。乃ち牛車腎気丸料《ごしゃじんきがんりょう》を与へ虎脛骨丸《こけいこつがん》を兼用し数旬を経て遂に道山に帰す。

四－一一六

麹坊、薬舗、小西六右衛門、妻、年六十余。下利久しく止まず。夜に至れば雷鳴腹痛して清水を利し、暁天に至れば益々甚だしく、日中は反て少しく小便赤渋して熱を覚え飲食進まず。身体骨立、脈沈細。知音の医師二、三、諸兜《とう》(1)薬を投じ更に効なし。余、診して謂へらく、其の人腹中積寒ありて陽気不足す。故に腹痛して五更に瀉すと。千金高良姜湯《こうりょうきょうとう》を与へ七成丸《しちせいがん》を兼用す。腹痛頓に去り下利も亦た減ず。但だ暁天に至れば下利し小便渋痛す。乃ち七成湯《しちせいとう》を与へ車前子末を兼服して大小便常に復す。安中医員、金田生、傍に存りて余が特に他医の見に異なるを賞す。

後数年を歴て心下停飲あり。飲食嘔吐し四肢水気あり。疲労殆ど窮し、金田生、六君子《りっくんし》、真武《しんぶ》の類を用ひて効なしと云ふ。之を診するに脈虚数、身微熱有りて煩渇す。余、其の不治を断ず。尚ほ薬を請ふて止まず。試みに補中治湿湯《ほちゅうちしつとう》を与ふ。熱去り渇止むと雖も元気振ふ能はず。遂に恭爾として逝く。

《用語注釈》

（1）兜：南夷の薬の名。［大漢和辞典］

四ー一一七

深川、飯島喜左衛門（近江屋と称す）、妻。数年脚気に嬰り毎年夏秋の際、身微腫、少腹不仁、腰以下酸疼して煩渇す。衆医、之を療して験なし。余、三脘湯《さんかんとう》加《か》薏苡仁《よくいにん》を与へ正伝虎脛骨丸《こけいこつがん》を兼用して沈痾霍然として愈ゆ。時に主人、游蕩家産を傾け俳優中に堕落す。因りて空しく志を抱きて神田紀伊国屋に帰寧すと云ふ。

四ー一一八

早稲田邑、錺匠政吉、年三十許り。癬瘡内攻、身体洪腫、小便不利、短気息迫す。東洋赤小豆湯《せきしょうずとう》、三聖丸《さんせいがん》を与へ大小便少しく利し水気稍や減ず。時に嘔吐を発し食薬口に入ることを得ず、困憊極る。小半夏加茯苓橘皮湯《しょうはんげかぶくりょうきっぴとう》を与へ霊砂丸《れいしゃがん》を兼用して、嘔逆方に歛れり。食少しく口に入る。但だ虚里の動、奔馬の如く胸腹水気充満し、気急息迫、将に衝心せんとす。乃ち犀角旋覆花湯《さいかくせんぷくかとう》を与へ黒錫丹《こくしゃくたん》を兼用し、小便大いに利し胸水頓に去り、霍然として危急を免る。

四ー一一九

元宮津侯、本庄宗茂、年三十余。腹中気癖あり、心思欝塞楽しまず。腹裏拘急、飲食進まず。四逆《しぎゃく》散加呉茱萸茯苓《さんかごしゅゆぶくりょう》を与へ獺肝丸《だつかんがん》を兼用して神気稍や旺し、腹中寛快を覚ゆ。但だ夜中不眠、動悸築々安からず。温胆湯加黄連酸棗仁《うんたんとうかおうれんさんそうにん》を与へて安眠す。後、外邪を得。微熱、大便溏、参胡三白湯《じんこさんぱくとう》を服して邪気解し、**牛黄清心丸**《ごおうせいしんがん》を長服して精神常に復し、今、旧采地某神社の祠官となると云ふ。

四－一二〇

飯田街、琉球藩邸、大見宜氏、年四十許り。東京に客居すること数月、腰以下大いに腫れ筋骨疼痛起居すること能はず。脈浮、大小便不利す。余、謂へらく其の人水土に服せず湿邪下部を侵すの致すところと。**越婢加苓朮附湯**《えっぴかりょうじゅつぶとう》を与へて小便通利し水気大いに減ず。但だ腰痛脚攣急歩行するを得ず。**芍**《しゃく》**甘黄辛附湯**《かんおうしんぶとう》を与へて全愈す。

余、琉球人を療する十余人、多くは脚気風湿の症に属す。因りて在藩の医師に会し、風土に服せず飲食宜しきを異にするの旨を説き示すに、今村氏『脚気鉤要』及び余が『脚気提要』等を以てす。其の人大いに喜び、爾後、在藩の士、脚気治療の大法を得ると云ふ。

岡田滄海曰く、自ら孫真人の心髄を得ること非ざれば、争《いか》でか此くの如きの論説有らんやと。

栗園 自序

余が先世、源頼光の五子、乙葉三郎頼季なり。摂津従り信濃に遷る。其の子孫、筑摩郡内田郷浅田荘に住す。因りて浅田を以て氏と為す。累世木曽氏に属す。木曽氏亡して小笠原氏に属す。皆、以為へらく信濃源氏の族なりと。高祖某、桔梗原の役にて武田氏の為に戦死す。時に遺孤有り乳母之を抱へ小笠原氏に匿《かくま》はる。封邑の栗林なり。家臣、従者僅かに四人。徳川氏天下を覇するに迨《およ》び、閥閲を以て宅地五区を賜る。主、従ひて焉に居す。世は農を以て業と為す。祖は式蔵と諱《いなみ》し東齋と号す。幼にして才気有り、善く文筆し兼ねて医薬の事に通じ、郷人の称するところと為り、百瀬氏と配《そ》ひて、生まるるは四男一女。長は先考為り。惟諧と諱し字は惇篤。字を以て行ひ濟庵と号す。初め松本の儒員木澤天童に従ひ経義を学ぶ。又、堀内桂仙に就き医術を修む。其の業頗る行き、横山氏を娶り四男三女を挙ぐ。

余は文化十二年乙亥五月二十三日を以て栗林邑に生まる。幼名直民、後、惟常に改む。字は識此、人其の生まるる所を称して栗園と曰ふ。遂に以て号と為す。余、生質は健と雖も性は魯鈍なり。幼にして『孝経』『論語』『詩』『書』の句読を先考に受く。又、木澤天倪に従ひ『左氏』『文選《もんぜん》』を学ぶも猶ほ其の義を解する能はず、師之を卑しむ。年甫十五、物茂卿『徂徠集《そらいしゅう》』を得て、其の文、佶屈聱牙《きっくつごうが》なれども困苦して之を読む。又、儕輩と『戦国策』を輪講するも艱渋難解。因りて『史記列伝』を把りて参照するも『評林』の説に拠りて稍く省悟を得。然るに志気は凡童に与ふれば異なりて間有れば則ち稗官野乗を読み、古の豪傑を慕へば将に卓立する所有らんとす。祖母の豊は孺人の側に在りて亦た厳に之を責む。

後、高遠藩に出遊し、医を中村中倧に学び、尋《つ》いで京師に入る。中西氏家と吉益、川越二家との門生を主とし、『傷寒論』を研究す。余暇に偏に名儒宿医を訪ね、其の緒論を聞く。略ぼ大義に通じ、帰郷し将に一家を成さんとす。先考を辞し江都に出で初めて開業するも困躓危苦。三年、世に余を知る者無し。人有りて余を延く。医官本康宗圓君に謁すれば、君一見して曰く、子の篤志、眉宇に溢る。宜しく其の人を選び請蓋すべしと。因りて多紀茝庭、小島學古、喜多村栲窓の三先生を介す。師友の助けを得て業稍く行く。

時に先考傷寒に嬰る。病危劇しく急を余に告ぐ。余、侵晨戴星、奔馳し郷に至れば、則ち一日前、先考既に逝く。余、慟哭して所為を知らず。慈母泣きて曰く、家君大漸に臨み、親戚汝が事を問ふ。家君曰く、渠《かれ》に志有り。予、敢へて言はずと。此の言に拠れば則ち家君は幸ならず遽に下世す。昆弟煢々《けいけい》たる孤露と雖も、汝能く早く樹つを自《もっ》て諸弟を率励するに在り。敦勉《とんべん》し刻苦し汝が身を立つるのみと。余、之を聞けば益々銜恤《がんじゅつ》し飲恨し懊憹して安ずること能はず。肝も腸も裂するを為さんと欲し喪に居すること数旬。断然として曰く、将に身を立て道を行ひ、而して此の極に至るは、当に其の孝に逆行すべきなれど、一たび名を揚げ親を顕はし、以て先考に地下に面《まみ》えんとすと。是に於いて祖母、慈母、及び二弟三妹を親戚に託し江都に還る。昼夜勉励す。省費を節用し余贏《よえい》有れば則ち之を郷里に贈り、以て老親を慰む。後数年、弟妹各々其の所を得て墓田は焉に相償す。

余、都下に在りて世医の門戸を張る者を観る。学を講ずる者は徒に経義訓詁を事とし、而るに治術に精しからず。専ら治療する者は膚浅にして学殖無し。衒術は世に媚び仁ならざることも亦た甚だしきかな。因りて歎じて曰く、医の失伝すること久しきや。漢の医経、経方は漸くにして微なり。趙宋以来、脈病証治の学は講ぜず。故に後進其の門を得ずして入る。学と術とは分鑣《ぶんひょう》して相ひ馳す。余、将に斯道を更張し之を一つにせんとすと。

乃ち陳無択、厳用和及び太医局程文に倣ひ、先づ『脈法私言』を著し、以て気血、先機、疾病、進退、死生の弁を審らかにす。次に『傷寒弁要』『雑病弁要』を著し、以て病状、病機、病の原委、因由を弁ず。『傷寒雑病弁証』並びに『険症百問』を著し、以て症の陰陽、表裏、虚実、寒熱、真仮、合併を弁ず。『傷寒翼方』『雑病翼方』及び『古方薬義』を著し、治方の運用化裁と薬性の合和効用とを細論す。是に於いて治術の成規一定す。業を課すに楷梯有るも、門人大いに進み、各々成業を得。

又、謂へらく、医道の壊は異端を壊すことなりと。而して我が道の楊墨を為す者は西洋に若《し》くは莫し。『原医』『警医紀事』『西医指要』『内科闡微私評《ないかせんびしひょう》』等を著し、以て其の説を弁駁《べんばく》す。幕府の末に屢々征伐の事有り。『行軍備要』を著し、以て洋医の知らざる所を補ふ。

又、瘟毒利流行す。世医、霍乱と為し之を治するも死する者は麻の如し。乃ち『治瘟編《ちうんへん》』を著し、以て其の熱厥を為すを論ず。活人すること最も多し。此の病、頻年屢々行く。洋学の徒、温度器を以て之を測り、始めて其の熱毒を為すを知りて大いに我見に服す。

嘗て皇国医伝未だ備はらざるを慨す。術業の精、治績の懿、性霊の美、広甄博采し勒して成書を為す。『名医伝前後編』『先哲医話』『杏林風月《きょうりんふうげつ》』是れなり。後、官に命有り、医伝を米《メ》利《リ》堅《ケン》学校に贈り、又、清使張斯桂、医話を四庫に収む。世は以て国栄と為す。是れに先んずること十余年、医術頗る行く。諸侯其の名を聞き、将に之を聘せんとするも一切謝絶す。以て奮励し其の学、任と為る。特に笠間侯、巖邑田侯は、廩米《りんまい》を贈り、以て学資と為す。

安政二年、幕府、躋寿館に於いて『医心方』を校するを命ぜられ、白銀二錠を賜る。越三年、閣老関宿侯、伝命し昭徳公に謁す。以て徴士と為る。

越四年八月、仏国公使烈《レ》翁《オン》魯《ロッシュ》に病有り。衆治効無く名医を幕府に請ふ。衆議して臣の常を以て対し、参政敦賀侯をして常を牽ゐて之を療せしむ。不日にして効を奏す。官、白銀二十錠を賞賜す。仏国帝も亦た謝するに自鳴鐘及び氈罽を以てす。

慶応二年丙寅、昭徳公、大城に在りて疾病す。侍医を擢《ぬき》んじ上診を急命す。至れば則ち脚気腫満し、将に上攻衝心せんとす。因りて衝心の候の五条を疏《しる》し閣老に呈《すす》む。果たして其の言の如し。江都に還り、命ぜられ、天璋、睛光、本寿三夫人の執匕と為る。世俸、三十人口、廩米二百苞を賜り、位は法眼に叙せらる。

幕府傾頽の日に当たり、和宮及び天璋夫人の命を奉《う》け、総督宮に謁す。江城鎮静の事を請ふ。允許を得て城下の民、以て枕席に安ず。乃ち章衣一襲を賜る。余、学識乏しきと雖も毎に慷慨して世を憂ふ。幕府末路に当たり、執政の士、屢々時事を論じ、動輒《やや》もすれば扼腕して誰何《すいか》す。厩橋侯、川越侯、吉井侯、及び川路左衛門、水野筑後、小栗上野、黒川近江、井上信濃、佐々木信濃の諸君は、深く締交し、終始其の志を墜せず。其の他、藤森天山、羽倉外記、林鶴梁、佐田介石の如き苟も憂国有る者は、緇素《しそ》を論ずる無ければ、傾盍故の如し。献言する所数通、今僅かに贅談一篇を存するのみ。

明治四年辛未、執匕を辞す。牛籠に卜居す。将に隠栖し余年を楽しまんとす。而るに苟病にて治を請ふ者、履《ふ》みて常に戸に盈《み》つ。清国及び朝鮮使節、我が邦に来る者は、余の診を受くることを以て例と為す。

明治十二年己卯、早蕨典侍に妊有りて、臣をして之を診せしむ。皇子明宮降誕するも不予。乃ち臣に尚薬と為るを命ず。歳賜金千円、官絹四匹なり。従六位に叙せらる。之に継ぎ花松典侍に妊有り。誕《うま》るるは滋宮。隔年又誕るるは増宮。臣に尚薬と為るを命ず。十六年八月、両宮倶に胎癇に罹る。臣、其の不可なるを知り固辞を為す。両宮果たして崩ず。臣、骸骨を乞ふ。上、其の誠実を憐れむも允《ゆる》さず。感激涕零す。遂に年老たるを揣《はか》らず、毎月一次同僚に会ひ保嬰治法を研究し、以て『養幼新編』を著す。

余、素《もと》僻邑に生まる。良き師友に乏しく、加之のみならず識陋《いや》しく学浅きを以て、経義深討する能はざるが如し。但だ践履し実行するを以て要と為す。毎に門人に教ふるに『論語』を読み、医は則ち『傷寒論』を以て主と為すも、蓋し此の書も亦た事実求是なりて、魯論と其の旨、相ひ近きものなり。文辞の如きは固より刀圭の余暇なり。深学すること能はざるも、其の感慨する所の発揮は、則ち搦管し己の欲する所の言を直抒すれば、苟も以て達するに足るのみ。人、或は其の著を非笑して大罵に至るも、則ち益々喜みて自負し省みざるなり。詩に至りては、則ち其の格調、声律未だ嘗て学ばざれども、方に洒闌興到、天真爛漫、口を衝きて詩を賦す。自から謂へらく、風中の竹、石間の泉、風行鐸鳴、自然は音響を成すも豈に規摸の修飾を用ひんやと。

然して昔、海鷗、嚶々の二社に遊ぶ。人、其の志を嘉《よみ》し、以て洽歓を為す。但だ医の如きは則ち寤寐するも懐を忘るること能はず。人の沈艱痼疾は己に之有るが如し。潜心湛思し其の術を尽くさんと欲し、日夜、手、巻を釈《す》てず、日々に其の無き所を知り、月に其の知る所を行くは、是れ吾が志なり。

又、我が道の衰を深嘆す。府下諸県、病院を設け、門弟子をして衆人の疾苦を救はしむ。近来、海内に志の士有り。此の挙して興す者、焉に有りと聞けば、余、愉快に知るべきなり。海内には亦た吾業を受くるもの数百人。中、高足と称せらるる者、合志し戮力し、以て明治十四年、余の寿蔵を東台山中に卜《あた》ふ。成田山黙堂師をして其の顛末を記さしむ。名づけて寂然不動と曰ふ。

余、能事畢矣《のうじおわれり》と雖も猶ほ余命有り。且つ以て一个の諸生なるも、名は海の内外に聞こゆ。一たび幕府の徴擢を膺《う》けて、再び青宮の寵遇を蒙ること千載一時。感沐すること曷《なん》ぞ勝《た》へざるや。自愧不文と雖も聊か其の生平を追述し、而して之を児孫に示す。当年を以て譜して云ふ。明治乙酉春日。栗園老人、牛渚、耕耘筆研の斎中にて書す。時に年七十一。

おわりに

近世の集大成として漢方界の発展に大きく寄与した浅田宗伯であるが、一方で維新以後、西洋化の波に翻弄されたかたちとなった日本漢方の砦となったことを忘れるわけにはいかない。臨床はもとより後進の育成、幕末には将軍家茂、慶喜を漢方医として診察し、また維新以後も皇室の侍医として、学術的なことのみならず政治的な役儀もこなしてきた。なにより も膨大な執筆により、平成の現在に至るまで我が国の環境に適った漢方治療のエッセンスを遺したことが大きい。

フランス公使レオン・ロッシュに対する治療は一般には逸話だが、漢方界では有名なエピソードである。三巻十八条によれば、ロッシュ公使は馬上で敵兵からの砲弾に遇い落馬したのをきっかけに、脊椎由来の神経痛を持病として持っていたようだ。一八六五年八月二十日、診断書中に宗伯が今後の運動障害を危惧している記述もあるため、おそらくは相当な坐骨神経痛発作を再発したものと思われる。当然ながら公使はゆっくりと静養する立場にはなく、宗伯は幕府から即効性のある治療を要請されていたはずである。果たして宗伯の取った手法は桂枝加苓朮附湯《けいしかりょうじゅつぶとう》単方治療である。わずか四日後の二十四日、ロッシュ公使が「抃喜《べんき》に堪へず。その謝の如きは正に本国の王より贈るべし。予は即ちこの恩を謝せんがために治験を新聞紙に載せ日本に名医あることを五大州中に布告せん」と述べたことからも、臨床家としての決断力はいかにも穎脱《えいだつ》していた。

また、江戸の無血開城には勝海舟と西郷隆盛の功績ばかりに焦点が当てられているが、宗伯も日本の行く末を憂い、じつは政治家としての大役を果たしている。詳しくは『近世漢方医学集成95』（矢数道明、名著出版）および『現代に蘇る漢方医学の巨星 浅田宗伯』（油井富雄、医療タイムス社）を参考にされたい。

幕末、維新といえば、すでに西洋医学の開展期であり、同時に政治的に漢方が衰退していく時期にもあたる。漢方界においては波乱に満ちた困難な時代を迎えていた。それにもかかわらず自序で明らかにされているように七十一歳当時で門弟が数百人おり、晩年にわたりさらに相当数の門弟が増加したものと思われる。その一人ひとりが今に繋がっている。ひとえに漢方家であると同時に臨床家でもあり文筆家でもあり政治家でもあることを生涯継続したためであろう。すべては「この花の大和心を失わず咲き返りても貫かんとぞ思う」「春といえばいずこの花も時めくにしおれてかえる人のあわれさ」という辞世の歌二首に含まれている気がする。

平成二十七年神無月

宮崎本草会会長　横山知史

六味地黄加鉄砂煉《ろくみじおうかてっしゃれん》　182
六味地黄丸加五味麦門人参蛤蚧《ろくみじおうがんかごみばくもんにんじんごうかい》
　225
六味地黄丸料《ろくみじおうがんりょう》　142、173
六味地黄鹿茸煉《ろくみじおうろくじょうれん》　150
六味生津丹《ろくみしょうしんたん》　146、179、259
六味生津煉《ろくみしょうしんれん》　192、245、246
六味馬明湯《ろくみばめいとう》　222
六物解毒《ろくもつげどく》　129
硇砂丸《ろしゃがん》　223
硇砂三黄丸《ろしゃさんおうがん》　83
鹿角霜《ろっかくそう》　112、180、195、212、
　230

わ

和肝飲《わかんいん》　151

理中加半夏茯苓湯《りちゅうかはんげぶくりょうとう》　187
理中湯《りちゅうとう》　26、178
六君子《りっくんし》　267
六君子加黄連茵陳《りっくんしかおうれんいんちん》　225
六君子加芍薬五味子《りっくんしかしゃくやくごみし》　206
六君子湯《りっくんしとう》　137、242
六君子湯加黄連旋覆花《りっくんしとうかおうれんせんぷくか》　159、225
六君子湯加黄連炮姜《りっくんしとうかおうれんほうきょう》　160
六君子湯加香附子厚朴木香《りっくんしとうかこうぶしこうぼくもっこう》　97
六君子湯加厚朴《りっくんしとうかこうぼく》　87
六君子湯加厚朴香附子黄連《りっくんしとうかこうぼくこうぶしおうれん》　163
六君子湯加厚朴香附子炮姜《りっくんしとうかこうぼくこうぶしほうきょう》　163
六君子湯加厚朴香附子木香《りっくんしとうかこうぼくこうぶしもっこう》　67、103、208
六君子湯加旋覆花黄連《りっくんしとうかせんぷくかおうれん》　141
六君子湯加旋覆呉茱萸《りっくんしとうかせんぷくごしゅゆ》　262
六君子湯加炮姜《りっくんしとうかほうきょう》　196
竜骨湯《りゅうこつとう》　80、135
竜胆飲加紅花《りゅうたんいんかこうか》　149
竜胆瀉肝湯《りゅうたんしゃかんとう》　147、180、237
竜胆瀉肝湯加薏苡仁《りゅうたんしゃかんとうかよくいにん》　150、190
竜胆湯《りゅうたんとう》　47、55、168
竜硫丸《りゅうりゅうがん》　218
涼膈散《りょうかくさん》　128、264
涼膈散加菊花車前子木通《りょうかくさんかきっかしゃぜんしもくつう》　145
苓甘姜味辛夏仁黄湯加葶藶《りょうかんきょうみしんげにんおうとうかていれき》　97
良枳湯《りょうきとう》　151、183
良姜湯《りょうきょうとう》　242
苓桂甘棗湯《りょうけいかんそうとう》　148、179、218、221、229、241
苓桂甘棗湯加紅花《りょうけいかんそうとうかこうか》　218
苓桂甘棗湯加半夏枳実良姜《りょうけいかんそうとうかはんげきじつりょうきょう》　202
苓桂朮甘湯《りょうけいじゅつかんとう》　58、118、148、178、196
苓桂朮甘湯加没食子《りょうけいじゅつかんとうかもっしょくし》　72
良良湯《りょうりょうとう》　202

れ

霊砂《れいしゃ》　142、155、168、227、235
霊砂丸《れいしゃがん》　55、189、255、257、262、268
連翹飲《れんぎょういん》　72
連珠飲《れんじゅいん》　148
聯珠飲《れんじゅいん》　178、196、215、256
連理湯《れんりとう》　115、190、204、214、267

ろ

蠟礬丸《ろうばんがん》　233
六味丸加牛膝車前子《ろくみがんかごしつしゃぜんし》　125
六味丸料加牛膝車前子《ろくみがんりょうかごしつしゃぜんし》　188
六味丸料加知母黄柏鹿角《ろくみがんりょうかちもおうばくろっかく》　181
六味丸料牛膝車前子鹿角羚羊《ろくみがんりょうごしつしゃぜんしろっかくれいよう》　174
六味地黄加牛膝車前鹿茸洋参《ろくみじおうかごしつしゃぜんろくじょうようじん》　157
六味地黄加鍼砂煉《ろくみじおうかしんしゃれん》　139

補中益気加芍薬茯苓《ほちゅうえっきかしゃくやくぶくりょう》　117
補中益気湯《ほちゅうえっきとう》　70、75、163、238
補中益気湯加五味子麦門《ほちゅうえっきとうかごみしばくもん》　106、180
補中益気湯加芍薬茯苓《ほちゅうえっきとうかしゃくやくぶくりょう》　114、140、217、246
補中益気湯加反鼻《ほちゅうえっきとうかはんぴ》　72
補中益気湯加鼈甲《ほちゅうえっきとうかべっこう》　194
補中治湿湯《ほちゅうちしつとう》　220、267
牡蠣沢瀉散《ぼれいたくしゃさん》　83、187、255
牡蠣沢瀉散料《ぼれいたくしゃさんりょう》　75
牡蠣奔豚湯《ぼれいほんとんとう》　169
奔気湯《ほんきとう》　58
奔豚湯《ほんとんとう》　58、126、175、182、244

ま

麻黄甘草湯《まおうかんぞうとう》　71、130、152、166、244
麻黄湯《まおうとう》　72、148
麻黄湯加附子《まおうとうかぶし》　32
麻黄附子細辛湯《まおうぶしさいしんとう》　114
麻杏甘石湯《まきょうかんせきとう》　23
麻沸湯《まふつとう》　187

み

味麦益気湯《みばくえっきとう》　109、216、229、252、259、265
味麦益気湯加鼈甲《みばくえっきとうかべっこう》　250
妙香散《みょうこうさん》　118、135、141、148、215、255
妙功十一丸《みょうこうじゅういちがん》　229、240

め

明月丸《めいげつがん》　82
明朗飲《めいろういん》　115

も

木防已去石膏加茯苓芒硝湯《もくぼういきょせっこうかぶくりょうぼうしょうとう》　125

よ

養生丹《ようじょうたん》　176
養正丹《ようせいたん》　87
薏苡附子敗醤散《よくいぶしはいしょうさん》　89
抑肝散《よっかんさん》　58、65
抑肝散加芍薬《よっかんさんかしゃくやく》　121
抑肝散加芍薬黄連羚羊角《よっかんさんかしゃくやくおうれんれいようかく》　167
抑肝散加芍薬羚羊角《よっかんさんかしゃくやくれいようかく》　75、101
抑肝散加芍薬羚羊木瓜《よっかんさんかしゃくやくれいようもっか》　135
抑肝扶脾散《よっかんふひさん》　188、194、204、251

ら

乱髪霜《らんぱつそう》　68、122、173、180

り

利膈《りかく》　235
利膈湯《りかくとう》　43、53、62
利膈湯加呉茱萸《りかくとうかごしゅゆ》　260
理気平肝散《りきへいかんさん》　240
理中安蛕湯《りちゅうあんかいとう》　157、160
理中加二味《りちゅうかにみ》　178
理中加二味湯《りちゅうかにみとう》　206

八珍湯《はっちんとう》加《か》炮姜《ほうきょう》　189
破《は》敵膏《てきこう》　33
馬《ば》明湯《めいとう》　222
半干参《はんかんじん》　230
半夏《はんげ》乾姜人参丸《かんきょうにんじんがん》　75、263
半夏《はんげ》乾姜人参丸料《かんきょうにんじんがんりょう》　194、230、247、257、261
半夏《はんげ》厚朴湯《こうぼくとう》　28、223
半夏《はんげ》厚朴湯《こうぼくとう》加《か》呉茱萸《ごしゅゆ》　83
半夏《はんげ》瀉心《しゃしん》加《か》石膏《せっこう》　66
半夏《はんげ》瀉心《しゃしん》加《か》石膏湯《せっこうとう》　186
半夏《はんげ》瀉心湯《しゃしんとう》　45、160
半夏《はんげ》瀉心湯《しゃしんとう》加《か》香《こう》附子《ぶし》茯苓《ぶくりょう》　124
半夏《はんげ》瀉心湯《しゃしんとう》加《か》呉茱萸《ごしゅゆ》茯苓《ぶくりょう》　100
半夏湯《はんげとう》　24
半夏《はんげ》白朮天《びゃくじゅつてん》麻湯《まとう》　177、237
反鼻《はんび》交感丹《こうかんたん》　80
反鼻《はんび》交感丹料《こうかんたんりょう》　257
反鼻霜《はんびそう》　246、247
半硫丸《はんりゅうがん》　100、102、177、237

ひ

備急円《びきゅうえん》　82、190
百合《びゃくごう》固《こ》金湯《きんとう》　170
百華丸《ひゃっかがん》　265
白虎《びゃっこ》加《か》桂枝湯《けいしとう》　56
白虎湯《びゃっことう》　22、238
脾労丸《ひろうがん》　67、103
檳榔散《びんろうさん》　155、184、261、265
檳榔散料《びんろうさんりょう》　97

ふ

風引湯《ふういんとう》　167
不及飲《ふきゅういん》　31
茯神湯《ぶくしんとう》　36
茯苓杏仁《ぶくりょうきょうにん》甘草湯《かんぞうとう》　221
茯苓《ぶくりょう》四逆湯《しぎゃくとう》　70、78、81、85、106、235、244
茯苓《ぶくりょう》瀉心湯《しゃしんとう》　144
茯苓《ぶくりょう》補心湯《ほしんとう》　103、175、213
附子《ぶし》建中湯《けんちゅうとう》　46
附子《ぶし》粳米湯《こうべいとう》　62、82
附子湯《ぶしとう》　73
附子《ぶし》理中《りちゅう》　30
浮石丸《ふせきがん》　54
分消湯《ぶんしょうとう》　52、188

へ

平水丸《へいすいがん》　113、227、233、248、256
変製心《へんせいしん》気飲《きいん》加《か》附子《ぶし》　243

ほ

防已《ぼうい》茯苓湯《ぶくりょうとう》　62、67
補益芍茯《ほえきしゃくぶく》　117
蒲滑散《ほかつさん》　122、189、237
補血湯《ほけつとう》　137、242
補腎湯《ほじんとう》　65、81、249

方剤索引

な

内托散《ないたくさん》 89

内補建中湯《ないほけんちゅうとう》 150、175

に

二気丹《にきたん》 102、164

二朮湯《にじゅつとう》 121

二陳湯加皂角刺《にちんとうかそうかくし》 46

如聖丸《にょせいがん》 223

人参飲子加杏仁《にんじんいんしかきょうにん》 262

人参栄養湯《にんじんえいようとう》 181

人参地黄丸《にんじんじおうがん》 242

人参当帰散《にんじんとうきさん》 154、157、158、185、241、256

人参当帰散加五味子《にんじんとうきさんかごみし》 192

人参養栄湯《にんじんようえいとう》 109、117、250、251

忍冬解毒湯《にんどうげどくとう》 235、251

ね

寧癇湯《ねいかんとう》 99、229

拈痛湯《ねんつうとう》 78

は

梅肉丸《ばいにくがん》 98、251

排膿散《はいのうさん》 138

肺癰湯《はいようとう》 126、152

伯州散《はくしゅうさん》 96、106、141、147、174、199

麦煎散《ばくせんさん》 201

白頭翁加甘膠湯《はくとうおうかかんきょうとう》 256

白頭翁加甘草阿膠湯《はくとうおうかかんぞうあきょうとう》 90、123、136、160、163、196、214、233、242

白薇湯《はくびとう》 245

麦門清肺飲《ばくもんせいはいいん》 63

麦門冬加桔梗《ばくもんどうかききょう》 246

麦門冬湯加桔梗《ばくもんどうとうかききょう》 86、114

麦門冬湯加桔梗山豆根《ばくもんどうとうかききょうさんずこん》 182

麦門冬湯加五味子阿膠黄連《ばくもんどうとうかごみしあきょうおうれん》 150

麦門冬湯加五味子桑白皮《ばくもんどうとうかごみしそうはくひ》 63

麦門冬湯加地黄《ばくもんどうとうかじおう》 137

麦門冬湯加地黄阿膠黄連《ばくもんどうとうかじおうあきょうおうれん》 145、158、232、256

麦門冬湯加地黄黄連阿膠《ばくもんどうとうかじおうおうれんあきょう》 94

麦門冬湯加生地黄阿膠黄連《ばくもんどうとうかしょうじおうあきょうおうれん》 152

白竜散《はくりゅうさん》 33

八味丸《はちみがん》 35、60、135、183、184

八味丸加沈香《はちみがんかじんこう》 249

八味丸料《はちみがんりょう》 169

八味地黄加鹿茸木瓜丸《はちみじおうかろくじょうもっかがん》 140

八味疝気剤《はちみせんきざい》 221、234

八物《はちもつ》 129

八疝散《はっせんさん》 266

抜疔膏《ばっちょうこう》 33

八珍湯《はっちんとう》 158、212

八珍湯加天麻《はっちんとうかてんま》 136

治血狂一方《ちけつきょういっぽう》　217
治血分腫方《ちけつぶんしゅほう》　116、219
治諸風一方《ちしょふういっぽう》　195
治水蠱一方《ちすいこいっぽう》　31
治吐乳一方《ちとにゅういっぽう》　55
知柏六味丸料《ちばくろくみがんりょう》　259
治百日咳方《ちひゃくにちがいほう》　63
中黄膏《ちゅうおうこう》　114
丁香茯苓湯《ちょうこうぶくりょうとう》　56、97、218
丁附理中湯《ちょうぶりちゅうとう》　249
腸癰湯《ちょうようとう》　89、147、205
猪苓湯《ちょれいとう》　22
猪苓湯加甘草《ちょれいとうかかんぞう》　68
猪苓湯加大黄《ちょれいとうかだいおう》　109、122
鎮元丸《ちんげんがん》　87
趁痛丸《ちんつうがん》　222、254

つ

通関散加黄連《つうかんさんかおうれん》　100
通腸煉《つうちょうれん》　221

て

定悸飲《ていきいん》　107、169、214
鉄砂丸《てっしゃがん》　97、103、110、163、256

と

桃核承気湯《とうかくじょうきとう》　94、109、134、149、162、166、181、205、209、218、243
桃核承気湯加附子《とうかくじょうきとうかぶし》　64、79、230、231
当帰飲子《とうきいんし》　236
当帰建中湯《とうきけんちゅうとう》　112、118、148、248
当帰散《とうきさん》　253
当帰四逆加呉茱萸生姜湯《とうきしぎゃくかごしゅゆしょうきょうとう》　49、102、120、182、185、259
当帰四逆加呉茱萸生姜附子湯《とうきしぎゃくかごしゅゆしょうきょうぶしとう》　75
当帰芍薬散加麦門五味子《とうきしゃくやくさんかばくもんごみし》　138
当帰湯《とうきとう》　202、234
当帰湯加附子《とうきとうかぶし》　62、212、224、240
当帰拈痛湯《とうきねんつうとう》　64、78、176、184、261
当帰六黄湯《とうきりくおうとう》　50、206、214
唐侍中《とうじちゅう》　116、255
唐侍中一方《とうじちゅういっぽう》　92、120、155、185、206、261、263
唐侍中一方加大黄《とうじちゅういっぽうかだいおう》　227
唐侍中方《とうじちゅうほう》　226
導水茯苓湯《どうすいぶくりょうとう》　99
導赤各半湯《どうせきかくはんとう》　88、133、173、249
導赤各半湯生地黄《どうせきかくはんとうしょうじおう》　217
桃仁承気湯《とうにんじょうきとう》　52
騰竜湯《とうりゅうとう》　195
土骨皮湯《どこっぴとう》　30、57、58
独活湯《どっかつとう》　49、96、121、159

大陥胸丸《だいかんきょうがん》　109、125、131、146、202、212
大陥胸湯《だいかんきょうとう》　109、112、138、233
大建中湯《だいけんちゅうとう》　82、117、179、212
大柴胡《だいさいこ》　187
大柴胡加香附子甘草《だいさいこかこうぶしかんぞう》　121
大柴胡加当帰甘草《だいさいこかとうきかんぞう》　149
大柴胡加芒硝《だいさいこかぼうしょう》　220
大柴胡栝楼韮白白酒湯《だいさいこかろがいはくはくしゅとう》　202
大柴胡湯《だいさいことう》　22、67、77、85、118、120、123、125、131、133、142、143、162、177、196、262、267
大柴胡湯加茵蔯《だいさいことうかいんちん》　263
大柴胡湯加茴香甘草《だいさいことうかういきょうかんぞう》　46、181、266
大柴胡湯加桔梗石膏《だいさいことうかききょうせっこう》　26、133
大柴胡湯加石膏《だいさいことうかせっこう》　126、240
大柴胡湯加鼈甲甘草《だいさいことうかべっこうかんぞう》　138
大柴胡湯去大黄《だいさいことうきょだいおう》　142
大三五七散《だいさんごしちさん》　52
大七気湯《だいしちきとう》　39、52
代赭石散《たいしゃせきさん》　158
大承気湯《だいじょうきとう》　29、36、77、79、156
大青竜湯《だいせいりゅうとう》　51、59、64
大青竜湯加車前子《だいせいりゅうとうかしゃぜんし》　127、128
大百中飲《だいひゃくちゅういん》　38、216
大檳榔湯《だいびんろうとう》　75
大防風湯《だいぼうふうとう》　36、37、65、78、80、145、166、180、200
大補丸《だいほがん》　193、224、250
大補湯《だいほとう》　37
大連翹飲《だいれんぎょういん》　82
大連翹飲加反鼻《だいれんぎょういんかはんび》　144
獺肝丸《だっかんがん》　121、134、194、268
獺肝散《だっかんさん》　126、127
達原飲《たつげんいん》　61
断痢湯《だんりとう》　77、123、229、247

ち

治肝虚内熱方《ちかんきょないねつほう》　225、258
竹茹温胆湯《ちくじょうんたんとう》　79、81、85、109、119、247、257、259、260
竹茹温胆湯加石膏《ちくじょうんたんとうかせっこう》　106
竹皮大丸《ちくひだいがん》　112
竹皮大丸料《ちくひだいがんりょう》　112、130、144、157、162、174、207、256
搐鼻方《ちくびほう》　86
竹葉石膏加桔梗牛蒡子《ちくようせっこうかききょうごぼうし》　133
竹葉石膏湯《ちくようせっこうとう》　22、69、73、79、107、108、119、142、144、185、186、241
竹葉石膏湯加黄連《ちくようせっこうとうかおうれん》　216
竹葉石膏湯加桔梗杏仁《ちくようせっこうとうかききょうきょうにん》　86
竹葉石膏湯加桔梗杏仁牛蒡子《ちくようせっこうとうかききょうきょうにんごぼうし》　262
竹葉石膏湯加杏仁《ちくようせっこうとうかきょうにん》　185

方剤索引

小半夏加茯苓湯橘皮《しょうはんげかぶくりょうとうきっぴ》　101、175
小半夏加茯苓附子湯《しょうはんげかぶくりょうぶしとう》　71
小半夏湯《しょうはんげとう》　43
小半夏湯加茯苓橘皮《しょうはんげとうかぶくりょうきっぴ》　255
小半夏湯加茯苓橘皮石膏《しょうはんげとうかぶくりょうきっぴせっこう》　226、240
浄府散《じょうふさん》　87、189、190、208
升麻葛根湯加桔梗黄芩薄荷牛蒡子《しょうまかっこんとうかききょうおうごんはっかごぼうし》　265
生脈散《しょうみゃくさん》　67、76、78、79、81、85、106、117、229
逍遥散《しょうようさん》　115、202
逍遥散加山梔子牡丹皮《しょうようさんかさんししぼたんぴ》　122
逍遥散加地黄香附子《しょうようさんかじおうこうぶし》　45、99、141、223、228、239
升陽散火湯《しょうようさんかとう》　67、69、79、81、85、106、139、156、227
升陽散火湯加黄連《しょうようさんかとうかおうれん》　117
升陽散火湯加生地黄《しょうようさんかとうかしょうじおう》　109、217、243
升陽散火湯加附子《しょうようさんかとうかぶし》　78
升陽散火湯去参加黄連《しょうようさんかとうきょじんかおうれん》　246
升陽散火湯去人参加生地黄《しょうようさんかとうきょにんじんかしょうじおう》　139
逍遥散加鼈甲胡黄連《しょうようさんかべっこうこおうれん》　223、224
舒筋温胆湯《じょきんうんたんとう》　116、135、250
蜀椒丸《しょくしょうがん》　186、192、223
止涙補肝湯《しるいほかんとう》　27
四苓散《しれいさん》　68、115
四苓散加車前子《しれいさんかしゃぜんし》　195
四苓湯加車前子《しれいとうかしゃぜんし》　191
参華煉《じんかれん》　63
腎気丸《じんきがん》　65
腎気明目湯《じんきめいもくとう》　253
沈香解毒散《じんこうげどくさん》　264
沈香降気《じんこうこうき》　116、117、122、136、142、155、176、233、239、248
沈香降気加黄連呉茱萸《じんこうこうきかおうれんごしゅゆ》　125、126
沈香降気加呉茱萸黄連《じんこうこうきかごしゅゆおうれん》　187
沈香降気湯加黄連呉茱萸《じんこうこうきとうかおうれんごしゅゆ》　149
沈香降気湯加紅花茯苓《じんこうこうきとうかこうかぶくりょう》　236
沈香降気湯加呉茱萸黄連《じんこうこうきとうかごしゅゆおうれん》　118
沈香琥珀丸《じんこうこはくがん》　75、228
神効散加反鼻《しんこうさんかはんび》　82
沈香天麻湯《じんこうてんまとう》　58、205
沈香天麻湯加全蠍《じんこうてんまとうかぜんかつ》　168
参胡三白湯《じんこさんぱくとう》　268
参胡三白湯加竹茹麦門《じんこさんぱくとうかちくじょばくもん》　260
参胡芍薬湯《じんこしゃくやくとう》　26、47、56、107、108
鍼砂湯《しんしゃとう》　24
神授丸《しんじゅがん》　39
神授散《しんじゅさん》　186
真人養臓湯《しんじんようぞうとう》　157
参蘇飲《じんそいん》　154

正気天香湯《しょうきてんこうとう》加《か》半夏《はんげ》茯苓《ぶくりょう》　186
生姜瀉心湯《しょうきょうしゃしんとう》　69、142、143
小建中湯《しょうけんちゅうとう》加《か》蜀椒《しょくしょう》　147
小柴胡《しょうさいこ》　162
小柴胡《しょうさいこ》加《か》黄連《おうれん》茯苓《ぶくりょう》　133
小柴胡《しょうさいこ》加《か》葛根《かっこん》草菓《そうか》天花粉《てんかふん》　22
小柴胡《しょうさいこ》加《か》桔梗《ききょう》石膏《せっこう》　114
小柴胡《しょうさいこ》加《か》荊芥《けいがい》防風《ぼうふう》連翹《れんぎょう》　133
小柴胡《しょうさいこ》加《か》桂枝湯《けいしとう》　138
小柴胡《しょうさいこ》加《か》紅花湯《こうかとう》　188
小柴胡《しょうさいこ》加《か》山梔子《さんしし》牡丹皮湯《ぼたんぴとう》　165
小柴胡《しょうさいこ》加《か》地黄《じおう》　74
小柴胡《しょうさいこ》加《か》地黄《じおう》紅花《こうか》　154
小柴胡《しょうさいこ》加《か》地黄湯《じおうとう》　109、148、162、189
小柴胡《しょうさいこ》加《か》青皮《せいひ》芍薬《しゃくやく》　151
小柴胡《しょうさいこ》加《か》石膏《せっこう》　81
小柴胡《しょうさいこ》加《か》石膏湯《せっこうとう》　23、137
小柴胡《しょうさいこ》加《か》知母《ちも》石膏《せっこう》　79
小柴胡《しょうさいこ》加《か》鼈甲湯《べっこうとう》　207
小柴胡《しょうさいこ》加《か》竜骨《りゅうこつ》牡蠣湯《ぼれいとう》　138
小柴胡湯《しょうさいことう》　22、85、112、123、133、138、159
小柴胡湯《しょうさいことう》加《か》黄連《おうれん》茯苓《ぶくりょう》　120、143、170、231
小柴胡湯《しょうさいことう》加《か》栝蔞《かろ》鮮地黄《せんじおう》　157
小柴胡湯《しょうさいことう》加《か》桔梗《ききょう》石膏《せっこう》　132
小柴胡湯《しょうさいことう》加《か》荊芥《けいがい》防風《ぼうふう》連翹《れんぎょう》　141
小柴胡湯《しょうさいことう》加《か》山梔子《さんしし》牡丹皮《ぼたんぴ》生地黄《しょうじおう》　209
小柴胡湯《しょうさいことう》加《か》地黄《じおう》栝蔞根《かろこん》　159
小柴胡湯《しょうさいことう》加《か》石膏《せっこう》　226
小柴胡湯《しょうさいことう》加《か》竹茹《ちくじょ》麦門《ばくもん》黄連《おうれん》　239
小柴胡湯《しょうさいことう》加《か》竹茹《ちくじょ》麦門《ばくもん》黄連《おうれん》滑石《かっせき》茯苓《ぶくりょう》　76
小柴胡湯《しょうさいことう》加《か》竹葉《ちくよう》麦門《ばくもん》　133
小柴胡湯《しょうさいことう》加《か》知母《ちも》石膏《せっこう》　246、258
小柴胡湯《しょうさいことう》加《か》檳榔《びんろう》草菓《そうか》茯苓《ぶくりょう》　184
小承気湯《しょうじょうきとう》　22
生津丹《しょうしんたん》　263
勝聖散《しょうせいさん》　63
小青竜湯《しょうせいりゅうとう》　71、119
硝石大円《しょうせきだいえん》　52、53、62、64、122、125、165、175、182、188、214、219、221、228、229
小続命湯《しょうぞくめいとう》　108
椒梅丸《しょうばいがん》　207、267
小半夏《しょうはんげ》加《か》茯苓《ぶくりょう》　126、147、207
小半夏《しょうはんげ》加《か》茯苓《ぶくりょう》橘皮《きっぴ》　168、176、262
小半夏《しょうはんげ》加《か》茯苓《ぶくりょう》橘皮湯《きっぴとう》　62、187、227、241、268
小半夏《しょうはんげ》加《か》茯苓《ぶくりょう》石膏《せっこう》　66、153
小半夏《しょうはんげ》加《か》茯苓《ぶくりょう》石膏湯《せっこうとう》　143、186
小半夏《しょうはんげ》加《か》茯苓湯《ぶくりょうとう》　52、55、66、90

四逆散《しぎゃくさん》加《か》棕櫚葉《しゅろよう》紅花《こうか》白僵蚕《びゃくきょうさん》　167
四逆散《しぎゃくさん》加《か》鼈甲《べっこう》茯苓《ぶくりょう》　126、138、245
四逆散《しぎゃくさん》呉茱萸《ごしゅゆ》茯苓《ぶくりょう》　220
四逆散《しぎゃくさん》鼈甲《べっこう》茯苓《ぶくりょう》　167
紫金丹《しきんたん》　206
紫雪《しせつ》　67、227
七気湯《しちきとう》　60
七賢散《しちけんさん》　89
七成丸《しちせいがん》　224、232、242、247、254、267
七成湯《しちせいとう》　61、267
七宝丸《しちほうがん》　30、113
七味《しちみ》鷓鴣菜湯《しゃこさいとう》　95、234
止痛《しつう》附子湯《ぶしとう》　166
失笑散《しっしょうさん》　159、253、262
十棗湯《じっそうとう》　59、131、202
十敗湯《じっぱいとう》加《か》連翹《れんぎょう》　234
指迷《しめい》七気湯《しちきとう》　39
四物《しもつ》　129、163
四物《しもつ》加《か》乾姜《かんきょう》桂枝《けいし》紅花《こうか》大黄《だいおう》　134
四物《しもつ》加《か》亀板《きばん》石決明《せっけつめい》　51
四物《しもつ》加《か》浮萍《ふひょう》荊芥《けいがい》　128
四物湯《しもつとう》　27、35、112、148、178、196
四物湯《しもつとう》加《か》亀板《きばん》石決明《せっけつめい》　50、129、157、252
四物湯《しもつとう》加《か》荊芥《けいがい》　137
四物湯《しもつとう》加《か》厚朴《こうぼく》香附子《こうぶし》甘草《かんぞう》紅花《こうか》独活《どっかつ》　64
四物湯《しもつとう》加《か》芩連《ごんれん》々翹《れんぎょう》玄参《げんじん》　133
炙甘草湯《しゃかんぞうとう》　26、53
炙甘草湯《しゃかんぞうとう》加《か》桔梗《ききょう》　42、199
芍甘黄辛附湯《しゃくかんおうしんぶとう》　46、88、195、234、254、269
赤石脂丸《しゃくせきしがん》　77、214
芍薬甘草湯《しゃくやくかんぞうとう》　88
芍薬甘草湯《しゃくやくかんぞうとう》加《か》羚羊《れいよう》　212
芍薬湯《しゃくやくとう》　177
鷓鴣菜丸《しゃこさいがん》　85
瀉心湯《しゃしんとう》　22、139
瀉心湯《しゃしんとう》加《か》芒硝《ぼうしょう》　243
謝道人《しゃどうじん》大黄湯《だいおうとう》　128
謝道人《しゃどうじん》大黄湯《だいおうとう》加《か》滑石《かっせき》車前子《しゃぜんし》　127
十全大補湯《じゅうぜんたいほとう》　95、232、235
十全大補湯《じゅうぜんたいほとう》加《か》附子《ぶし》　96
十補《じゅうほ》加《か》荊芥《けいがい》　236
十補湯《じゅうほとう》加《か》附子《ぶし》　228
十味剉散《じゅうみざさん》　121
十味当帰湯《じゅうみとうきとう》　81
収涙飲《しゅうるいいん》　27
朱砂安神丸《しゅしゃあんしんがん》　80、101、178、203、217、236、244
小烏沈散《しょううちんさん》　114、175
承気丸《じょうきがん》　150、153

柴胡鼈甲湯加胡黄連《さいこべっこうとうかこおうれん》　179、231
柴胡養栄湯《さいこようえいとう》　61、231、238
柴胡竜骨牡蠣湯《さいこりゅうこつぼれいとう》　167、213
柴胡竜骨牡蠣湯加鍼砂《さいこりゅうこつぼれいとうかしんしゃ》　61
柴胡竜骨牡蠣湯去鉛加芍羚甘釣《さいこりゅうこつぼれいとうきょえんかしゃくれいかんちょう》　237
柴胡竜骨牡蠣湯去鉛丹大黄加芍薬甘《さいこりゅうこつぼれいとうきょえんたんだいおうかしゃくやくかん》草釣籐羚羊角《ぞうちょうとうれいようかく》　113
柴芍六君子湯《さいしゃくりっくんしとう》　151、153、186、187、188、208、225、231、232、238、266
済生腎気丸《さいせいじんきがん》　51、99、135、137、205
済生腎気丸加鹿角《さいせいじんきがんかろっかく》　123、189
済生腎気丸料加沈香《さいせいじんきがんりょうかじんこう》　191
済生腎気丸料加鹿角《さいせいじんきがんりょうかろっかく》　174
柴竜牡蠣湯去鉛丹大黄加芍薬甘草釣《さいりゅうぼれいとうきょえんたんだいおうかしゃくやくかんぞうちょう》藤羚羊角《とうれいようかく》　199
莎芎散《さきゅうさん》　169
左金丸《さきんがん》　187、241
左突膏《さとつこう》　33、87、165、174
三黄丸《さんおうがん》　73
三黄瀉心湯《さんおうしゃしんとう》　44、80
三黄瀉心湯加石膏《さんおうしゃしんとうかせっこう》　133
三黄石膏湯《さんおうせっこうとう》　227
三黄湯《さんおうとう》　148
三黄湯加紅花《さんおうとうかこうか》　196
三黄湯加芒硝《さんおうとうかぼうしょう》　139
三脘加薏苡仁湯《さんかんかよくいにんとう》　263
三脘湯加薏苡仁《さんかんとうかよくいにん》　268
三子養親湯《さんしようしんとう》　99
三聖丸《さんせいがん》　84、117、122、155、169、185、226、233、263、268
酸棗仁湯《さんそうにんとう》　249
三白散《さんはくさん》　162
刪繁橘皮湯《さんぱんきっぴとう》　34
刪繁浄府湯《さんぱんじょうふとう》　85
三物黄芩湯《さんもつおうごんとう》　112
三霊《さんれい》　207
三和散《さんわさん》　65、191

し

紫雲膏《しうんこう》　150、163
紫円《しえん》　23、37、82、128、222
四逆加人参湯《しぎゃくかにんじんとう》　30
四逆散《しぎゃくさん》　213、221
四逆散加茴香茯苓《しぎゃくさんかういきょうぶくりょう》　46
四逆散加黄連茯苓《しぎゃくさんかおうれんぶくりょう》　137
四逆散加黄連羚羊角《しぎゃくさんかおうれんれいようかく》　217
四逆散加鉤藤羚羊角《しぎゃくさんかこうとうれいようかく》　146
四逆散加呉茱萸黄連羚羊角《しぎゃくさんかごしゅゆおうれんれいようかく》　250
四逆散加呉茱萸茯苓《しぎゃくさんかごしゅゆぶくりょう》　118、124、131、165、186、268
四逆散加呉茱萸茯苓羚羊角《しぎゃくさんかごしゅゆぶくりょうれいようかく》　107

方剤索引

さ

犀角阿芙蓉二味丸《さいかくあふようにみがん》　256

犀角解毒湯《さいかくげどくとう》　133

犀角地黄《さいかくじおう》　162

犀角地黄湯《さいかくじおうとう》　88、133、188、238

犀角消毒飲《さいかくしょうどくいん》　96、114、133

犀角消毒飲加黄芩《さいかくしょうどくいんかおうごん》　100

犀角消毒飲加桔梗《さいかくしょうどくいんかききょう》　141

犀角消毒丸《さいかくしょうどくがん》　265

犀角旋覆花湯《さいかくせんぷくかとう》　155、187、227、268

犀角湯《さいかくとう》　35、64、162、183

犀角湯加黄連《さいかくとうかおうれん》　35

犀角麻黄湯《さいかくまおうとう》　80

柴葛解肌湯《さいかつげきとう》　79、94、226、227、246、249

柴陥加竹筎《さいかんかちくじょ》　152

柴陥加竹筎湯《さいかんかちくじょとう》　221、260

摧肝丸《さいかんがん》　220

柴陥湯《さいかんとう》　151、216

柴陥湯加竹茹《さいかんとうかちくじょ》　192、212、251、256

柴胡加大黄芒硝湯《さいこかだいおうぼうしょうとう》　138

柴胡加竜骨牡蠣湯去鉛丹加鈎籐芎薬《さいこかりゅうこつぼれいとうきょえんたんかちょうとうしゃくやく》甘草羚羊《かんぞうれいよう》　167

柴胡陥胸湯《さいこかんきょうとう》　87

柴胡枳桔湯《さいこききつとう》　170、257

柴胡姜桂湯黄耆鼈甲《さいこきょうけいとうおうぎべっこう》　248

柴胡姜桂湯加黄耆鼈甲《さいこきょうけいとうかおうぎべっこう》　175、220、224、246

柴胡姜桂湯加呉茱萸茯苓《さいこきょうけいとうかごしゅゆぶくりょう》　110、215

柴胡姜桂湯加鍼砂《さいこきょうけいとうかしんしゃ》　137

柴胡桂姜湯加黄耆鼈甲《さいこけいきょうとうかおうぎべっこう》　139

柴胡桂姜湯加呉茱萸茯苓《さいこけいきょうとうかごしゅゆぶくりょう》　32、178、188

柴胡桂姜湯加鼈甲黄耆《さいこけいきょうとうかべっこうおうぎ》　193

柴胡桂姜湯加鼈甲茯苓《さいこけいきょうとうかべっこうぶくりょう》　44

柴胡桂枝乾姜湯加黄耆鼈甲《さいこけいしかんきょうとうかおうぎべっこう》　99、237、258

柴胡桂枝乾姜湯加呉茱萸茯苓《さいこけいしかんきょうとうかごしゅゆぶくりょう》　70

柴胡桂枝湯《さいこけいしとう》　266

柴胡桂枝湯加黄連《さいこけいしとうかおうれん》　259

柴胡桂枝湯加石膏《さいこけいしとうかせっこう》　196

柴胡解毒湯加桔梗麦門《さいこげどくとうかききょうばくもん》　216

柴胡解毒湯加石膏《さいこげどくとうかせっこう》　262

柴胡散《さいこさん》　27

柴胡疎肝散《さいこそかんさん》　234、236、257

柴胡疎肝散加麦門《さいこそかんさんかばくもん》　260

柴胡疎肝湯《さいこそかんとう》　151、157

柴胡疎肝湯加山梔子麦門冬《さいこそかんとうかさんししばくもんどう》　170、192

柴胡湯《さいことう》　226

柴胡鼈甲湯《さいこべっこうとう》　59、72、90、130、166、215、217

解毒剤《げどくざい》加《か》滑石《かっせき》阿膠《あきょう》車前子《しゃぜんし》　122
解毒剤《げどくざい》加《か》菊花《きっか》車前子《しゃぜんし》滑石《かっせき》桔梗《ききょう》防風《ぼうふう》
93、154、173
解毒剤《げどくざい》加《か》桂枝《けいし》附子《ぶし》牽牛子《けんごし》　79
玄帰脾湯《げんきひとう》　101、140、248
芫青膏《げんせいこう》　57、79、168、220、
222、234
建中《けんちゅう》　153
建中湯《けんちゅうとう》　62
堅中湯《けんちゅうとう》　107、109、112
堅中湯《けんちゅうとう》加《か》呉茱萸湯《ごしゅゆとう》　219
堅中湯《けんちゅうとう》去《きょ》大黄《だいおう》加《か》茯苓《ぶくりょう》　186

こ

蛤蚧散《ごうかいさん》　90、170、245
降気湯《こうきとう》　96
香芎湯《こうきゅうとう》　49、86、165
侯氏黒散料《こうしこくさんりょう》　196
香砂六君子湯《こうしゃりっくんしとう》　119、157
後衝膏《こうしょうこう》　114
厚朴麻黄湯《こうぼくまおうとう》　263
香陸胃苓湯《こうりくいれいとう》　125
高良姜湯《こうりょうきょうとう》　71、93、97、124、
135、232、267
香連丸《こうれんがん》　257
香連五苓散料《こうれんごれいさんりょう》　267
香連湯《こうれんとう》　77
牛黄清心丸《ごおうせいしんがん》　100、213、215、219、
232、237、251、253、264、269
黒錫丹《こくしゃくたん》　116、233、268
虎脛骨丸《こけいこつがん》　36、38、91、113、
136、142、166、174、180、193、
198、199、200、215、217、252、
265、267、268
五香湯《ごこうとう》加《か》大黄《だいおう》　107
五香連翹湯《ごこうれんぎょうとう》　33、37
五積散《ごしゃくさん》　24
牛車腎気丸《ごしゃじんきがん》　235、261
牛車腎気丸料《ごしゃじんきがんりょう》　89、91、122、203、
219、228、241、267
呉茱萸湯《ごしゅゆとう》　78、165、197、227
呉茱萸湯《ごしゅゆとう》加《か》黄連《おうれん》　137
呉茱萸湯《ごしゅゆとう》加《か》橘皮《きっぴ》黄連《おうれん》　243
呉茱萸湯《ごしゅゆとう》加《か》茯苓《ぶくりょう》　233
琥珀散《こはくさん》　219、237、241
琥珀湯《こはくとう》　107、117
琥珀湯《こはくとう》加《か》没薬《もつやく》細辛《さいしん》　228
五八霜《ごはっそう》　258
牛蒡芩連湯《ごぼうごんれんとう》　114
五宝丹《ごほうたん》　216
五味鼴鼠丸《ごみえんそがん》　44
虎翼飲《こよくいん》　69
五苓散《ごれいさん》　73、143
滾痰丸《こんたんがん》　８７、１２１、２０２

芎帰湯《きゅうきとう》　253
芎芷香蘇散《きゅうしこうそさん》　148
強神湯《きょうしんとう》　213
姜附益気湯《きょうぶえっきとう》　79、119、208、227
近製清暑益気湯《きんせいせいしょえっきとう》　238

く

苦荊丸《くけいがん》　137、236、251
駆邪湯《くじゃとう》　247、248、257
駆風解毒加桔梗石膏《くふうげどくかききょうせっこう》　86
駆風解毒湯加桔梗石膏犀角《くふうげどくとうかききょうせっこうさいかく》　264
九味柴胡湯加犀角《くみさいことうかさいかく》　173
九味檳榔湯《くみびんろうとう》　59、256
九味檳榔湯加呉茱萸茯苓《くみびんろうとうかごしゅゆぶくりょう》　83、226、263
九味檳榔湯去将加呉茱萸茯苓《くみびんろうとうきょしょうかごしゅゆぶくりょう》　77、115、120
九味檳榔湯去将加呉茯《くみびんろうとうきょしょうかごぶく》　116、261

け

鶏肝丸《けいかんがん》　115、192
桂枝加葛根湯《けいしかかっこんとう》　148
桂枝加厚朴杏仁湯《けいしかこうぼくきょうにんとう》　71
桂枝加芍薬大黄湯《けいしかしゃくやくだいおうとう》　190
桂枝加朮附湯《けいしかじゅつぶとう》　37
桂枝加朮苓附湯《けいしかじゅつりょうぶとう》　113、123、135
桂枝加茯朮附子湯《けいしかぶくじゅつぶしとう》　138
桂枝加竜骨牡蠣《けいしかりゅうこつぼれい》　184
桂枝加竜骨牡蠣湯《けいしかりゅうこつぼれいとう》　151、184
桂枝去桂加茯苓朮湯《けいしきょけいかぶくりょうじゅつとう》　138
桂枝去桂加茯苓朮附子湯《けいしきょけいかぶくりょうじゅつぶしとう》　138
桂枝芍薬知母湯《けいししゃくやくちもとう》　64
桂枝湯《けいしとう》　138
桂枝人参湯加黄連《けいしにんじんとうかおうれん》　30
桂枝人参湯加枳実茯苓《けいしにんじんとうかきじつぶくりょう》　91
桂枝茯苓丸《けいしぶくりょうがん》　53
桂枝茯苓丸加香附子《けいしぶくりょうがんかこうぶし》　148
桂枝茯苓丸加附子大黄《けいしぶくりょうがんかぶしだいおう》　254
桂枝茯苓丸料《けいしぶくりょうがんりょう》　68、71、111、202
桂枝茯苓丸料加附子《けいしぶくりょうがんりょうかぶし》　79、166
桂枝茯苓丸料加鼈甲甘草《けいしぶくりょうがんりょうかべっこうかんぞう》　188
桂枝茯苓丸料加茅根車前子《けいしぶくりょうがんりょうかぼうこんしゃぜんし》　110
桂芍知母湯《けいしゃくちもとう》　176
桂苓丸加附子《けいれいがんかぶし》　64
桂苓丸加鼈甲大黄《けいれいがんかべっこうだいおう》　54
桂苓丸料《けいれいがんりょう》　54
桂苓丸料加大黄附子《けいれいがんりょうかだいおうぶし》　220
桂苓丸料加鼈甲甘草《けいれいがんりょうかべっこうかんぞう》　228
桂苓丸料加茅根車前子《けいれいがんりょうかぼうこんしゃぜんし》　91、253
桂苓丸料加茅根車前子琥珀《けいれいがんりょうかぼうこんしゃぜんしこはく》　228
桂苓朮甘《けいれいじゅつかん》　148
桂苓朮甘湯《けいれいじゅつかんとう》　66、148
解肌湯《げきとう》　69
結毒紫金丹《けつどくしきんたん》　93、113、173、180、182、206、253
解毒剤《げどくざい》　129

化毒丸《かどくがん》　28、43、51、56、62、65、101、129、145、222
加味帰脾湯《かみきひとう》　144、182、194、232、264
加味犀角地黄湯《かみさいかくじおうとう》　142、158、243、249
加味犀角湯《かみさいかくとう》　209
加味四君子湯《かみしくんしとう》　256
加味四物加羚羊角《かみしもつかれいようかく》　136
加味四物湯《かみしもつとう》　136、193、200
加味四物湯加羚羊角《かみしもつとうかれいようかく》　180
加味小柴胡湯《かみしょうさいことう》　240
加味逍遥散《かみしょうようさん》　75、225、255
加味寧癇湯《かみねいかんとう》　239
栝楼瞿麦丸料《かろくばくがんりょう》　237
栝蔞桂枝湯《かろけいしとう》　159
括楼根牡蠣散《かろこんぼれいさん》　138
乾姜黄芩黄連人参湯《かんきょうおうごんおうれんにんじんとう》　29
甘汞丸《かんこうがん》　123
乾地黄湯《かんじおうとう》　173
甘草乾姜湯《かんぞうかんきょうとう》　235、253
甘草瀉心湯《かんぞうしゃしんとう》　90、91、140、191、195、207、242
含嗽煎《がんそうせん》　228
甘草粉蜜湯《かんぞうふんみつとう》　82、85
寛中加呉茱萸湯《かんちゅうかごしゅゆとう》　240
寛中湯加呉茱萸《かんちゅうとうかごしゅゆ》　192、219、223
甘麦大棗湯《かんばくたいそうとう》　58、174

き

帰耆建中湯《きぎけんちゅうとう》　89、94
耆帰建中湯《ぎきけんちゅうとう》　222
桔梗解毒湯《ききょうげどくとう》　113
桔梗湯《ききょうとう》　26、93
桔梗白散《ききょうはくさん》　93、114、248
既済湯《きさいとう》　70、76、78、85、95、217、245、246、247、252
枳実理中湯《きじつりちゅうとう》　102
枳縮二陳湯《きしゅくにちんとう》　202
枳朮丸《きじゅつがん》　266
枳朮丸料《きじゅつがんりょう》　117
橘皮竹筎加丁香《きっぴちくじょかちょうこう》　115
橘皮竹筎湯《きっぴちくじょとう》　77、252
橘皮竹筎湯加半夏《きっぴちくじょとうかはんげ》　63
橘皮竹筎湯加半夏蘇子《きっぴちくじょとうかはんげそし》　63
橘皮湯《きっぴとう》　34
起廃丸《きはいがん》　95、101、126、141、176、179、183、199、241
帰脾加地黄湯《きひかじおうとう》　101、216
帰脾加地黄煉《きひかじおうれん》　223
帰脾湯《きひとう》　103、119、197、213、215、241
帰脾湯加地黄《きひとうかじおう》　140、225、232
帰脾煉《きひれん》　153
逆挽湯《ぎゃくばんとう》　90、257

延年半夏湯《えんねんはんげとう》 39、72、99、121、125、131、153、198、236、240
延年半夏湯加甘草《えんねんはんげとうかかんぞう》 121、126

お

黄円《おうえん》 181
黄耆湯《おうぎとう》 180、204
黄耆茯苓湯《おうぎぶくりょうとう》 262
黄解散《おうげさん》 89、145、256
黄芩加半夏生姜湯《おうごんかはんげしょうきょうとう》 131
黄芩湯《おうごんとう》 22
黄土湯《おうどとう》 95、139、196、256
黄連阿膠湯《おうれんあきょうとう》 139、152、156、169、243、247
黄連解毒加玄参牛蒡子大黄《おうれんげどくかげんじんごぼうしだいおう》 33
黄連解毒散《おうれんげどくさん》 137
黄連解毒湯《おうれんげどくとう》 35、47、129、133、144、162
黄連解毒湯加犀角《おうれんげどくとうかさいかく》 238
黄連解毒湯加辰砂《おうれんげどくとうかしんしゃ》 243
黄連解毒湯加大黄《おうれんげどくとうかだいおう》 51、262
黄連湯《おうれんとう》 82、153
黄連湯加茯苓《おうれんとうかぶくりょう》 241
黄連理中湯《おうれんりちゅうとう》 30

か

解急蜀椒《かいきゅうしょくしょう》 153
解急蜀椒湯《かいきゅうしょくしょうとう》 146、158、241
海蛇丸《かいだがん》 67、68
解労散《かいろうさん》 204
廓清飲《かくせいいん》 99
廓清飲加郁李仁《かくせいいんかいくりにん》 233
角石散《かくせきさん》 254
楽令建中湯《がくれいけんちゅうとう》 78、216、245
加減逍遥散《かげんしょうようさん》 193
加減利膈湯《かげんりかくとう》 43
加減涼膈散《かげんりょうかくさん》 33、133、248
加減涼膈散加菊花車前子木通《かげんりょうかくさんかきっかしゃぜんしもくつう》 82
華蕊石散《かずいせきさん》 235
豁胸《かっきょう》 122
豁胸湯《かっきょうとう》 116、117、136、142、155、176、233、239
豁胸湯加反鼻《かっきょうとうかはんび》 248
葛根加朮附湯《かっこんかじゅつぶとう》 121
葛根加升麻牛蒡子《かっこんかしょうまごぼうし》 132
葛根加反鼻湯《かっこんかはんびとう》 206
葛根湯《かっこんとう》 177
葛根湯加黄連《かっこんとうかおうれん》 30
葛根湯加桔梗《かっこんとうかききょう》 22
葛根湯加桔梗石膏《かっこんとうかききょうせっこう》 23、132、164
葛根湯加芎黄《かっこんとうかきゅうおう》 44、56
葛根湯加荊芥大黄《かっこんとうかけいがいだいおう》 264
葛根湯加朮附《かっこんとうかじゅつぶ》 154
葛根湯加独活地黄《かっこんとうかどっかつじおう》 49
葛芩連《かつごんれん》 30
瓜蔕散《かていさん》 148

方剤索引

あ

悪実湯《あくじつとう》　72
阿芙蓉丸《あふようがん》　91
安神益志湯《あんしんえきしとう》　244
安神養血湯《あんしんようけつとう》　218、253
安中散《あんちゅうさん》　218、260

い

医王加茯苓湯《いおうかぶくりょうとう》　67
硫黄竜骨二味丸《いおうりゅうこつにみがん》　111
葦茎湯《いけいとう》　26
已椒藶黄丸料加芒硝《いしょうれきおうがんりょうかぼうしょう》　180
葳蕤湯《いずいとう》　216
痿躄湯《いへきとう》　50
胃苓湯加附子《いれいとうかぶし》　92
胃苓湯加木香《いれいとうかもっこう》　207、228
茵荊湯《いんけいとう》　49、196、256
茵陳五苓散加黄連《いんちんごれいさんかおうれん》　169

う

烏頭湯《うずとう》　57、58、64、65、113、145、195、220
烏梅円《うばいえん》　78、194
烏梅丸《うばいがん》　66、68、71、206、230、247、255、261
烏梅丸料《うばいがんりょう》　85
烏薬順気散《うやくじゅんきさん》　121
禹余糧丸《うよりょうがん》　155
烏苓通気湯《うれいつうきとう》　191
温経湯《うんけいとう》　33、36、62、78、100、111、159、164、165、181、229
温清飲《うんせいいん》　163、164、196、233、236、256
温清飲加大黄《うんせいいんかだいおう》　253
温胆湯《うんたんとう》　203
温胆湯加黄連酸棗仁《うんたんとうかおうれんさんそうにん》　102、114、203、239、268
温胆湯加遠志酸棗仁《うんたんとうかおんじさんそうにん》　140
温胆湯加酸棗仁《うんたんとうかさんそうにん》　121
温胆湯加石膏《うんたんとうかせっこう》　257
温脾湯《うんぴとう》　84、93、200
雲林参苓白朮散《うんりんじんれいびゃくじゅつさん》　200

え

越婢加朮湯《えっぴかじゅつとう》　138
越婢加朮苓《えっぴかじゅつりょう》　116、120、155、185、226、255、261、263
越婢加朮苓湯檳榔《えっぴかじゅつりょうとうびんろう》　185
越婢加朮苓檳榔《えっぴかじゅつりょうびんろう》　256
越婢加朮苓附湯《えっぴかじゅつりょうぶとう》　113
越婢加苓朮附湯《えっぴかりょうじゅつぶとう》　269
越婢湯《えっぴとう》　24、59、64、115、138
越婢湯加朮苓《えっぴとうかじゅつりょう》　92、206
円字湯《えんじとう》　221
鼴鼠霜《えんそそう》　63
鉛丹膏《えんたんこう》　82

参考文献

『大漢和辞典縮写版』諸橋轍次著　大修館書店（1966）
『広漢和辞典』諸橋轍次・鎌田正・米山寅太郎著　大修館書店（1984）
『漢字源〈改訂新版〉』藤堂明保・松本昭・竹田晃・加納喜光編著　学研（2002）
『常用漢字行草辞典』児玉幸多編　東京堂出版（1997）
『五体字彙』林拓翠著　東京書院（1955）
『くずし字解読辞典〈普及版〉』児玉幸多編　東京堂出版（1980）
『漢方用語大辞典〈第7版〉』創医会学術部編　燎原（1984）
『中医東医漢方医学辞典』陣内秀喜・李昇昊著、梁哲周監修　たにぐち書店（2014）
『近世漢方医学集成95　浅田宗伯』大塚敬節・矢数道明著　名著出版（1982）
『現代に蘇る漢方医学界の巨星　浅田宗伯〈初版〉』油井富雄著　医療タイムス社（2010）
『本草綱目〈校点本〉〈第1版〉』　人民衛生出版社（1991）
『実用漢方処方集改訂三版』山田光胤・藤平健監修、日本漢方協会編　じほう（2006）
『広辞苑〈第6版〉』新村出編　岩波書店（2008）
『日本国語大辞典〈第2版〉』小学館国語辞典編集部　小学館（2001）
『成り立ちで知る漢字のおもしろ世界』伊東信夫著　スリーエーネットワーク（2007）
『白水社中国語辞典』伊地智善継著　白水社（2002）
『旺文社古語辞典〈第8版〉』松村明・山口明穂・和田利政著　旺文社（1994）
『旺文社全訳古語辞典第〈3版〉』宮腰賢・石井正己・桜井満・小田勝編　旺文社（2003）

編著者

宮崎本草会

編集主幹　横山知史

編　　集　荒川秀明　大仁田康子

小川節子　川並ひろ子

木村　哲　郡　幸子

竹内一剛　平田多恵子

1995年、漢方の勉強会として宮崎市に発足。本草会という名称は茨城県「土浦本草会」より襲名。

［編集主幹略歴］

横山知史（よこやま　ともふみ）

福岡大学薬学部卒業。漢方を梁哲周先生ならびに陣内秀喜先生に師事。宮崎本草会会長。

句読点で読む 橘窓書影《きっそうしょえい》

2015年12月29日　初版第1刷発行

編著者：宮崎本草会（編集主幹・横山知史）
発行者：藤本敏雄
発行所：有限会社万来舎
〒102-0072　東京都千代田区飯田橋 2-1-4　九段セントラルビル 803
電話　03（5212）4455
E-Mail letters @ banraisha.co.jp
印刷所：株式会社エーヴィスシステムズ

ISBN978-4-908493-01-0